J. Margraf

BASICS Spezielle Pathologie

Johanna Margraf
unter Mitarbeit von Dr. Nina Hägele

BASICS
Spezielle Pathologie

ELSEVIER
URBAN & FISCHER

URBAN & FISCHER
München • Jena

Zuschriften und Kritik bitte an:
Elsevier GmbH, Urban & Fischer Verlag, Lektorat Medizinstudium, Karlstraße 45, 80333 München, medizinstudium@elsevier.de

Bibliografische Information der Deutschen Nationalbibliothek
Die Deutsche Nationalbibliothek verzeichnet diese Publikation in der Deutschen Nationalbibliografie; detaillierte bibliografische Daten sind im Internet unter http://dnb.ddb.de abrufbar.

09 10 11 12 13 5 4 3 2 1 0

Programmleitung: Dr. Dorothea Hennessen
Planung: Christina Nussbaum
Lektorat: Inga Dopatka
Redaktion + Register: Dr. Nikola Schmidt, Berlin
Herstellung: Christine Jehl, Rainald Schwarz
Satz: Kösel, Krugzell
Druck und Bindung: MKT Print d. d., Ljubljana
Umschlaggestaltung: SpieszDesign, Neu-Ulm
Titelfotografie: © DigitalVision/GettyImages, München
Gedruckt auf 100 g Eurobulk 1.1 Vol.

Printed in Slovenia
ISBN 978-3-437-42426-7

Vorwort

Liebe Studentinnen und Studenten,

vor mehreren Monaten klingelte mein Telefon und eine Lektorin vom Verlag Elsevier Urban & Fischer, in dem ich neben dem Studium arbeite, fragte mich, ob ich Lust auf eine spannende Großaufgabe hätte. Darunter konnte ich mir zuerst noch recht wenig vorstellen. Im Verlag wurde mir dann angeboten, ein BASICS für Studenten zu schreiben. Das Fach konnte ich mir aus einer Liste noch zu vergebender Themen aussuchen. Puh! Das war eine wirklich „spannende Großaufgabe"!
Aber natürlich wollte ich diese einmalige Gelegenheit nutzen. Nach einiger Überlegung entschloss ich mich für das BASICS „Spezielle Pathologie". Ich wählte dieses Fach, weil ich es in meiner Studienzeit schon immer sehr interessant gefunden hatte. Während der Recherche und des Schreibens wurde mir die Bedeutung des Fachs noch intensiver bewusst: Die Pathologie bildet die Grundlage für alle klinischen Fächer und ist essentiell für das Verständnis sämtlicher Erkrankungen.
Das nun entstandene Buch soll einen grundlegenden Überblick über die spezielle Pathologie bieten. Es ist in erster Linie für den Einstieg in das Fach oder zur effektiven Wiederholung vor der Prüfung gedacht.
Gegliedert habe ich das BASICS „Spezielle Pathologie" nach den verschiedenen Organsystemen, die jeweils in übersichtlichen Doppelseiten abgehandelt werden.
Danken möchte ich meiner Gutachterin, Frau Dr. Nina Hägele, für die freundliche und sehr sorgfältige Prüfung des Manuskripts. Auch ein herzliches Dankeschön an die Lektorinnen Christina Nussbaum und Inga Dopatka, die mir während der Entstehung des Buchs stets mit Rat und Tat zur Seite standen.
Für die seelische Unterstützung danke ich meinem Freund Raini und meinen Eltern.
Zuletzt möchte ich die Gelegenheit nutzen und auf das BASICS „Allgemeine Pathologie" verweisen. Es wurde von meinem Kommilitonen Simon Nennstiel verfasst. Beide Bücher zusammen bilden einen soliden Grundstock für das wichtige Gebiet der Pathologie. Unsere sehr gute Zusammenarbeit zeigte sich hauptsächlich in der gemeinsamen Erstellung der Fälle am Ende unserer BASICS-Bücher. Danke Simon!
Viel Spaß beim Lesen!

München, im Herbst 2008
Johanna Margraf

Inhalt

Abkürzungsverzeichnis

A.	Arteria
Aa.	Ateriae
Abb.	Abbildung
ACTH	adrenocorticotropes Hormon
ADH	antidiuretisches Hormon
AIDS	Acquired Immune Deficiency Syndrome
ALL	akute lymphatische Leukämie
ALM	akrolentiginöses Melanom
ALS	amyotrophe Lateralsklerose
AML	akute myeolische Leukämie
AMA	antimitochondriale Antikörper
AMM	amelanotisches Melanom
ANA	antinukleäre Antikörper
ARDS	adult respiratory distress syndrome
ASD	Vorhofseptumdefekt
ASS	Acetylsalicylsäure
BCG	Bacillus Calmette-Guérin (Impfstamm)
BPH	benigne Prostatahyperplasie
BRCA	Breast Cancer
BSE	bovine spongiforme Enzephalopathie
bzw.	beziehungsweise
ca.	zirka (ungefähr)
Ca	Karzinom
c-ANCA	zytoplasmatische antineutrophile zytoplasmatische Antikörper
CCC	Cholangiokarzinom
CDLE	chronisch-diskoider Lupus erythematodes
CIN	zervikale intraepitheliale Neoplasie
CLL	chronische lymphatische Leukämie
cm	Zentimeter
CML	chronische myeloische Leukämie
CMV	Zytomegalievirus
CO_2	Kohlendioxid
CFTR	Cystic Fibrosis Transmembrane Regulator Protein
d	Tag
D.	Ductus
DCIS	ductal carcinoma in situ
DCM	dilatative Kardiomyopathie
d. h.	das heißt
DD	Differentialdiagnose
DIC	disseminierte intravasale Gerinnung
dl	Deziliter
E.	Escherichia
EBV	Ebstein-Barr-Virus
EDH	Epiduralhämatom
EPO	Erythropoetin
ERCP	endoskopisch retrograde Cholangio-pankreatographie
ET	essentielle Thrombozythämie
etc.	et cetera
EUG	Extrauteringravidität
evtl.	eventuell
FAB	French-American-British
FAP	familiäre Adenomatosis coli
FNH	fokal noduläre Hyperplasie
FSH	Follikel-stimulierendes Hormon
g	Gramm
GIT	Gastrointestinaltrakt
Gl.	Glandula
GN	Glomerulonephritis
h	Stunde
HCC	hepatozelluläres Karzinom
HCG	humanes Choriongonadotropin
HCl	Salzsäure (Magensäure)
HCM	hypertrophe Kardiomyopathie
Hep.	Hepatitis
HIV	humanes Immundefizienzvirus
HLA	Human Leukocyte Antigene
HOCM	obstruktive hypertrophe Kardiomyopathie
HMSN	hereditäre motorisch und sensible Neuropathien
HNCM	nicht-obstruktive hypertrophe Kardiomyopathie
HNO	Hals-Nasen-Ohren
HNPCC	Hereditary Non-Polyposis Colorectal Cancer
HPV	humaner Papilloma-Virus
HSAN	hereditäre sensible und autonome Neuropathien
HSV	Herpes-simplex-Virus
HUS	hämolytisch-urämisches Syndrom
ICR	Interkostalraum
i. d. R.	in der Regel
Ig	Immunglobulin
inf.	inferior
ITP	idiopathische Thrombozytopenie
i. v.	intravenös
KHK	koronare Herzkrankheit
l	Liter
LCIS	lobular carcinoma in situ
LDL	Low Density Lipoprotein
LH	luteinisierendes Hormon
LMM	Lentigo-maligna-Melanom
M.	Morbus
MALT	mucosa-associated lymphatic tissue
MDS	myelodysplastisches Syndrom
MELAS	Myopathie, Enzephalopathie, Laktatazidose und Stroke-like-Episodes
MERRF	Myoklonus-Epilepsie mit einer Ragged-red-fibres-Myopathie
MEN	multiple endokrine Neoplasie
mg	Milligramm
MGUS	monoklonale Gammopathie unklarer Signifikanz
Min.	Minuten
ml	Milliliter
µl	Mikroliter
mm	Millimeter
µm	Mikrometer
mmHg	Millimeter Quecksilbersäule (Druckeinheit)
MODY	Maturity-onset Diabetes of the Young
MS	multiple Sklerose
N.	Nervus
NaCl	Natriumchlorid
NHL	Non-Hodgkin-Lymphom
NK	natural killer (cell)
NM	noduläres Melanom
NSAR	nicht-steroidale Antirheumatika
NSCLC	Non Small Cell Lung Cancer

O_2	Sauerstoff
OP	Operation
PanIN	pankreatische intraepitheliale Neoplasie
p-ANCA	perinukleäre antineutrophile zytoplasmatische Antikörper
PAS	periodic acid-Schiff stain
Pat.	Patient
pAVK	periphere arterielle Verschlusskrankheit
PNET	primitive neuroektodermale Tumoren
PBC	primär-biliäre Zirrhose
PCO	Syndrom der polyzystischen Ovarien
PDA	persistierender Ductus Botalli
PDGF	Platelet-Derived Growth Factor
PID	Pelvic Inflammatory Disease
PIN	prostatische intraepitheliale Neoplasie
PRIND	prolongiertes reversibles ischämisches neurologisches Defizit
PSC	primär-sklerosierende Cholangitis
PV	Polycythaemia vera
RA	refraktäre Anämie
RAEB	RA mit Exzess von Blasten
RARS	RA mit Ringsideroblasten
RCMD	refraktäre Zytopenie mit multilineärer Dysplasie
RCMD-RS	refraktäre Zytopenie mit multilineärer Dysplasie und Ringsideroblasten
RS-Virus	Respiratory Syncitial Virus
s.	siehe
s.a.	siehe auch
SAB	Subarachnoidalblutung
s. Abb.	siehe Abbildung
SCLC	Small Cell Lung Cancer
SCLE	subakut-kutaner Lupus erythematodes
SHT	Schädel-Hirn-Trauma
SIAD	Syndrom der inadäquaten ADH-Sekretion
SLE	systemischer Lupus erythematodes
s.o.	siehe oben
sog.	sogenannt
SOH	Subduralhämatom
SPC-Zellen	Sickle Particle Containing Cells
s. S.	siehe Seite
SSM	superfiziell spreitendes Melanom
SSPE	subakute sklerosierende Panenzephalitis
s. Tab.	siehe Tabelle
STH	somatotropes Hormon
s.u.	siehe unten
sup.	superior
Syn.	Synonym
Tab.	Tabelle
TAR	Thrombocytopenia Absent Radius
Tbc	Tuberkulose
TDLE	terminale dukto-lobuläre Einheit
TGA	Transposition der großen Gefäße
TGF	Tissue Growth Factor
TIA	transitorische ischämische Attacke
TIN	testikuläre intraepitheliale Neoplasie
TSH	Thyreoidea-stimulierendes Hormon
TTP	thrombotisch-thrombozytopenische Purpura
u.a.	unter anderem
u.U.	unter Umständen
UV	ultraviolette Strahlung
V.	Vena
v.a.	vor allem
VIN	vulväre intraepitheliale Neoplasie
VIP	Vasoactive Intestinal Peptide
Vit.	Vitamin
VSD	Ventrikelseptumdefekt
VZV	Varicella-Zoster-Virus
WHO	World Health Organisation
WT	Wilms-Tumor
z.B.	zum Beispiel
ZNS	Zentralnervensystem
z.T.	zum Teil
zw.	zwischen

A Spezielle Pathologie

Fehlbildungen des Herzens

Definition
Fehlbildungen des Herzens sind angeboren und weichen in der Struktur vom normalen Aufbau des Herzens und der angrenzenden Gefäße ab. Der Entstehungszeitraum liegt zwischen der ersten und der siebten Schwangerschaftswoche. Von 100 Kindern kommt jeweils ein Kind mit einem Herzfehler auf die Welt. Es existieren eine Vielzahl von Herzfehlern, wobei sich 85 % auf die im Folgenden erklärten acht Formen begrenzen.

Ätiologie
Das Auftreten von Herzfehlbildungen wird multifaktoriell erklärt. Dabei spielen sowohl chromosomale Aberrationen (v. a. Trisomie 18 und 21) als auch exogene Noxen wie Alkohol, Medikamente oder Infektionen eine Rolle.

Herzvitien mit Links-rechts-Shunt

Definition
Bei einem Herzfehler mit Links-rechts-Shunt besteht eine direkte Shunt-Verbindung zwischen rechtem und linkem Herzen, wobei der Blutfluss von links nach rechts geht.

Pathogenese
Durch die vermehrte Volumenbelastung hypertrophieren rechter Ventrikel und die Gefäßmuskulatur des Lungengefäßbetts. Der Druck in der Lungenstrombahn erhöht sich. Wenn der Druck in der Lungenstrombahn so hoch wird, dass er den systemischen Blutdruck übersteigt, kann es zu einer irreversiblen Shunt-Umkehr kommen (Eisenmenger-Reaktion).

> Bei den Herzvitien mit Links-rechts-Shunt besteht keine Zyanose!

Ventrikelseptumdefekt (VSD)

Mit einem Anteil von 25 – 30 % ist der Ventrikelseptumdefekt der häufigste angeborene Herzfehler.

Morphologie
Im Bereich des Septums besteht eine Verbindung zwischen dem linken und dem rechten Ventrikel. Je nach Lokalisation unterscheidet man den am häufigsten vorkommenden **perimembranösen Defekt,** der subaortal im Bereich der Pars membranacea liegt, und den **muskulären Defekt,** der im muskulären Septum liegt.

Hämodynamik
Die Größe des Defekts entscheidet über das Shunt-Volumen. Ein kleines Shunt-Volumen macht sich hämodynamisch kaum bemerkbar. Bei einem größeren Shunt-Volumen kommt es zu einer pulmonalen Volumenbelastung und so zu einer pulmonalen Hypertonie mit Vaskulopathie (Fibrosierung und Hypertrophie der Gefäßmuskulatur). Der erhöhte Lungenwiderstand führt zu einer rechtsventrikulären Druck- und Volumenbelastung, der linke Ventrikel ist ebenfalls vermehrt volumenbelastet.

Klinik
Insbesondere kleine Septumdefekte verschließen sich häufig spontan und beeinträchtigen den Patienten weder in Lebensführung noch in Lebenserwartung.
Mittelgroße Septumdefekte fallen meist durch Belastungsdyspnoe und vermehrte pulmonale Infekte auf.
Große Defekte können gefährlich schnell schon im ersten Lebensjahr zur Linksherzinsuffizienz führen und sollten so früh wie möglich operativ verschlossen werden.

Vorhofseptumdefekt (ASD)

Der Vorhoseptumdefekt macht 10 % der kongenitalen Herzfehler aus. Die verschiedenen Defektformen entstehen durch unterschiedliche Fehler in der Septenentwicklung.

Morphologie
Ein **offen gebliebenes Foramen ovale** ist hämodynamisch meist nicht bedeutsam und im eigentlichen Sinn gar kein Vorhofseptumdefekt, da es normalerweise durch die Druckverhältnisse in den Vorhöfen funktionell verschlossen bleibt.
Die häufigste Form eines funktionell offenen Vorhofseptumdefekts ist der zentral im Bereich der Fossa ovalis liegende **Ostium-secundum-Defekt (ASD II).** Seltener ist der **Ostium primum-Defekt (ASD I),** der sich unmittelbar über dem Ansatz der Atrioventrikularklappen befindet.

Hämodynamik
Der Shunt geht vom linken in den rechten Vorhof. Das Shunt-Volumen bleibt auch bei relativ großen Defekten wegen des geringen Druckunterschieds der Vorhöfe (5 mmHg) eher klein. Es kommt zu den gleichen Volumen- und Druckbelastungen wie beim VSD, jedoch viel seltener, langsamer und in geringerem Maße.

Klinik
Vorhofseptumdefekte bleiben lange Zeit symptomlos. Später können vermehrt pulmonale Infekte mit Belastungsdyspnoe auftreten.

Persistierender Ductus arteriosus Botalli (PDA)

Der Ductus arteriosus Botalli verbindet in der Fetalperiode den Truncus pulmonalis mit der Aorta. Normalerweise verschließt sich der Duktus nach der Geburt zuerst funktionell und dann auch anatomisch. Tut er das nicht, liegt ein PDA mit Links-rechts-Shunt vor (Druck in der Aorta ist größer als im Truncus pulmonalis) (Abb. 1).
Bei sehr großem Shunt-Volumen kann es zu pulmonaler Hypertonie und zu linksventrikulärer Volumenbelastung kommen.

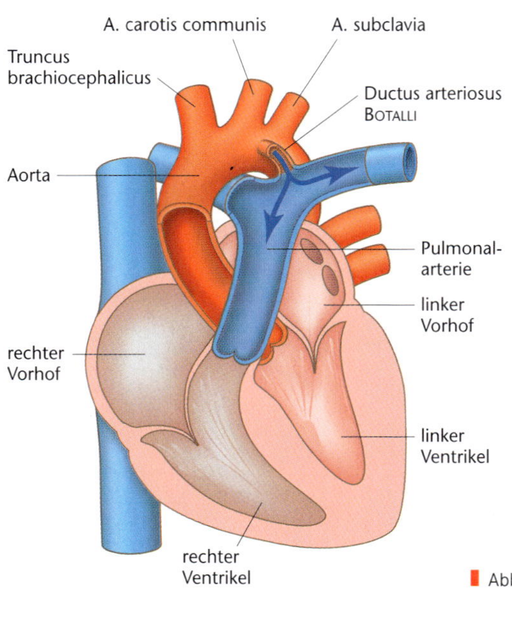

Abb. 1: Persistierender Ductus Botalli. [1]

Klinik
Klinisch liegt oft Beschwerdefreiheit vor. Bei größeren Volumina tritt eine Belastungsdyspnoe auf. Typisch in der Auskultation ist ein Maschinengeräusch mit Punctum maximum über dem 2. ICR links.
Therapeutisch verschließt man den PDA entweder chirurgisch oder mittels Gabe von Prostaglandinsynthesehemmern.

Herzvitien mit Rechts-links-Shunt

Bei den Herzvitien mit Rechts-links-Shunt besteht eine Zyanose, weil das Blut die Lungenstrombahn umgeht und so nicht mit genug Sauerstoff angereichert wird.

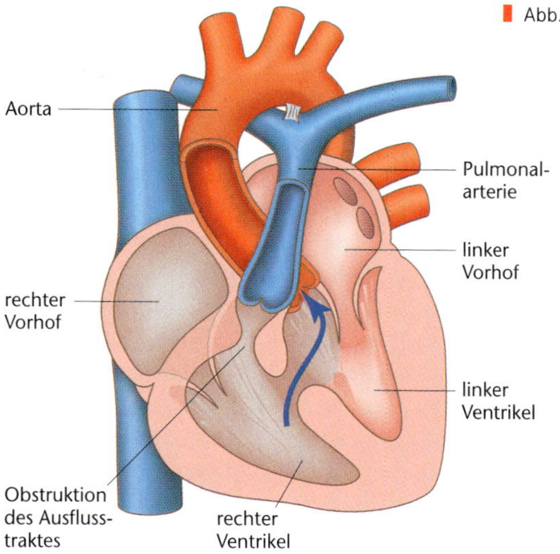

Abb. 2: Fallot-Tetralogie. [1]

Transposition der großen Gefäße (TGA)

Morphologie
Bei der Transposition der großen Gefäße entspringt die Aorta aus dem rechten Ventrikel und die A. pulmonalis aus dem linken Ventrikel. Dadurch entsteht eine vollkommene Trennung zwischen großem und kleinem Kreislauf. Das Neugeborene ist nur überlebensfähig, wenn gleichzeitig eine Shunt-Verbindung vorliegt, die die Kreisläufe miteinander verbindet (VSD, ASD, PDA).

Klinik
Beim Neugeborenen liegt eine ausgeprägte Zyanose vor. Wenn keine Shunt-Verbindung vorhanden ist, nimmt man sofort eine Ballon-Dilatation des Foramen ovale vor, um die Zeit bis zur operativen Korrektur zu überbrücken.

Fallot-Tetralogie

Definition
Die Fallot-Tetralogie ist die häufigste zyanotische Herzfehlbildung und besteht aus vier charakteristischen Elementen (Abb. 2):
- Pulmonalstenose
- Rechtsherzhypertrophie
- Ventrikelseptumdefekt
- Rechtsverlagerung der Aorta, wodurch sie über dem VSD entspringt („überreitende" Aorta).

Hämodynamik
Die Ausprägung des Rechts-links-Shunts hängt von der Lage des Aortenabgangs (je weiter rechts, desto mehr Blut aus dem rechten Ventrikel) und vom Ausmaß der Obstruktion der rechten Ausflussbahn ab. Wenn die Obstruktion nur gering ist, fehlt oft der Rechts-links-Shunt (azyanotischer oder „Pink"-Fallot).

Klinik
Die betroffenen Kinder fallen meist innerhalb der ersten Lebensmonate durch eine Belastungs- und später auch Ruhezyanose auf. Im Verlauf kommt es zu hypoxämischen Anfällen mit Bewusstlosigkeit. Die operative Korrektur erfolgt möglichst früh.

Herzvitien ohne Shunt

Aortenisthmusstenose

Morphologie und Klinik
Die Aortenisthmusstenose liegt hinter der linken A. subclavia. Man unterscheidet zwischen der vor dem Ductus arteriosus gelegenen präduktalen (infantilen) Form (95 %) und der postduktalen (adulten) Form (5 %):
- **infantile Form:** Die obere Körperhälfte wird normal über das linke Herz mit sauerstoffreichem Blut versorgt. Die untere Körperhälfte hingegen bekommt aufgrund der Stenose nur sauerstoffarmes Blut über den offenen Ductus arteriosus. Die klinische Konsequenz daraus ist eine isolierte Zyanose der unteren Körperhälfte.
- **adulte Form:** Bei der adulten Form bilden sich aufgrund der Stenose Kollateralkreisläufe, v. a. über die A. thoracica interna und die Aa. intrathoracales. Im Laufe der Zeit können dadurch Rippenusuren entstehen.

Klinisch kann man einen erheblichen Blutdruckunterschied zwischen oberer und unterer Körperhälfte mit kaum spürbarem Puls in der unteren Körperhälfte feststellen.

Aortenstenose und Pulmonalstenose

Morphologie und Klinik
Bei beiden Fehlbildungen ist jeweils die Ausflussbahn der Aorta oder der A. pulmonalis zu eng. Das Blut staut sich in die Kammer zurück und stellt eine Druckbelastung dar. Von der Kammermuskulatur muss mehr Kraft aufgewendet werden, um einen ausreichenden Blutfluss zu gewährleisten.
Morphologisch resultiert daraus eine konzentrische Hypertrophie des jeweils betroffenen Ventrikels.
Können die Ventrikel diesen Kraftaufwand nicht mehr leisten, spricht man von einer Dekompensation mit den typischen Zeichen einer Herzinsuffizienz.

Zusammenfassung
- VSD, ASD und PDA sind **Vitien mit Links-rechts-Shunt.** Sie gehen nicht mit einer Zyanose einher, außer es kommt im Rahmen eines Eisenmenger-Syndroms zur Shunt-Umkehr.
- TGA und Fallot-Tetralogie sind **Vitien mit Rechts-links-Shunt.** Hier ist das Auftreten einer Zyanose typisch, da das Blut durch den Shunt die Sauerstoffsättigung in der Lunge umgeht.
- Aortenisthmusstenose, Aortenstenose und Pulmonalstenose sind **Herzvitien ohne Shunt.**

Erkrankungen des Endokards

Die Herzklappen sind Endokardduplikaturen und können deswegen bei Erkrankungen des Endokards auch oder ausschließlich betroffen sein.

Entzündliche Endokarderkrankungen

Ätiologie
Die Ursache der Endokarditis ist entweder bakteriell/infektiös oder abakteriell/nicht-infektiös.

Morphologie
Eine Entzündung des Endokards (Endokarditis) kann entweder die Herzklappen (Endocarditis valvularis) oder die Kammer- und Vorhofwände (Endocarditis parietalis) betreffen. Bei der Endocarditis valvularis befindet sich die Entzündung hauptsächlich an den Klappenrändern. Bevorzugt sind die Klappen des linken Herzens befallen.

Infektiöse Endokarditis

Einteilung
Man unterscheidet die akute infektiöse Endokarditis **(Endocarditis acuta)** von der subakuten infektiösen Endokarditis **(Endocarditis lenta).** Beides sind Entzündungen des Endokards, die zu sehr schweren Herzklappenschädigungen führen können. Der Unterschied besteht im Verlauf. Die Endocarditis acuta verläuft akut in einem Zeitraum unter 40 Tagen. Ab einer Krankheitsdauer von 40 Tagen liegt eine Endocarditis lenta vor.

Ätiologie
Die Entstehungsvoraussetzungen einer infektiösen Endokarditis sind im Blut zirkulierende Bakterien **(Bakteriämie),** Viren (Virämie) oder Pilze (Fungämie).
Eine solche Zirkulation wird durch Infektionsherde im Körper, invasive Eingriffe (Injektionen, Katheter) oder i. v. Drogenabusus begünstigt.
Die Erreger der **Endocarditis acuta** sind zu 80 % Staphylokokken und zu 20 % Strepto- und Gonokokken, selten auch Pilze.
Bei der **Endocarditis lenta** sind die Erreger weniger virulente nicht-hämolysierende Streptokokken (z. B. Streptococcus viridans), seltener auch Staphylokokken oder Enterokokken.
Prädisponierend für die infektiöse Endokarditis kann eine reduzierte Abwehrlage durch Neutropenie, Diabetes mellitus, Leberzirrhose oder schon vorgeschädigtes Endokard sein.

Pathogenese
Auf dem vorgeschädigten Endokard lagern sich Thromben aus Fibrin und Plättchen ab. Diese werden durch zirkulierende Erreger infiziert.

Morphologie
Akute infektiöse Endokarditis (Endocarditis acuta)
V. a. an den Klappenrändern sind infizierte gelbbraune Thromben zu sehen. Im Verlauf kann es zu rötlichen Ulzerationen kommen, weswegen die Endocarditis acuta auch **Endocarditis ulcero-polyposa** heißt. Betroffen sind v. a. die Aorten- und die Mitralklappe.
Im Mikroskop erkennt man Ulzerationen, die von Thrombozyten und Fibrin bedeckt sein können. Dieses thrombotische Material ist von bis an die Oberfläche reichenden Bakterienwolken und Granulozyten durchsetzt. So können jederzeit Bakterien in die Blutbahn gelangen.

Subakute infektiöse Endokarditis (Endocarditis lenta)
Hier sieht man ebenfalls infizierte Vegetationen. Die Klappenschädigung ist geringer, weil es seltener zu Ulzerationen kommt. Häufig sieht man polypöse Thrombuswucherungen, weswegen die Endocarditis lenta auch **Endocarditis polyposa** genannt wird.
Histologisch kann man hier ebenfalls Ulzerationen und Thromben sehen. Die im Thrombus enthaltenen Bakterienwolken und Granulozyten sind an der Oberfläche von Fibrin und Plättchen umgeben und streuen nur u. U. in die Blutbahn.

Klinik
Die ersten Symptome einer Endokarditis sind meist Fieber und Abgeschlagenheit. Bei Beteiligung der Herzklappen kann man bei der Auskultation evtl. Geräusche hören. Eine ausgeprägte Insuffizienz oder Stenose einer Klappe kann klinisch die entsprechenden Symptome auslösen.

Komplikationen
Entzündung und Ulzerationen können zu Klappenstenosen und -insuffizienzen führen. Die Ausbreitung der Entzündung kann einen Abriss der Papillarsehnenfäden, septische Abszesse, eine Myokarditis oder eine Perikarditis verursachen.
Eine weitere Gefahr ist eine septische Embolie durch die Ablösung und Abschwemmung eines Thrombus in die Blutbahn.

Nicht-infektiöse Endokarditis

Ätiologie
Die Entzündung wird hier nicht direkt durch Bakterien, sondern durch eine Immunreaktion hervorgerufen. Das kann z. B. die Bildung von Immunkomplexen oder eine Komplementaktivierung sein.
Die Ursache der Immunreaktion kann aber sehr wohl bakterieller oder auch viraler Natur sein.

Pathogenese und Morphologie
Endocarditis verrucosa rheumatica
Diese Form der Endokarditis ist Bestandteil der Karditis im Rahmen des rheumatischen Fiebers, das 2–3 Wochen nach einem Racheninfekt durch β-hämolysierende Streptokokken der Gruppe A bei Kindern auftreten kann (s. S. 120). Mit Antigenen des Endokards kreuzreagierende Antikörper bilden Immunkomplexe am Klappenrand, welche sich zu ca. 1 mm großen festen Belägen organisieren.

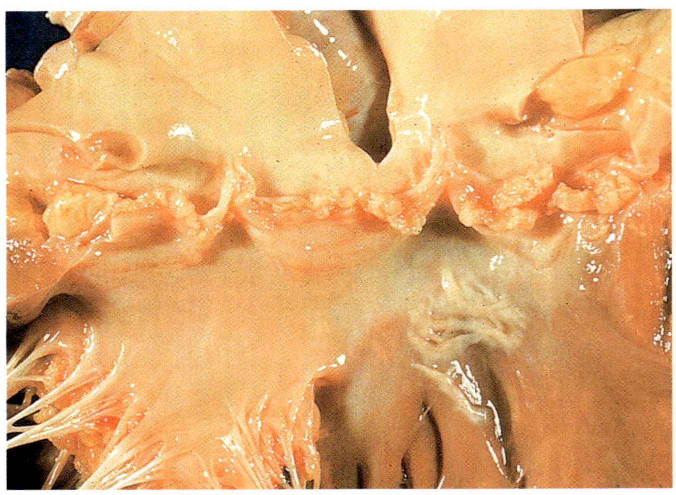

Abb. 1: Endocarditis verrucosa rheumatica. [2]

Sekundär können sich lockere Plättchenthromben auflagern (Endocarditis verrucothrombotica).
Fast immer ist die Mitralklappe betroffen. Makroskopisch sehen die Auflagerungen aus wie kleine „Warzen“ (▮ Abb. 1). Daher kommt auch der Name (verruca = Warze). Im Mikroskop erkennt man an der Basis der Klappen ein fibrinöses Ödem und Ansammlungen von Histio- und Lymphozyten.

Endocarditis verrucosa simplex
Die Endocarditis verrucosa simplex ist eine abakterielle nicht-rheumatische Erkrankung. Sie tritt bei auszehrenden Erkrankungen, z. B. Marasmus (schwerster Grad der Unterernährung), im Rahmen einer Hyperkoagulabilität oder bei disseminierter intravasaler Gerinnung auf. Wie bei der rheumatischen Endokarditis bilden sich hier warzenförmige Auflagerungen an den Klappenrändern, die jedoch etwas größer sind. Betroffen sind v. a. die Aorten- und die Mitralklappe. Auch die Histologie ist der rheumatischen Endokarditis ähnlich, es fehlen aber die Histio- und Lymphozyten.

Endocarditis thrombotica Libman-Sacks
Die Endocarditis thrombotica Libman-Sacks tritt beim systemischem Lupus erythematodes oder auch bei anderen Kollagenosen als kardiale Manifestation der Erkrankung auf.
Die kleinen Warzen sind bis zu 5 mm groß und bilden sich v. a. an den AV-Klappen. Hier ist vorzugsweise der Klappenansatz und nicht der Klappenrand betroffen.

Endocarditis parietalis fibroplastica Löffler
Da bei den betroffenen Patienten eine Bluteosinophilie auffällt, wird eine allergische Ursache vermutet. Auf dem Boden einer Endomyokarditis bilden sich Thromben, die sich organisieren und in einer diffusen Endomyokardfibrose münden.
Hier sind nicht die Herzklappen, sondern das parietale Endokard befallen. Dort kann man makroskopisch aufgelagerte Thromben und eine Endomyokardfibrose sehen. Im Mikroskop kann in Endo- und Myokard eine eosinophile Granulozytose nachgewiesen werden.

Nicht-entzündliche Endokarderkrankungen

Ätiologie
Die nicht-entzündlichen Erkrankungen entstehen durch Störungen des Bindegewebsstoffwechsels. Der Grund für diese Störungen ist nicht genau bekannt.

Endokardfibroelastose

Bei der Endokardfibroelastose handelt es sich um eine seltene Erkrankung des Kindesalters.

Morphologie
Es kommt zu einer Verdickung des Endokards im Zuge einer massiven Vermehrung von kollagenen und elastischen Fasern. Dadurch wird die Beweglichkeit des Herzens stark eingeschränkt.
Makroskopisch sieht man, dass das gesamte Herz von einer porzellanartigen Schicht ausgekleidet wird. Mikroskopisch kann man eine deutliche Verbreiterung des Endothels erkennen.

Endomyokardfibrose

Die Endomyokardfibrose stellt sich als ätiologisch ungeklärte Fibrose des Myokards mit Verdickung des Endokards dar. Es sind bevorzugt Erwachsene betroffen.
Die Histologie zeigt eine Hyalinisierung des endokardialen Bindegewebes, in dem auch lymphozytäre Infiltrate auftreten können.

Endokardfibrose

Die Endokardfibrose tritt beim Karzinoidsyndrom auf. Die vermehrte Proliferation der Fibroblasten im Endokard des rechten Ventrikels hängt mit der Serotoninproduktion der Karzinoide zusammen.

Aortenklappenverkalkung

Die Verkalkung der Aortenklappe ist ein primär degeneratives Problem des höheren Alters.

Morphologie
Besonders am Ansatzrand sind starke Verkalkungen zu sehen, die im Laufe der Zeit zu einer Stenose der Klappe führen.

Tumoren

Vorhofmyxom

Das Vorhofmyxom ist ein sehr seltener gutartiger Tumor. Er entwickelt sich aus undifferenzierten endokardialen Mesenchymzellen.

Metastasen

Metastasen treten häufiger als primäre Tumoren, aber immer noch sehr selten auf.

Zusammenfassung

- Es gibt zwei Formen der **infektiösen Endokarditis:** die akut verlaufende **Endocarditis acuta** und die schleichend verlaufende **Endocarditis lenta.**
- Die **nicht-infektiöse Endokarditis** kann entweder im Rahmen des rheumatischen Fiebers (Endocarditis verrucosa rheumatica), im Rahmen auszehrender Erkrankungen (Endocarditis verrucosa simplex) oder im Rahmen von Kollagenosen (Endocarditis thrombotica Libman-Sacks) auftreten. Sie kann aber auch allergischer Genese sein (Endocarditis parietalis fibroplastica).
- **Nicht-entzündliche Erkrankungen des Endokards** entstehen durch Störungen des Bindegewebsstoffwechsels.

Erkrankungen des Myokards

Myokarditis

Definition
Als Myokarditis bezeichnet man eine Entzündung des Herzmuskels.

Ätiologie
Eine Myokarditis kann auf verschiedene Ursachen zurückgeführt werden:

- Die **infektiöse** Form wird hervorgerufen durch:
  - Viren (z. B. Coxsackie- oder Influenzaviren)
  - Bakterien (z. B. Staphylokokken, Pneumokokken, Meningokokken)
  - Parasiten (v. a. Trypanosoma cruzi = Chagas-Krankheit, Toxoplasmen)
  - Pilze (v. a. Aspergillus oder Candida).
- Bei der **infektiös-toxischen** Form wird der Herzmuskel nicht direkt durch den Erreger, sondern durch vom Erreger produzierte Toxine angegriffen. Als Bakterien kommen entweder das Corynebacterium diphtheriae (Diphtherie) oder Streptokokken der Gruppe A (Scharlach) in Frage. Da die Entzündung des Herzmuskels erst 2–3 Wochen nach der Infektion auftritt, kann man den Erreger zu diesem Zeitpunkt nicht mehr nachweisen.
- **Nicht-infektiöse** Ursachen einer Myokarditis können eine granulomatöse Erkrankung (Sarkoidose, M. Wegener), eine allergische Überempfindlichkeit auf Medikamente oder das akute rheumatische Fieber sein.
- Bis heute ungeklärt **(idiopathisch)** ist die Genese der Fiedler-Myokarditis (Riesenzellmyokarditis).

Eine Virusinfektion ist mit 50 % die häufigste Ursache für eine Myokarditis.

Morphologie
Allen Myokarditis-Formen gemein sind kompensatorische Veränderungen des Herzmuskels wie Dilatation, Hypertrophie und Narbenbildung.
Die ursachenspezifischen morphologischen Veränderungen sind in Tabelle 1 dargestellt.

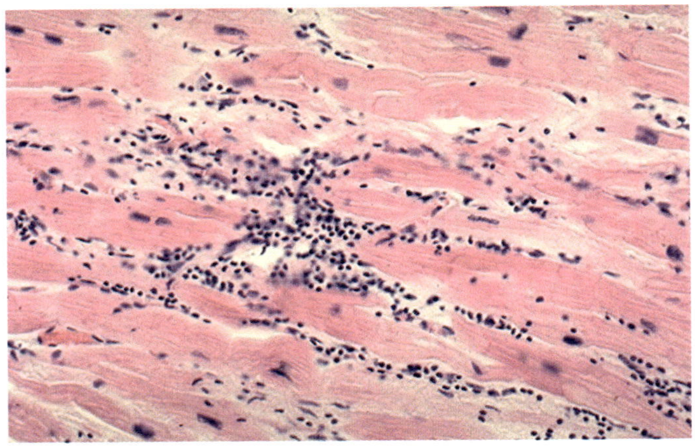

Abb. 1: Virale Myokarditis. [3]

Klinik
Eine Myokarditis verläuft meist klinisch inapparent und ist deshalb schwer diagnostizierbar. Erste unspezifische Symptome sind Müdigkeit und Schwächegefühl, Herzrhythmusstörungen und Fieber. Manchmal treten auch schwere akute Verläufe mit akutem Herzversagen auf. Chronische Verläufe mit Ausbildung einer Herzinsuffizienz sind ebenfalls denkbar.

Kardiomyopathien

Primäre Kardiomyopathien

Definition
Die primäre Kardiomyopathie ist eine Erkrankung des Herzmuskels mit teilweise ungeklärter Genese. Die Folge ist immer eine myokardiale Funktionseinschränkung.

Form der Myokarditis	Morphologie
Virale Myokarditis (Abb. 1)	Kleine herdförmige Nekrosen Interstitielle lymphozytäre Infiltrate Interstitielle Myokardfibrose im Endstadium.
Bakterielle Myokarditis	Multiple Abszesse Bakteriennachweis möglich.
Mykotische Myokarditis	Multiple Abszesse Pilznachweis möglich.
Protozoische Myokarditis	Disseminierte Muskelnekrosen Zerstörung der Nervenzellen des Reizleitungssystems durch Fibrose Selten Pseudozysten mit Erregern.
Infektiös-toxische Myokarditis	Große herdförmige Muskelnekrosen Zerstörung der Nervenzellen des Reizleitungssystems.
Granulomatöse Myokarditis	Typische epitheloidzellige Granulome mit Langhans-Riesenzellen.
Überempfindlichkeitsmyokarditis	Eosinophile Entzündungsinfiltrate.
Rheumatische Myokarditis	Sog. Aschoff-Granulome (von T-Zellen, Plasmazellen, großen basophilen histiozytären Zellen und mehrkernigen Riesenzellen umrandete fibrinoide Nekrose).
Fiedler-Myokarditis	Herdförmige Myokardnekrosen Lymphozytäre Entzündungsinfiltrate Riesenzellen.

Tab. 1: Spezifische morphologische Kennzeichen der Myokarditis.

Formen

Dilatative Kardiomyopathie (DCM)

Die dilatative Kardiomyopathie tritt am häufigsten auf.
In den meisten Fällen ist die Ursache ungeklärt (idiopathisch). Andere Ursachen sind genetisch oder auch virusassoziiert (mit Bildung von Antikörpern). Die dilatative Kardiomyopathie kann außerdem das Endstadium verschiedener Erkrankungen (z. B. Myokarditis, koronare und hypertensive Herzerkrankung, Alkoholabusus, Zytostatikatherapie) darstellen und gehört dann in diesem Sinn zu den sekundären Kardiomyopathien.
Morphologisch ist die dilatative Kardiomyopathie durch eine Dilatation und daraus folgender exzentrischer Hypertrophie beider Ventrikel gekennzeichnet (Cor bovinum).
In der Histologie ist die Anordnung der Muskelzellen normal, es fällt jedoch eine erhebliche Größenvariation der Muskelzellen auf (hypertrophe und atrophe Myozyten). Eine interstitielle Fibrose ist ebenfalls sichtbar.

Hypertrophe Kardiomyopathie (HCM)

In 50 % der Fälle ist die hypertrophe Kardiomyopathie ein autosomal-dominantes Erbleiden. Es sind die Gene von Proteinen betroffen, die den kontraktilen Apparat des Herzmuskels bilden.
Vor allem der linke Herzmuskel und das Ventrikelseptum sind massiv hypertrophiert. Wenn die Hypertrophie zu einer Obstruktion der Ausflussbahnen führt, spricht man von einer obstruktiven hypertrophen Kardiomyopathie (HOCM). Ist dies nicht der Fall, liegt eine nicht obstruktive hypertrophe Kardiomyopathie vor (HNCM).
Im Mikroskop kann man sehen, dass die Textur der Myofibrillen durcheinandergeraten ist. Die sonst parallel angeordneten Myofibrillen sind stark verzweigt und ineinander verflochten (▌Abb. 2). Man nimmt an, dass sich die Hypertrophie entwickelt hat, um diese uneffektive Anordnung zu kompensieren.

Restriktive Kardiomyopathie

Eher selten ist das Auftreten der restriktiven Kardiomyopathie.
Ursache ist eine Endomyokardfibrose. Außerdem weist die Erkrankung Beziehungen zur Endocarditis parietalis fibroplastica Löffler auf.
Das Lumen der Ventrikel ist durch die ausgeprägte Endomyokardfibrose und darauf aufgelagerte Parietalthromben erheblich eingeengt. Die Fibrose führt außerdem zu einer schlechten Dehnbarkeit des Ventrikels in der Diastole.

Sekundäre Kardiomyopathien

Sekundäre Kardiomyopathien können definitionsgemäß einer Ursache zugeordnet werden.

Ätiologie

Am häufigsten ist die **alkoholtoxische Kardiomyopathie** („Münchner Bierherz"). Zirka 10–20 % aller Alkoholiker leiden darunter.
Weitere Ursachen können sein:

- KHK, Myokardinfarkt
- Myokarditis
- Hypertension
- metabolische Erkrankungen (z. B. Diabetes mellitus, Phäochromozytom)
- Medikamente (z. B. Zytostatika, Glukokortikoide, Psychopharmaka).

Morphologie

Die morphologischen Veränderungen entsprechen denen der dilatativen Kardiomyopathie.

Klinik

Anfangs sind Kardiomyopathien in der Regel symptomlos. Im Verlauf entwickelt sich eine stark progrediente Herzinsuffizienz, die mit Herzrhythmusstörungen einhergehen kann.

Tumoren

Rhabdomyom

Ein Rhabdomyom ist ein sehr seltener gutartiger Tumor, der hauptsächlich im Kindesalter vorkommt. Die Geschwulste können mehrere Zentimeter groß werden und treten meist multipel auf.

Metastasen

Metastasen im Myokard sind ebenfalls eher selten, aber viel häufiger als primäre Tumoren. Die am häufigsten in das Myokard metastasierenden Tumoren sind maligne Melanome, Mammakarzinome, Bronchialkarzinome und maligne Lymphome.

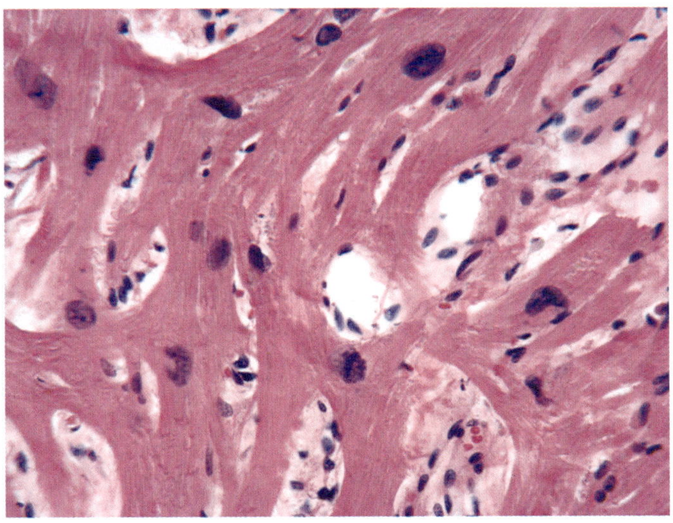

▌Abb. 2: Hypertrophe Kardiomyopathie. [4]

Zusammenfassung

- ✖ Eine **Myokarditis** kann infektiös, infektiös-toxisch oder nichtinfektiös (granulomatöse Erkrankung, Medikamente, rheumatisches Fieber) verursacht sein. Auch idiopathische Myokarditiden kommen vor.
- ✖ Eine **Kardiomyopathie** wird in primäre und sekundäre Formen unterteilt. Bei den primären Formen ist die Genese z. T. ungeklärt, und man unterscheidet die hypertrophe, die dilatative und die restriktive Kardiomyopathie. Den sekundären Formen liegt eine bekannte Ursache (z. B. Alkohol, Myokarditis, Medikamente) zugrunde.

Erkrankungen des Perikards

Fehlbildungen

Angeborene Fehlbildungen des Perikards sind sehr selten.

Perikarddefekte

Morphologie

Defekte des Perikards treten häufig in Verbindung mit anderen angeborenen Herzfehlern auf. Kleine Löcher sind ebenso denkbar wie große Defekte und sogar das völlige Fehlen des Perikards.

Klinik

Klinisch hat ein Defekt im Perikard, wenn er ohne begleitenden Herzfehler auftritt, keine Bedeutung.

Perikardzysten

Eine Perikardzyste hat meistens nur eine Kammer. Sie kann die mechanische Ausdehnung des Herzbeutels behindern. Außerdem kann es zu elektromechanischen Irritationen kommen.

Perikarderguss

Der normale Flüssigkeitsgehalt im Herzbeutel beträgt ca. 20 ml.

Hydroperikard

Definition

Von einem Hydroperikard spricht man, wenn sich im Herzbeutel über 150 ml seröse nicht-entzündliche Flüssigkeit angesammelt haben.

Ätiologie und Pathogenese

Ein Hydroperikard kann sich bei verschiedenen Grunderkrankungen entwickeln. Ursache für die Entstehung ist entweder ein erhöhter Venendruck bei chronischer Herzinsuffizienz oder ein verminderter onkotischer Druck bei Hypalbuminämie (bei Leberzirrhose, Nierenversagen oder Mangelernährung). In beiden Fällen kommt es zum „Durchpressen" eines Transsudats aus dem Blutversorgungsgebiet des Perikards in den Herzbeutel.
Wenn der Erguss langsam entsteht, kann sich der Herzbeutel mitdehnen. Dieser kann im Laufe der Zeit bis zu 2 l Flüssigkeit enthalten, ohne dass eine klinische Beeinträchtigung entsteht. Entwickelt sich der Erguss jedoch sehr schnell, kann es zu einer Herzbeuteltamponade kommen. Durch die entstehenden Drücke im Perikard wird das Herz komprimiert und die Auswurfleistung erheblich verringert.

Klinik

Die ersten Symptome sind eine Tachykardie und Zeichen der Rechtsherzinsuffizienz (z. B. Jugularvenenstau). Später kommt es dann zu Dyspnoe und kardiogenem Schock durch die verminderte linksventrikuläre Auswurfleistung. Ein solcher Verlauf kann tödlich enden.
Eine Perikardpunktion ist die einzige Möglichkeit, therapeutisch zu intervenieren, kann aber gelegentlich schwerwiegende Komplikationen nach sich ziehen.

Hämoperikard

Definition

Der Begriff Hämoperikard bezeichnet die Ansammlung von Blut im Herzbeutel (▌Abb. 1). Das Blut kann entweder aus einer direkten Blutung stammen oder im Rahmen eines hämorrhagischen Ergusses auftreten.

Ätiologie und Pathogenese

Folgende Ereignisse können ein Hämoperikard verursachen:

- Herzwandruptur bei Myokardinfarkt
- Thoraxtrauma
- Ruptur eines Aortenaneurysmas
- Perikardkarzinose
- hämorrhagischer Erguss bei Perikarditis.

Da eine aktive Blutung in den Herzbeutel sehr häufig die Ursache für ein Hämoperikard ist, entsteht innerhalb kurzer Zeit eine Perikardtamponade. Solche Fälle enden schon bei einem Volumen von 150–300 ml normalerweise schnell tödlich.

Klinik

Die Symptome entsprechen denen des Hydroperikards.
Auch hier ist die Perikardpunktion das einzige therapeutische Mittel.

Perikarditis

Definition

Eine Perikarditis ist eine Entzündung beider Perikardblätter. Sie kann als eigenständige Erkrankung (primäre Perikarditis) vorkommen, öfter stellt sie jedoch eine Begleiterscheinung einer Grunderkrankung dar (sekundäre Perikarditis).
Am häufigsten ist die idiopathische Form der Perikarditis.

Ätiologie und Pathogenese

Die primäre Perikarditis entsteht durch eine Infektion mit Viren, Bakterien oder Pilzen.
Erkrankungen, in deren Verlauf eine sekundäre Perikarditis auftreten kann, sind

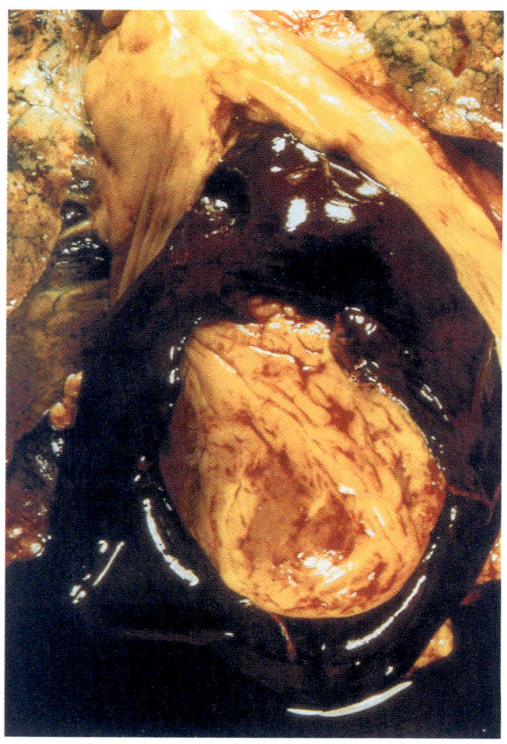

▌Abb. 1: Blutige Herzbeuteltamponade bei eröffnetem Perikard. [1]

- Stoffwechselerkrankungen (Urämie, diabetische Ketoazidose)
- Myokarderkrankungen (Myokardinfarkt → **Pericarditis epistenocardica,** Myokarditis)
- Kollagenosen (rheumatoide Arthritis, systemischer Lupus erythematodes)
- Erkrankungen benachbarter Organe
- Tumoren
- Traumata (Operationen)
- Strahlenbelastung.

Die Perikarditis beginnt in der Regel mit einer exsudativen Entzündungsreaktion. Im Zuge der Abheilung erfolgen eine Resorption und Organisation des Exsudats, was meistens zu einer Fibrosierung des Perikards führt.

Morphologie

Die Zusammensetzung des Exsudats kann serös, sero-fibrinös, fibrinös, hämorrhagisch oder eitrig sein.

Seröse Perikarditis

Bei der serösen Perikarditis tritt ein klares seröses Exsudat auf, das in seiner Zusammensetzung dem Blutserum ähnelt.
Diese Form der Entzündung kommt vor bei der idiopathischen Form, bei Virusinfekten, bei rheumatischem Fieber, posttraumatisch und bei Kollagenosen.
Die seröse Perikarditis bildet sich ohne Organisation und Narbenbildung zurück.

Sero-fibrinöse Perikarditis

Das Exsudat der sero-fibrinösen Perikarditis besteht aus einem serösen und einem fibrinösen Anteil.
Die sero-fibrinöse Entzündung entsteht aufgrund derselben Ursachen wie die seröse Perikarditis.

Fibrinöse Perikarditis

Bei der fibrinösen Perikarditis ist das Exsudat fibrinreich und setzt sich aus den Komponenten des Blutplasmas zusammen.
Makroskopisch kann man weiße Fibrinfäden sehen, die das Herz zottenartig wirken lassen (Cor villosum, Abb. 2).
Die Grunderkrankungen, bei der diese Form der Entzündung auftritt, sind die im Rahmen des Myokardinfarkts vorkommende Pericarditis epistenocardica und die Urämie.
Die Entzündung kann sich entweder vollständig zurückbilden oder sich organisieren.

Hämorrhagische Perikarditis

Fast jede Form der Perikarditis kann durch eine Einblutung aus einsprossenden Gefäßen zu einer hämorrhagischen Perikarditis werden (v.a. bei Urämie und Tumoren).
Makroskopisch sieht man Blut im Exsudat und im Mikroskop Erythrozyten.
Im Verlauf organisiert sich diese Form der Entzündung.

Eitrige Perikarditis

Fibrinöses Exsudat, Granulozyten und Zelltrümmer sind die Bestandteile des Exsudats einer eitrigen Perikarditis.
Der eitrigen Entzündung liegt eine Infektion mit Bakterien (v.a. Staphylokokken, Streptokokken und Mykobakterien) oder Pilzen zugrunde.
Das Exsudat ist meist gelb mit rahmiger Konsistenz.
Auch die eitrige Entzündung organisiert sich im Verlauf.

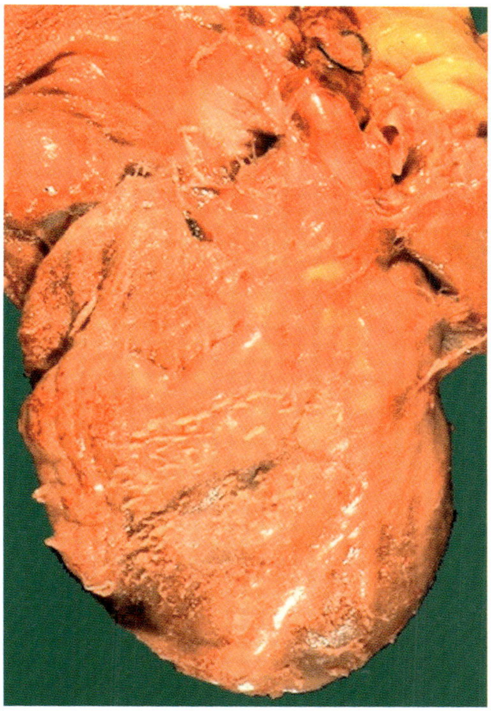

Abb. 2: Fibrinöse Perikarditis. [3]

Klinik

Das Hauptsymptom der Perikarditis ist ein retrosternaler Schmerz, der sich vom myokardinfarktbedingten Schmerz durch die Verstärkung beim tiefen Ein- und Ausatmen unterscheiden lässt. Ist das Myokard mit beteiligt, wird der Schmerz von Fieber und Tachykardie begleitet. Auskultatorisch hört man bei geringer Ergussbildung ein typisches Perikardreiben. Bei den „feuchten" Formen der Perikarditis sind die Herzgeräusche abgedämpft.

Komplikationen

Wenn das entzündliche Exsudat rasch an Volumen zunimmt, kann es zu einer Herzbeuteltamponade kommen.
Die Vernarbung im Rahmen der Abheilung kann zu einer Verwachsung beider Perikardblätter mit Schwielenbildung führen **(Pericarditis constrictiva).** Lagert sich im Laufe der Zeit Kalk in die Schwielen um das Herz ein, entsteht das sogenannte Panzerherz.

Zusammenfassung

- Bei einem **Perikarderguss** kommt es zu einer Ansammlung von Flüssigkeit im Herzbeutel. Bei seröser Flüssigkeit spricht man von einem **Hydroperikard,** bei blutigem Inhalt von einem **Hämoperikard.** Entsteht der Erguss (v.a. bei Blutungen) sehr rasch, bildet sich eine **Perikardtamponade** aus.
- Eine **Perikarditis** kann idiopathisch, primär oder sekundär auftreten. Das Exsudat bei der Entzündungsreaktion ist entweder serös, sero-fibrinös, fibrinös, hämorrhagisch oder eitrig.

Ischämische Herzerkrankungen

Relative Koronarinsuffizienz

Definition
Die relative Koronarinsuffizienz bezeichnet einen Zustand, in dem die Koronargefäße das Herz nicht mehr mit genug Sauerstoff versorgen können. Die **koronare Herzkrankheit (KHK)** ist das sich daraus ergebende klinische Bild.

Ätiologie und Pathogenese
Die häufigste Ursache für eine Koronarinsuffizienz sind **atherosklerotische Einengungen** der Herzkrankgefäße, die eine ausreichende Versorgung des Herzens mit Blut behindern. Die Stenosen finden sich bevorzugt an den Hauptstämmen der Koronarien kurz nach ihrer Aufteilung.
Weitere Ursachen können sein:
- Aortenklappeninsuffizienz
- starker Blutdruckabfall (z. B. beim Schock)
- verminderter Sauerstoffgehalt im Blut (z. B. bei Ventilationsstörung, Anämie)
- vermehrter Sauerstoffbedarf des Herzens (z. B. bei Hypertonie, Hypertrophie, Fieber, Hyperthyreose).

Morphologie
Bei leichtem Sauerstoffmangel kommt es zu einer intrazellulären Verfettung der Herzmuskelzellen. Makroskopisch fällt diese als gelbe Streifung auf („Tigerherz").
Bei größerem Sauerstoffmangel kann es zu vereinzelten Nekrosen kommen, die durch Makrophagen abgeräumt und durch kollagenes Bindegewebe ersetzt werden. Es bilden sich kleinherdige Narben und Schwielen.
Die durch den Sauerstoffmangel hervorgerufenen Veränderungen treten zuerst im Bereich der Papillarmuskeln und der Innenschicht des Myokards auf. Diese Gebiete werden grundsätzlich schon am schlechtesten mit Sauerstoff versorgt und sind demnach als Erstes betroffen (Prinzip der **„letzten Wiese"**).

Klinik
Die typischen Beschwerden bei einer relativen Koronarinsuffizienz sind auch unter dem Namen **Angina-pectoris-Beschwerden** bekannt. Sie sind gekennzeichnet durch retrosternale Schmerzen, die auch ausstrahlen können. Der Schmerzcharakter wird als dumpf drückend und einschnürend beschrieben.
Die Schmerzen können durch körperliche Ruhe besser werden und mit der Gabe von Nitro-Spray behandelt werden.

Myokardinfarkt

Der Myokardinfarkt ist die Folge einer **absoluten Koronarinsuffizienz.** Dabei ist mindestens ein Herzkrankgefäß akut verschlossen.

Ätiologie und Pathogenese
Der Grund für den akuten Verschluss eines Herzkrankgefäßes ist am häufigsten ein Thrombus, der sich auf eine schon länger bestehende Koronarsklerose aufpfropft.
Prädispositionsfaktoren für einen Herzinfarkt sind also dieselben wie bei der Atherosklerose.

> Die vier großen Prädispositionsfaktoren der Atherosklerose sind Hypertonie, Hypercholesterinämie, Rauchen und Diabetes mellitus.

Pathophysiologisch durchläuft der Infarkt folgende Phasen:
- **Phase der frühen Ischämie** mit Zusammenbrechen des Elektrogradienten
- **Phase der Nekrose** mit intrazellulärem Ödem
- **Phase der Reperfusion** mit Überladung der Myozyten mit Kalzium und daraus resultierendem „Dauerkrampf"
- **Phase der Vernarbung**
- **Phase des ventrikulären Remodellings** mit Abnahme der Wandstärke, Ventrikeldilatation, Zunahme der Wandspannung und kompensatorischer inadäquater Hypertrophie des nicht-infarzierten Areals.

Morphologie

Ausdehnung
Wenn alle drei Wandschichten befallen sind, spricht man vom **transmuralen Infarkt.** Dieser entsteht als Folge einer **absoluten anhaltenden Ischämie.**
Von diesem unterschieden wird der **Innenschichtinfarkt** (subendokardialer Infarkt), bei dem sich das Infarktgebiet auf das innere Drittel des Herzens beschränkt. Hier ist die Ursache eine **temporäre Ischämie** (Prinzip der „letzten Wiese").

Lokalisation
Fast immer (95 %) ist das linke Herz betroffen. Die Lage des Infarktgebiets hängt vom Versorgungsgebiet der verschlossenen Koronararterie ab. Die in Tabelle 1 getroffenen Zuordnungen gelten jedoch nur für die Patienten, die bei der Blutversorgung des Herzens zum Normalversorgungstyp gehören. Das sind 70 % der Bevölkerung.

Lage des Infarkts	Häufigkeit	Verschlossene Koronararterie
Vorderwandinfarkt	50 %	Ramus interventricularis ant. der linken Koronararterie
Hinterwandinfarkt	25 %	Rechte Koronararterie
Seitenwandinfarkt	15 %	Ramus circumflexus der linken Koronararterie

Tab. 1: Infarktgebiete mit zugehörigen Gefäßen.

Makroskopie und Mikoskopie
Vergleiche hierzu Tabelle 2 und Abbildung 1.

> Ob und welche morphologischen Veränderungen man am Herzen sehen kann, hängt davon ab, wie lange der Patient nach dem Infarkt noch gelebt hat.

Klinik
Klinisch treten wie bei der Angina pectoris retrosternale Brustschmerzen auf. Die Schmerzen sind jedoch stärker und verschwinden im Gegensatz zur Angina pectoris weder bei körperlicher Ruhe noch durch die Gabe von Nitro-Spray.
Vegetative Begleitsymptome können Schwächegefühl, Kaltschweißigkeit, Blässe, Übelkeit, Erbrechen oder Benommenheit sein.
In 15–20 % verläuft der Myokardinfarkt allerdings ganz ohne Schmerzen. Gehäuft tritt dieser sog. **stumme Infarkt** bei Patienten mit diabetischer Neuropathie oder bei sehr alten Patienten auf. Die ersten Symptome sind dann die plötzliche Luftnot aufgrund des kardiogenen Lungenödems oder Hypotonie, Schwäche und Verwirrtheit.

Komplikationen

Akut
- **Rhythmusstörungen:** Kurz nach dem Infarkt haben > 90 % der Patienten bedeutende Rhythmusstörungen. Am gefährlichsten sind vent-

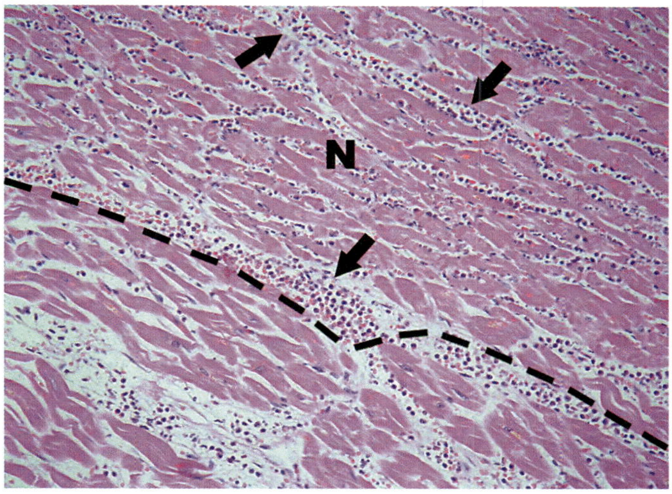

Abb. 1: Ischämischer Myokardinfarkt; N = Koagulationsnekrose, Pfeile = neutrophile Granulozyten. [5]

rikuläre Tachykardien, die in Kammerflimmern übergehen können. Dieser Verlauf ist die häufigste Todesursache nach Myokardinfarkt.

- **Herzinsuffizienz:** Je weniger gesundes funktionsfähiges Gewebe bleibt, desto geringer ist die verbleibende Auswurfleistung des Herzens. Bei einem Gewebsverlust von > 40 % des linken Ventrikels kann das Herz keine ausreichende Leistung mehr erbringen. Es kommt zum **kardiogenen Schock.**

Subakut

- **Infarktperikarditis (Pericarditis epistenocardica):** Über dem Infarktareal bildet sich in 30 % eine fibrinöse Perikarditis aus. Im Rahmen der Abheilung kann das Perikard mit dem Epikard verwachsen.
- **Abriss eines Papillarmuskels/Septumperforation/Herzwandruptur:** Während der Phase der Infarktorganisation kommt es zur Erweichung des Muskelgewebes. Diese Myomalazie kann einen Papillarmuskelabriss, eine Septumperforation oder gar eine Herzwandruptur auslösen.
- **Embolien:** Wenn die infarktbegleitende Entzündung das Endokard mit einbezieht, können Endokardthrombosen entstehen. Eine Verschleppung dieser Thromben kann verschiedene Organembolien verursachen.

Spätkomplikationen

- **Herzwandaneurysma bei ca. 10 %:** Im Zuge der Narbenbildung wird das Herzmuskelgewebe weniger widerstandsfähig. Dadurch können im Laufe der Zeit Aneurysmen der Herzwand entstehen.
- **Postmyokardinfarktsyndrom (Dressler-Syndrom):** 4–6 Wochen nach dem Infarkt kann eine autoimmunverursachte Perikarditis auftreten.

Zeitverlauf	Makroskopie	Mikroskopie
< 6 h	Keine Gewebsveränderung, evtl. Thrombus	Keine Gewebsveränderung.
> 6 h	Abblassung des betroffenen Areals, das im Verlauf ab ca. 12 h eine lehmgelbe Farbe annimmt	Hypereosinophilie des Zytoplasmas Wellige Myozytenanordnung („Wavy fibers") Kontraktionsbandnekrosen (durch den Dauerspasmus aufgrund der Ca-Überladung nach postischämischer Reperfusion).
> 24 h	Lehmgelbe Nekrose des Infarktgebiets	Koagulationsnekrose Exsudative Entzündungsreaktion in der perinekrotischen Zone mit Granulozyten.
> 4 d	Lehmgelber Infarkt mit hämorrhagischem Randsaum	Abräumung der Nekrose durch eingewanderte Granulozyten und Makrophagen **(Resorptionszone)** Umgebung des Infarktgebiets durch Granulationsgewebe **(Granulationszone)** Ab der 3. Woche beginnender Ersatz der abgeräumten Nekrose durch kollagenreiches Bindegewebe **(Narbengewebszone).**
> 6 Wochen	Grau-weiße Schwiele	Vollständiger Ersatz der infarktbedingten Nekrose durch zwischen den Myozyten liegende Kollagenfasern.

Tab. 2: Zeitlicher Ablauf der morphologischen Veränderung nach Myokardinfarkt.

Zusammenfassung

- Bei der Minderversorgung des Herzens durch die Koronargefäße unterscheidet man die **relative** von der **absoluten Koronarinsuffizienz.** Im Rahmen der relativen Koronarinsuffizienz genügt die Versorgung des Herzens mit Sauerstoff zwar nicht, sie wird aber noch gewährleistet. Dagegen wird die absolute Koronarinsuffizenz durch einen akuten Verschluss eines Koronargefäßes ausgelöst.
- Die Ursache für beide Erkrankungen ist in den meisten Fällen eine zugrunde liegende **Atherosklerose** mit Einengung der Koronarien.
- Je nach Ausmaß und Dauer der Minderversorgung des Herzens mit Sauerstoff können morphologisch vereinzelte Nekrosen oder ein großes nekrotisches Infarktgebiet resultieren.
- Das klinische Bild ist bei der relativen Koronarinsuffizienz das einer **Angina pectoris** und bei der absoluten Koronarinsuffizienz das eines **Myokardinfarkts.**

Entzündliche Gefäßerkrankungen

Primäre Arteriitiden

Definition
Eine primäre Arteriitis ist eine immunologisch bedingte Entzündung hauptsächlich der Arterien. Sie kann in unterschiedlichen Erscheinungsformen auftreten.

Lokalisation/Einteilung
Bei jeder Form der primären Vaskulitiden ist der Befall einer bestimmten Gefäßgröße typisch.
Auf dem Boden dieses Befallmusters werden die primären Vaskulitiden international nach der Chapel-Hill-Konsensus-Konferenz von 1992 eingeteilt (▮ Tab. 1).

Ätiologie und Pathogenese
Ursache der primären Vaskulitiden sind immunpathologische Vorgänge. Bei den Erscheinungsformen dominieren verschiedene Immunreaktionen (▮ Tab. 2). Zum Teil können auch Autoantikörper wie **p-ANCA** oder **c-ANCA** nachgewiesen werden.
Die Immunreaktionen Typ I–III enden im selben pathogenetischen Mechanismus: Nach der Aktivierung von Leukozyten und Endothelzellen kommt es zu einer Adhäsion der Leukozyten an die Endothelzellen und anschließend zu einer Invasion und Akkumulation der Entzündungszellen in der Gefäßwand. Die daraus resultierende Entzündung ist nekrotisierend. Durch die Freisetzung von Enzymen und Botenstoffen im Rahmen der Entzündungsreaktion kann sich eine intravaskuläre Thrombose ausbilden.
Bei der Immunreaktion Typ IV führen T-Zell-vermittelte Immunmechanismen z. T. zu einer granulomatösen Entzündung der Gefäßwand.

Zur Wiederholung!
- Typ-I-Reaktion: IgE-vermittelt
- Typ-II-Reaktion: zytotoxisch, Antikörper-vermittelt
- Typ-III-Reaktion: Immunkomplex-vermittelt
- Typ-IV-Reaktion: verzögert, T-Zell-vermittelt.

Morphologie und Klinik
Riesenzellarteriitis
Bei der Riesenzellarteriitis unterscheidet man je nach den befallenen Gefäßen zwischen der Arteriitis temporalis Horton und der Takayasu-Arteriitis.

Arteriitis temporalis Horton
Die Arteriitis temporalis Horton ist die häufigste primäre Arteriitis und betrifft typischerweise die extrakraniellen Karotisäste, bevorzugt die **Temporalarterie.** Häufig leiden die meist weiblichen Patienten jenseits der 50 auch an einer Polymyalgia rheumatica.
Im Gefäßpräparat sieht man zunächst fibrinoide Intima- und Medianekrosen und eine gestückelte Elastica interna. Es entwickelt sich eine granulomatöse Entzündung mit dem Auftreten von Riesenzellen (▮ Abb. 1). Im Verlauf kann es zu einer gefäßverschließenden Fibrose kommen.
Typisches klinisches Bild sind Kopfschmerzen mit einer Druckschmerzhaftigkeit der betroffenen Gefäße und eine sog. Sturz-Blutsenkungsgeschwindigkeit.

Takayasu-Arteriitis
Bei der Takayasu-Arteriitis sind hauptsächlich die **großen Abgänge der Aorta** oder die **großen Extremitätenarterien** betroffen. Die Patienten sind meist jüngere Frauen.
Morphologisch tritt ein dichtes entzündliches Infiltrat in Media und Adventitia auf, das von Nekrosen und granulomatösen Veränderungen

Gefäße	Vaskulitis
Große Arterien: Aorta und aortennahe Arterien, große Arterien der Extremitäten	▸ Riesenzellarteriitis ▸ Takayasu-Arteriitis.
Mittelgroße Arterien: viszerale Arterien, Extremitätenarterien	▸ Polyarteriitis nodosa ▸ Kawasaki-Syndrom ▸ Thrombangitis obliterans.
Kleine Blutgefäße: Arteriolen, Kapillaren, Venolen	**ANCA-assoziiert:** ▸ Wegener-Granulomatose ▸ Churg-Strauss-Syndrom ▸ Mikroskopische Polyarteriitis. **Nicht-ANCA-assoziiert:** ▸ Purpura Schoenlein-Henoch ▸ Kutane leukozytoklastische Vaskulitis ▸ Essentielle Kryoglobulinämie.

▮ Tab. 1: Einteilung der primären Vaskulitiden nach der Chapel-Hill-Konsensus-Konferenz, 1992.

Vaskulitis	Dominante Immunreaktion	Histologische Entzündungsreaktion
Riesenzellarteriitis	III + IV	Riesenzellig granulomatös
Takayasu-Arteriitis	Evtl. IV (noch nicht ausreichend erforscht)	Riesenzellig granulomatös
Polyarteriitis nodosa	III	Nekrotisierend
Kawasaki-Syndrom	II	Nekrotisierend
Thrombangitis obliterans	Noch nicht ausreichend erforscht	Nekrotisierend
Churg-Strauss-Syndrom	I (+ c-ANCA)	Nekrotisierend-granulomatös
Wegener-Granulomatose	II (c-ANCA)	Nekrotisierend-granulomatös
Mikroskopische Polyarteriitis	II (p-ANCA)	Nekrotisierend
Purpura Schoenlein-Henoch	III	Nekrotisierend
Essentielle Kryoglobulinämie	III	Nekrotisierend
Kutane leukozytoklastische Vaskulitis	III	Nekrotisierend-lymphozytär

▮ Tab. 2: Dominante Immunreaktionen und Entzündungsreaktionen der primären Vaskulitiden.

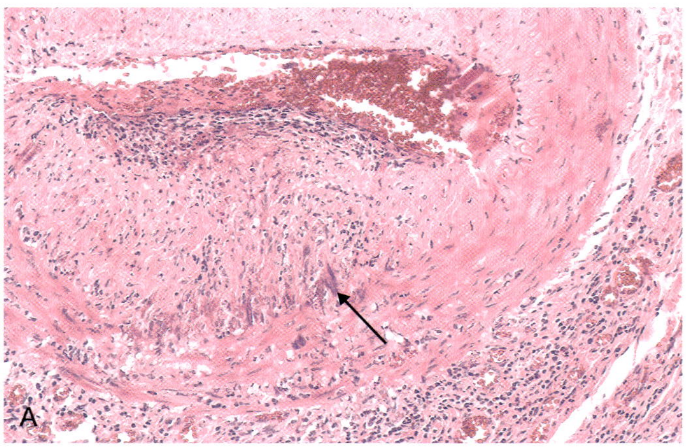

▮ Abb. 1: Arteriitis temporalis Horton; Pfeil = Riesenzelle an der Elastica interna. [4]

mit Riesenzellen begleitet wird. Die daraus resultierende Fibrose aller Wandschichten führt zu einer Verdickung und Stenosierung der Gefäßwand.
Klinisch ist diese Stenosierung v. a. der A. subclavia durch eine zunehmende einseitige Pulslosigkeit („pulseless disease") gekennzeichnet.

Poly-/Panarteriitis nodosa

Die Panarteriitis nodosa ist eine nekrotisierende Entzündung **mittelgroßer und kleiner Arterien** v. a. in Niere, Herz, Leber, GIT und ZNS. Sie verläuft im Gegensatz zur mikroskopischen Polyarteriitis ohne Glomerulonephritis.
Im Präparat sieht man eine fibrinoide Nekrose der Gefäßwand, die von Entzündungszellen durchsetzt ist. Eine Thrombosierung der Gefäße kann zu Organinfarkten führen.
Im Rahmen der Abheilung kommt es zur Ausbildung fibrotischer Narben, die sich oft zu Aneurysmen ausweiten. Makroskopisch fallen weiße Knötchen auf, die dem Gefäß ein perlschnurartiges Aussehen geben.
Die Symptomatik hängt vom befallenen Organ ab.

Mikroskopische Polyarteriitis

Bei der mikroskopischen Polyarteriitis sind im Vergleich zur Polyarteriitis nodosa annäherungsweise dieselben Organe befallen. Jedoch sind hier auch die **Nierenglomeruli** mit einbezogen.

Kawasaki-Syndrom

Das Kawasaki-Syndrom ist ein mukokutanes Lymphknotensyndrom des frühen Kindesalters, das mit einer Entzündung v. a. der **Koronararterien** einhergeht.
Im Mikroskop ist eine nekrotisierende Entzündung aller Wandschichten mit dichtem Entzündungsinfiltrat sichtbar.

Thrombangitis obliterans

Von der Thrombangitis obliterans sind hauptsächlich junge männliche Raucher betroffen. Es sind v. a. die **mittleren und kleinen Gefäße der Extremitäten** befallen.
Im histologischen Schnitt sind alle Gefäßwandschichten entzündlich infiltriert. Durch eine Endothelschädigung können sich Thrombosen ausbilden, die im Verlauf organisiert werden und zu einer Stenosierung des Gefäßlumens führen können.
Klinisch treten v. a. Durchblutungsstörungen der Extremitäten auf.

Churg-Strauss-Syndrom

Das Churg-Strauss-Syndrom ist eine nekrotisierende granulomatöse Vaskulitis v. a. der **kleinen Lungengefäße** und tritt im Zusammenhang mit Asthma und peripherer Bluteosinophilie auf. Andere Organe wie Herz, Milz und Haut können ebenfalls betroffen sein.
Histologisch fällt eine eosinophilenreiche granulomatöse Entzündung sowohl der Lungengefäße als auch des Lungenparenychms auf. Typisch sind außerdem epitheloidzellige Granulome mit teilweise zentralen Nekrosen.

Kutane leukozytoklastische Vaskulitis

Die kutane leukozytoklastische Vaskulitis befällt die kleinen Blutgefäße der Haut. Eine systemische Beteiligung (Gelenke, Organe) ist häufig. Makroskopisch ist die befallene Haut gerötet und kann entweder papulös verhärtet (petechiale Papeln) sein oder Blasen bilden. Mikroskopisch findet man in den Gefäßwänden fibrinoide Nekrosen und ein begleitendes Entzündungsinfiltrat.

Sekundäre Arteriitiden

Ätiologie

Eine Arteriitis kann auch sekundär entstehen. Ursachen sind:
- Infektion mit Viren, Bakterien, Pilzen, Parasiten
- chronisch-entzündliche Erkrankungen (systemischer Lupus erythematodes, chronisch-entzündliche Darmerkrankungen, rheumatoide Arthritis etc.)
- Tumoren
- Medikamente.

Venenentzündungen

Phlebitis und Thrombophlebitis

Definition

Die **Phlebitis** ist eine reine Entzündung der Venen, wohingegen bei der **Thrombophlebitis** zusätzlich eine Thrombose auftritt. Die Thrombophlebitis befällt hauptsächlich die oberflächlichen Venen, kann aber auch die tiefen Beinvenen betreffen.
Thrombophlebitis migrans nennt man rezidivierende Thrombophlebitiden der oberfächlichen Venen mit wechselnder Lokalisation.

Ätiologie und Pathogenese

Eine Phlebitis kann zum einen durch das Übergreifen einer Entzündung aus dem umgebenden Gewebe entstehen. Zum anderen kann die Ursache der Entzündung auch von der Lumenseite der Venen her kommen, z. B. durch zirkulierende Bakterien. Meist ist die Entzündung jedoch abakteriell.
Bei einer Thrombophlebitis kann man oft nicht sagen, ob der Thrombus aufgrund der Entzündung oder die Entzündung infolge eines infizierten Thrombus entstanden ist.

Klinik

Klinisch fällt eine Phlebitis durch lokale Rötung, Schmerzen und Ödeme auf.

Komplikationen

Eine Thrombophlebitis der oberflächlichen Venen ist relativ harmlos. Sind jedoch die tiefen Beinvenen betroffen, kann es zu lebensgefährlichen Embolien kommen.

Zusammenfassung

- Man unterscheidet **primäre Arteriitiden,** die durch immunpathologische Vorgänge verursacht werden, von **sekundären Arteriitiden,** die im Rahmen von Grunderkrankungen auftreten. Die häufigste primäre Arteriitis ist eine spezielle Form der Riesenzellarteriitis, die **Arteriitis temporalis Horton.**
- Eine **Thrombophlebitis** unterscheidet sich von der **Phlebitis** durch das zusätzliche Auftreten einer Thrombose. Die Entzündung ist meist abakteriell.

Nicht-entzündliche Gefäßerkrankungen

Erkrankungen der Arterien

Arteriosklerose – Atherosklerose

Definition

Die Begriffe Arteriosklerose und Atherosklerose werden in Deutschland meist synonym verwendet.
Eigentlich bezeichnet die **Arteriosklerose** jedoch alle Formen der „Arterienverhärtung“, die durch Wandverdickung, -verhärtung und Elastizitätsverlust gekennzeichnet sind.
Atherosklerose dagegen ist die häufigste Ursache für die „Arterienverhärtung“: Lipideinlagerungen in der Arterienwand mit Bildung fibröser Plaques.

Risikofaktoren

Je nach Bedeutung für das Fortschreiten der Erkrankung werden die Risikofaktoren in erste und zweite Ordnung eingeteilt:

- **1. Ordnung:** Hypertonie, Hyperlipidämie, Nikotinabusus, Diabetes mellitus (v. a. Typ 1), Alter, Geschlecht (Männer sind häufiger und früher betroffen) und Infektion mit Chlamydia pneumoniae
- **2. Ordnung:** Adipositas, Bewegungsmangel, Hyperurikämie, Stress, genetische Faktoren und hormonelle Faktoren.

Pathogenese

Die Entstehung der Atherosklerose beginnt mit einer **Endothelläsion oder -dysfunktion.** Dadurch wird ein **Einstrom von Lipiden** (v. a. LDL) in die Intima ermöglicht. An eine Endothelläsion können sich zudem Thrombozyten anlagern und u. a. entzündliche Mediatoren freisetzen.
In die Intima einwandernde aktivierte Makrophagen nehmen die Lipide auf und werden durch die Fettbeladung zu sog. **Schaumzellen.** Diese sezernieren Wachstumsfaktoren und führen durch die darauf folgende Bindegewebsproliferation zur Bildung **fibröser Plaques.**
Durch weitere Schaumzellansammlungen kommt es zur Ausfällung von **Cholesterinkristallen** und **Kalksalzeinlagerungen.** Das daraus resultierende Plaque nennt man **Atherom.**
Durch die chronische Entzündung kann das plaquebedeckende Endothel ausdünnen und nekrotisch werden. Die Plaque kann rupturieren, wodurch ein atherosklerotisches Ulkus entsteht. Dieses begünstigt aufgrund der Endothelzerstörung thrombotische Auflagerungen.

Morphologie

„Fatty streaks“

Makroskopisch kann man anfangs gelbliche streifige Lipidflecken, die sog. „Fatty streaks“, erkennen. Histologisch handelt es sich bei den „Fatty streaks“ um Schaumzellenansammlungen in der Intima.

Atherosklerotische Plaques

Die sich später ausbildenden atherosklerotischen Plaques fallen als weiße Vorwölbungen auf und besitzen einen Lipidkern und eine fibröse Kappe.
Die Lokalisation der Plaques kann entweder zentral (Befall der Bauchaorta) oder peripher (Befall einzelner Organe) sein.
Histologisch besteht eine Plaque aus glatten Muskelzellen, Bindegewebe, Lipidablagerungen und Entzündungszellen. Das begleitende Entzündungsinfiltrat setzt sich hauptsächlich aus Makrophagen und T-Lymphozyten zusammen.

Komplizierte atherosklerotische Läsion

Eine atherosklerotische Plaque gewinnt durch lokale Komplikationen an klinischer Relevanz. Solche Komplikationen sind z. B. Verkalkung, Ruptur, Ulzeration, Hämorrhagien, Thrombosierung oder Aneurysmabildung.

Klinik

Die Atherosklerose bleibt oft jahrelang symptomfrei. Je nach Lokalisation kann es im Verlauf verschiedene Komplikationen geben:
In der Aorta und den großen elastischen Gefäßen kann es zu Thrombenbildung und Verschleppung der Thromben (Embolie) kommen. Außerdem kann sich durch eine Wandstärkenabnahme ein Aneurysma entwickeln.
Das Problem der kleineren Organarterien liegt in der Lumeneinengung, die zu einer Ischämie führt. Ein typisches Symptom ist die Claudicatio intermittens (schmerzhafte Ischämie der unteren Extremität mit Hinken).

Mönckeberg-Mediaverkalkung

Eine Sonderform der Arteriosklerose ist die Mönckeberg-Mediaverkalkung.

Ätiologie

Die Ursache ist nicht geklärt.

Morphologie

Morphologisch handelt es sich um eine spangenartige Verkalkung der Media („Gänsegurgelarterien“).

Arteriolosklerose

Definition

Die Arteriolosklerose stellt ebenfalls eine Unterform der Arteriosklerose dar und bezeichnet die hyaline Wandverdickung von Arteriolen.

Ätiologie und Pathogenese

Entstehungsfaktoren für die Arteriolosklerose sind v. a. Hypertonie und Diabetes mellitus. Man nimmt an, dass sich durch eine Endotheldysfunktion hyaline Substanzen aus dem Blutplasma in der Arterienwand ablagern.

Morphologie

Im Mikroskop sieht man hyalines Material in allen Wandschichten.

Klinik

Klinisch bedeutsam ist v. a. die Arteriolosklerose in der Niere. Sie verursacht dort Durchblutungs- und Funktionsstörungen.

Idiopathische Medianekrose Erdheim-Gsell

Diese Erkrankung befällt elastische Arterien und ist gekennzeichnet durch eine Degeneration des Bindegewebes. Es bilden sich Hohlräume, in denen eine schleimige Substanz aus Proteoglykanen abgelagert wird.

Aneurysmen

Formen

Ein Aneurysma ist eine lokale Aussackung der Gefäßwand. Man unterscheidet das echte **Aneurysma verum** (Aussackung der gesamten Gefäßwand), das falsche **Aneurysma spurium** (paravasales Hämatom durch Defekt in der Gefäßwand) und das **Aneurysma dissecans** (Aussackung der Media durch Intimaeinriss) (Abb. 1).
Beim Aneurysma dissecans kommt die Stanford-Klassifikation zum Einsatz: Typ A bezeichnet ein proximales Aneurysma der Aorta ascendens oder des Aortenbogens, Typ B ein distales Aneurysma der Aorta.
Eine Einteilung der Aneurysmen nach ihrer Form erfolgt in sackförmige (Aneurysma sacciforme) und spindelförmige (Aneurysma fusiforme) Aneurysmen.

Ätiologie

Ursache ist eine Wandschwäche, die entweder angeboren oder erworben sein kann. Angeboren sind das Ehlers-Danlos-Syndrom und das Marfan-Syndrom. Erworbene Ursachen einer Wandschwäche sind die Atherosklerose (am häufigsten), die Erdheim-Gsell-Medianekrose, Lues, eine Pilzinfektion oder ein Trauma.

Klinik
Ein aortales Aneurysma kann je nach Größe ein sternales Druckgefühl mit Dyspnoe hervorrufen.
Das Aneurysma dissecans äußert sich durch einen typisch schneidenden Schmerz, der in die Wirbelsäule oder den Rücken einstrahlen kann.

Komplikationen
Ein Aneurysma kann rupturieren und verursacht dadurch lebensgefährliche Blutungen. Die durch die Aussackung turbulente Strömung begünstigt die Bildung von Thromben.

Arterielle Thrombose

Ätiologie und Pathogenese
Die allgemeinen Entstehungsfaktoren für eine Thrombose sind in der Virchow-Trias zusammengefasst.

Virchow-Trias:
- Gefäßwandläsion
- verringerte Strömungsgeschwindigkeit des Blutes (Stase)
- erhöhte Gerinnungsneigung des Blutes (Hyperkoagulabilität).

Häufig ist eine arterielle Endothelläsion die Ursache, und es entsteht ein **Abscheidungsthrombus.** Thrombozyten lagern sich als Erstes an die Endothelläsion an und scheiden Fibrin ab. Das Fibrinnetz fängt Erythrozyten und Leukozyten, auf die sich wieder Thrombozyten ablagern, die wiederum Fibrin abscheiden etc. Dieser Circulus vitiosus führt zu einem elastischen grau-roten Thrombus, der aus weißen und roten Schichten besteht.
Durch den Thrombus kommt es meist zu einer lokalen Ischämie.

Erkrankungen der Venen

Phlebektasien und Varizen

Definition
Varizen (sack- und knotenförmige Erweiterung) und **Phlebektasien** (diffuse Erweiterung) sind Erweiterungen der oberflächlichen Venen und kommen hauptsächlich im Bereich der unteren Extremität vor.

Ätiologie und Pathogenese
Prädisponierende Faktoren sind langes Stehen, genetische Prädisposition, mehrfache Schwangerschaften, Adipositas oder eine Venenthrombose. Eine Druckerhöhung in den oberflächlichen Beinvenen führt zu einer Klappeninsuffizenz. Diese ermöglicht einen umgekehrten Blutfluss aus den tiefen Beinvenen zurück in die oberflächlichen Beinvenen. Die daraus resultierende Stase führt zur Erweiterung und zu einer Sklerosierung der Venen.

Morphologie
Makroskopisch ist der typisch geschlängelte Verlauf z. T. verdickter Venen sichtbar.

Klinik
Durch die venöse Stase ist das Bein ödematös und kann schmerzen. In schwerwiegenden Fällen entwickelt sich aufgrund der Hypoxie ein schlecht heilendes **Ulcus cruris.**

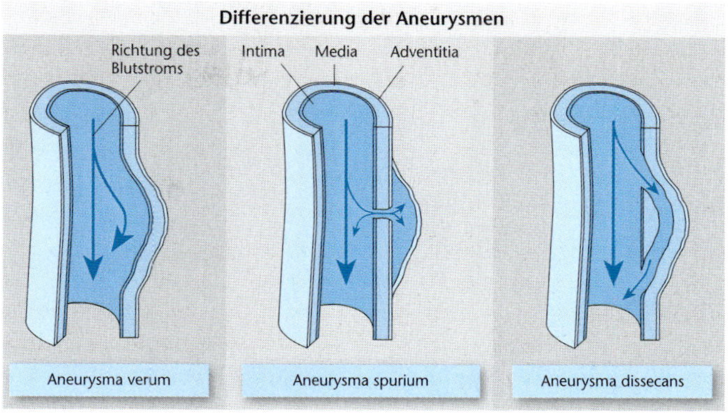

Abb. 1: Schematische Darstellung der Aneurysmaformen. [6]

Varikothrombose und Phlebothrombose

Definition
Die **Varikothrombose** ist eine Thrombose der oberflächlichen Beinvenen, wohingegen die **Phlebothrombose** eine Thrombose der tiefen Beinvenen darstellt.

Ätiologie und Pathogenese
Beiden Formen liegt ätiologisch die Virchow-Trias zugrunde (s. o.). Da die häufigste Ursache für eine venöse Thrombose eine Stase ist, ist der häufigste venöse Thrombus ein **Gerinnungsthrombus:** Die Hypoxie führt zu einer gerinnungsaktivierenden Mediatorfreisetzung aus den Thrombozyten und verursacht so einen roten, brüchigen Thrombus. Weil der Thrombus keine feste Verbindung zum Endothel hat, kann er leicht verschleppt werden.

Klinik
Bei einer venösen Thrombose ist das Bein rot und geschwollen.

Ein verschleppter Thrombus aus den tiefen Beinvenen kann häufig eine Lungenembolie verursachen.

Zusammenfassung
- Die **Arteriosklerose** ist der Überbegriff für eine „Arterienverhärtung". Die Ursachen dafür sind entweder die Atherosklerose (am häufigsten), die Mediasklerose Typ Mönckeberg oder die Arteriolosklerose.
- Ein **Aneurysma** ist eine Aussackung der Gefäßwand. Man unterscheidet zwischen Aneurysma verum, spurium und dissecans.
- Die Ursachen für einen **Gefäßthrombus** sind in der **Virchow-Trias** zusammengefasst.
- **Varizen** und **Phlebektasien** sind Erweiterungen der oberflächlichen Beinvenen durch eine Druckerhöhung und Klappeninsuffizenz.

Erkrankungen der oberen Atemwege und der Trachea

Erkrankungen von Nase und Nasennebenhöhlen

Akute Rhinitis

Die akute Rhinitis ist im allgemeinen Sprachgebrauch auch als **Schnupfen** bekannt.

Formen

Virale Rhinitis

Eine Virusinfektion macht ca. 90 % aller Rhinitiden aus. Rhinoviren sind die häufigsten Erreger.
Makroskopisch ist die Schleimhaut geschwollen und gerötet. Es kommt zur Absonderung eines serös-schleimigen Sekrets. Histologisch sind v. a. eine Verklumpung des Flimmerepithels und ein Schleimhautödem auffällig. In schwereren Fällen können die Epithelzellen auch nekrotisieren, was den Weg für eine **bakterielle Superinfektion** ebnet.
Bei einer bakteriellen Superinfektion kommt es zu einem granulozytären Entzündungsinfiltrat mit eitrigem Sekret.

Bakterielle Rhinitis

Vor allem Säuglinge mit einer Corynebacterium-diphtheriae-Infektion bekommen eine bakterielle Rhinitis.
Das Bakterium produziert Exotoxine und verursacht dadurch eine Schleimhautschädigung. Durch das fibrinreiche Exsudat bilden sich sog. Pseudomembranen aus.

Allergische Rhinitis

Eine allergische Rhinitis (Heuschnupfen) entsteht wie das Asthma bronchiale (s. S. 18/19) und gehört zu den Erkrankungen des atopischen Formenkreises.
Morphologisch ist sie durch ein starkes Schleimhautödem, sero-muköse Sekretion und eine entzündliche Infiltration mit vielen Eosinophilen gekennzeichnet.

Chronische Rhinitis

Eine chronische Rhinitis kann primär (z. B. bei chronischer Inhalation exogener Noxen) oder sekundär aus einer akuten Rhinitis entstehen. Die Chronifizierung einer akuten Rhinitis wird durch ungünstige anatomische Begebenheiten, die mit einer Belüftungsstörung einhergehen, begünstigt.

Formen

Chronisch-hyperplastische Rhinitis

Rezidivierende Entzündungen (v. a. bei der allergischen Rhinitis) können zu einer **Hyperplasie** der Schleimhaut führen (Polypen).
Die weichen glasig-grauen Polypen können breitbasig oder gestielt sein. Histologisch sieht man ein Schleimhautödem und ein eosinophiles Infiltrat (▮ Abb. 1). Bevorzugt befallen sind der mittlere und der untere Nasengang.

Atrophische chronische Rhinitis

Durch die chronische Inhalation chemischer oder physikalischer Noxen kann es zu einer Schleimhaut- und Drüsenatrophie kommen.

Granulomatöse Rhinitis

Granulomatöse Erkrankungen wie Tuberkulose, Lues, Lepra, Sarkoidose und M. Wegener können ebenfalls zu einer Rhinitis führen. Die ausgedehnte Entzündung kann im schlimmsten Fall eine Perforation des Nasenseptums hervorrufen.

Sinusitis

Bei einer Entzündung der Nasennebenhöhlen unterscheidet man einen akuten und einen chronischen Verlauf.
Die **akute Sinusitis** entwickelt sich häufig aus einer akuten Rhinitis, weswegen sich die morphologischen Befunde entsprechen. Auf dem Boden einer akuten Sinusitis kann eine **chronische Sinusitis** entstehen. Im Verlauf können wie bei der chronische Rhinitis grauglasige Polypen auftreten. Diese werden manchmal so groß, dass sie in den mittleren Nasengang hineinragen.

Papillome

Ein Papillom ist ein gutartiger, häufig von Papillomaviren verursachter Tumor, der bevorzugt im mittleren Nasengang oder auch in der Kiefer- und Siebbeinhöhle auftritt. Die Wachstumsform ist normalerweise exophytisch. In manchen Fällen kann das Papillom aber auch invertiert wachsen und gegebenenfalls Gesichtsknochen destruieren.

Karzinome

Plattenepithelkarzinom

Plattenepithelkarzinome können stark verhornend wachsen. Eine Exposition mit Nickel, Arsen oder Chrom spielt bei der Pathogenese eine Rolle.

Adenokarzinom

Adenokarzinome in diesem Bereich sind sehr selten. Sie entwickeln sich aus dem Schleimhautdrüsenepithel. Ursache ist eine chronische Einwirkung von Holzstäuben, weswegen das Adenokarzinom als Berufskrankheit anerkannt ist.

Erkrankungen des Larynx

Larynxödem

Bei einem Larynxödem liegt eine Schleimhautschwellung vor.

Ätiologie

Ursache können Entzündungen, Allergien oder physikalische Irritationen (z. B. Bestrahlung, Intubation) sein.
Das allergische **Quincke-Ödem** stellt eine Sonderform dar. Es wird meistens durch eine allergische Typ-I-Reaktion hervorgerufen. Eine weitere Ursache kann ein angeborener oder erworbener C1-Mangel oder -Defekt sein (erhöhte Kapillarpermeabilität durch vermehrte C1-Komplement-Aktivierung).

Klinik

Aufgrund der enormen Schwellfähigkeit der Larynxschleimhaut kann ein Ödem zu Luftnot mit Erstickungsgefahr führen.

Akute Laryngitis

Ätiologie

Die Ursachen für eine akute Laryngitis sind Infektionen, chemische und physikalische Noxen oder Allergien.

Formen

Man unterscheidet verschiedene Formen.

Subglottische stenosierende Laryngitis (Pseudokrupp)

Der Pseudokrupp entsteht meist durch eine virale Infektion. Am häufigsten sind kleine Kinder unter dem 5. Lebensjahr betroffen. Die Entzündung führt zu einer subglottischen Ein-

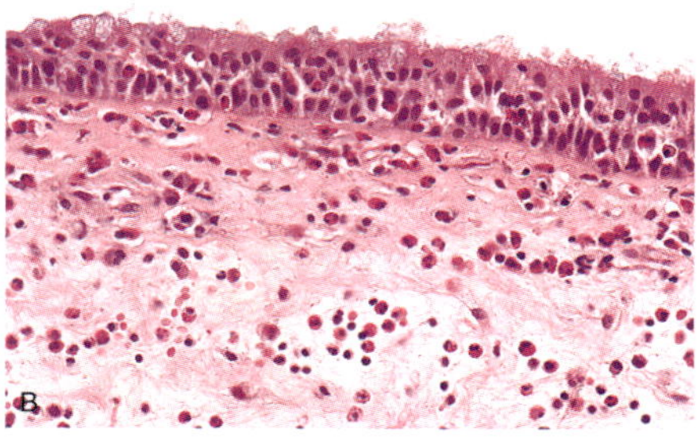

▮ Abb. 1: Mikroskopischer Ausschnitt aus einem Nasenpolypen bei chronisch-hyperplastischer Rhinitis. [4]

engung der Atemwege und kann Erstickungsanfälle auslösen. Klinisch tritt bellender Husten auf.

Akute diphtherische Laryngitis (echter Krupp)
Der Erreger des echten Krupps ist das Corynebacterium diphtheriae. Es liegt eine pseudomembranös-nekrotische Entzündung mit Fibrinexsudat vor.

Akute phlegmonöse Epiglottitis
Die lebensgefährliche Erkrankung (rasche Verlegung der Atemwege) wird durch Haemophilus influenzae b hervorgerufen und betrifft hauptsächlich Kinder vom 3. bis 6. Lebensjahr. Typische klinische Symptome sind eine kloßige Sprache und ein inspiratorischer Stridor.

Chronische Laryngitis

Ätiologie
Chronische Laryngitiden entstehen entweder aus einer akuten Laryngitis oder aufgrund einer anhaltenden Exposition von Noxen. Die chronische unspezifische Laryngitis hat oft eine Stimmüberlastung als Ursache.

Morphologie
Morphologisch fällt sie meist durch sog. Sängerknötchen (symmetrische polypöse Schleimhautverdickung der mittleren Stimmlippen) auf.

Larynxpapillome

Ätiologie
Häufig werden die Larynxpapillome durch eine Infektion mit dem Papillomavirus (Typ 6 und 11) verursacht.

Morphologie
Sie wachsen meist exophytisch und bestehen aus einem hyperplastischen mehrschichtigen Plattenepithel.
Juvenile Papillome sind oft multipel und neigen häufig zu Rezidiven. Das hyperplastische Gewebe verhornt nicht. Im Erwachsenenalter treten Papillome eher solitär auf und können maligne entarten. Im Gegensatz zu den juvenilen Papillomen treten Verhornungen auf.

Larynxkarzinome

Fast alle Karzinome des Larynx sind Plattenepithelkarzinome. Männer sind 6-mal häufiger betroffen als Frauen. Die chronische Einwirkung chemischer Noxen (v. a. Tabakrauch) trägt wesentlich zur Karzinomentstehung bei.
Glottiskarzinome besitzen die beste Prognose (frühe Symptome, langsame Metastasierung), wohingegen supra- und subglottische Karzinome (späte Symptome, schnelle Metastasierung) eine sehr schlechte Prognose haben.

Erkrankungen der Trachea

Stenosen

Stenosen können entstehen durch:
- **Kompression von außen:** Eine Kompression der Trachea von außen kann durch eine Organvergrößerung (am häufigsten durch Schilddrüsenstrumen) verursacht werden.
Durch den Druck kommt es zu einer Erweichung der Knorpelspangen (Tracheomalazie) und Deformierung der Trachea. Das entstehende Bild wird „partielle Säbelscheidentrachea“ genannt.
- **Wandschwäche:** Degenerative Erkrankungen der Knorpelspangen, eine autoimmune Chondritis, eine Tracheitis oder Narben können der Grund für die Entstehung einer Wandschwäche (Tracheomalazie) sein. Die Erweichung verursacht bei langen Stücken der Trachea einen vorwiegend exspiratorischen Kollaps. Es liegt das Bild einer „totalen Säbelscheidentrachea“ vor.
- **intratracheale Verlegung:** Eine intratracheale Verlegung kann durch aspirierte Fremdkörper entstehen. Weitere Ursachen sind narbige Stenosen nach Intubation oder Tumoren.

Ab einem Einengungsgrad von > 50 % führt die Stenose zu einem sowohl inspiratorischen als auch exspiratorischen Stridor.

Tracheitis

Ätiologie
Die Ursache einer **akuten Tracheitis** ist meistens eine Virusinfektion. Eine unspezifische **chronische Tracheitis** entsteht normalerweise aufgrund einer chronischen Einwirkung bestimmter Noxen wie Zigarettenrauch oder Schwefeldioxid.

Morphologie
Makroskopisch ist die Schleimhaut bei der viralen Tracheitis fleckig rot und geschwollen und sondert dünnes schleimig-gelbliches Sekret ab. Histologisch kann man umschriebene Nekrosen des Schleimhautepithels und ein geringes unspezifisches Entzündungsinfiltrat in der Submukosa erkennen. Im Epithel findet man virale Einschlusskörper. Schwere Verläufe wie eine pseudomembranös-nekrotisierende Tracheitis mit Fibrinbelägen, eine hämorrhagische Tracheitis (Kapillarschädigung) oder eine bakterielle Superinfektion sind möglich.

Zusammenfassung
- Eine **akute Rhinitis** kann viral (am häufigsten), bakteriell oder allergisch bedingt sein. Eine **chronische Rhinitis** kann sich aus einer akuten Rhinitis entwickeln oder auf eine chronische Noxeneinwirkung zurückzuführen sein.
- Ein **Larynxödem** ist eine lebensbedrohliche Erkrankung, weil eine Schwellung der Larynxschleimhaut die Atemwege verlegen kann. Eine Entzündung der Larynxschleimhaut kann z. B. eine solches Ödem verusachen.
- Eine **Stenose der Trachea** geschieht entweder durch Kompression von außen, intratracheale Verlegung oder Wandschwäche mit Kollaps.
- Eine **akute Tracheitis** entsteht meist durch eine virale Infektion, eine **chronische Tracheitis** hingegen durch chronische Noxeneinwirkung.

Erkrankungen der Bronchien

Bronchostenosen

Ätiologie

Stenosen der Bronchien können wie die Tracheostenosen durch Kompression, intraluminale Verlegung oder Wandschwäche entstehen (s. S. 16/17).
Eine intraluminale Verlegung ist bei den Bronchien häufig durch Schleimpfropfen bedingt (z. B. bei Asthma bronchiale, chronischer Bronchitis oder Mukoviszidose).
Kompressionsstenosen der Bronchien können anders als bei der Trachea auch durch chronisch-entzündliche Lungengewebsveränderungen im Rahmen von Silikosen oder einer Tuberkulose bedingt sein.

Akute Bronchitis/Bronchiolitis

Ätiologie

Die meisten akuten Bronchitiden sind viral bedingt (Adeno- und Myxoviren). Auch bakterielle Infektionen und die Inhalation chemischer Noxen sind als Ursachen denkbar.
Je nach Ursache herrscht eine andere Entzündungsform vor:

- Viren → katarrhalische (serös-schleimige) Entzündung, z. T. virale Einschlusskörper
- Bakterien → eitrig-schleimige Entzündung
- Reizgase und toxische Gase → serös-schleimige bis fibrinöse Entzündung.

Klinik

Symptome sind Husten und Auswurf. Aufgrund der Ventilationsstörung durch die Verschleimung kann es zur Überblähung von Lungenabschnitten mit Dyspnoeanfällen kommen.

Chronische Bronchitis

Definition

Eine Bronchitis wird als chronisch bezeichnet, wenn Husten und Auswurf länger als drei Monate in zwei aufeinanderfolgenden Jahren auftreten.

Ätiologie

Die Entstehung einer chronischen Bronchitis ist multifaktoriell: **Endogene Faktoren** sind Immundefekte, Mukoviszidose, Fibrosen, Sarkoidose und eine Insuffizienz der linken Herzkammer. Zu den **exogenen Faktoren** gehören Zigarettenrauch, Luftverschmutzung, Industrieabgase, berufsbezogene Schadstoffexposition (Gase, Stäube) und häufige Atemwegsinfektionen.

Pathogenese

Die verschiedenen Entstehungsfaktoren führen zu einer Zerstörung des Flimmerepithels **(Störung der mukoziliären Clearance).** Dieses wird durch Becherzellen ersetzt, die vermehrt einen zähen Schleim sezernieren. Der Schleim wird nur zum Teil abgehustet und kann die Bronchien verstopfen. Dadurch können Komplikationen wie Atelektasen, Bronchiektasen, ein Lungenemphysem und Bronchopneumonien auftreten.

Morphologie

Chronisch-katarrhalische Bronchitis
Sie weist eine Becherzellhyperplasie und eine Schleimdrüsenhypertrophie mit vermehrter Schleimbildung auf (▮ Abb. 1). Der Schleim begünstigt eine sekundäre Besiedelung mit Keimen.

Chronisch-hypertrophische Bronchitis
Hier liegt eine bakterielle Infektion zugrunde. Auffällig sind die polypoide Verdickung der Schleimhaut und granulo- und lymphozytäre Infiltrationen. Plattenepithelmetaplasien können vorkommen.

Chronisch-destruktive Bronchitis
Die chronische Entzündung kann zur Zerstörung der Schleimhaut und einem Abbau der stabilisierenden Bronchusstrukturen führen. Bei forcierter Exspiration ist ein Kollaps der wandschwachen dilatierten Bronchien möglich.

Sonderformen

Stauungsbronchitis
Der Blutrückstau in die Lungenstrombahn infolge einer Linksherzinsuffizienz ist die Ursache für die Stauungsbronchitis. Durch die vaskulär bedingte Verdickung der Schleimhaut kommt es zu einer Obstruktion, die die Entstehung von Infektionen begünstigt.

Spastische Bronchitis
Bei der spastischen Bronchitis tritt eine spastisch bedingte Obstruktion auf. Eosinophile Infiltrate lassen eine allergische Genese vermuten.

Asthma bronchiale

Definition

Das Asthma bronchiale ist eine chronisch-entzündliche Atemwegserkrankung, die durch **bronchiale Hyperreagibilität** und **Atemwegsobstruktion** gekennzeichnet ist. Man unterscheidet das exogen-allergische vom nicht-allergisch verursachten Asthma.

Ätiologie

Exogen-allergisches Asthma (Extrinsic asthma)
Es handelt sich um eine Erkrankung des atopischen Formenkreises. Sie entsteht auf dem Boden einer IgE-vermittelten Sofortreaktion vom Typ I mit nachfolgender zellulärer Spätreaktion.
Häufige Allergene sind Pollen, organische Stäube sowie Chemikalien. Die meist jungen Patienten leiden vermehrt auch an anderen atopischen Erkrankungen. Die Familienanamnese ist oft positiv.

Endogenes, nicht-allergisches Asthma (Intrinsic asthma)
Ursache sind verschiedene nicht-allergene Umweltnoxen, z. B. virale Infekte, chemische und physikalische Irritationen, Anstrengung, Stress und Medikamente. Meist tritt die Erkrankung erst im Erwachsenenalter auf.

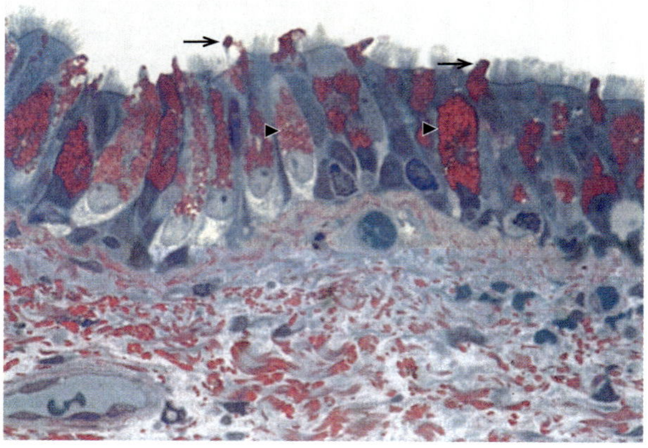

▮ Abb. 1: Chronisch-katarrhalische Bronchitis; Pfeilspitzen = intrazelluläre Sekrettropfen der Becherzellen, Pfeile = Abgabe des Sekrets ins Lumen. [1]

Oft führen exogene und endogene Ursachen zusammen zur Entstehung von Asthma.

Pathogenese

Beiden Asthmaformen ist eine allgemeine Hyperreagibilität der Atemwege gemeinsam: Unspezifische Reize wie Kaltluft, Anstrengung oder Stress erhöhen die Anfallsbereitschaft.
Die unmittelbare Hypersensitivitätsreaktion erreicht ca. 20 min nach dem Kontakt mit der auslösenden Noxe ihren Höhepunkt und geht innerhalb einer Stunde spontan zurück.
Beim exogen-allergischen Asthma bindet ein Antigen/Allergen an spezifische IgE an der Zelloberfläche von Mastzellen oder Basophilen. Dadurch kommt es zur Freisetzung von Entzündungsmediatoren, die die glatte Muskulatur (**Bronchospasmus**) und die Schleimdrüsen (**Dyskrinie**) stimulieren und zu einer erhöhten Durchlässigkeit der Kapillaren führen (**Bronchialödem**).
Beim nicht-allergischen Asthma wird die Degranulation der Mastzellen und Basophilen IgE-unabhängig durch nicht-allergene Reize mittels eines vagalen Reflexes ausgelöst.
4–8 h nach Kontakt mit der auslösenden Noxe tritt bei ca. 60 % der Patienten eine allergische Spätphase auf. Die vorher freigesetzten Entzündungsmediatoren rekrutieren Leukozyten und aktivieren gewebeständige Zellen. Diese setzen erneut Entzündungsmediatoren frei und lösen eine entzündliche Gewebereaktion aus.
Die Atemwegsobstruktion ist zunächst reversibel. Die chronische Entzündung kann jedoch Umbauprozesse der Bronchienwand auslösen, wodurch die Obstruktion teilweise irreversibel wird **(„Airway remodeling")**.

Beim Asthma bronchiale führt die Trias aus Bronchialödem, Dyskrinie und Bronchospasmus zu einer Obstruktion der Atemwege.

Morphologie

Makroskopisch fällt eine generelle Überblähung der Lunge auf.
Die histologischen Kennzeichen des Asthma bronchiale sind:

- Hypertrophie der Bronchialmuskulatur (wegen Bronchospasmus)
- Hypertrophie der Schleimdrüsen, Schleimpfröpfe in den Bronchien (wegen Dyskrinie)
- ödematöse Schwellung der Schleimhaut
- Verdickung der Basalmembran
- Charcot-Leyden-Kristalle (Abbauprodukte eosinophiler Granulozyten)
- Curschmann-Spiralen (aus Schleim und abgeschilfertem Epithel).

Klinik

Das anfallsweise Auftreten akuter Dyspnoe und ein begleitender exspiratorischer Stridor sind die Leitsymptome des Asthma bronchiale. Im Intervall zwischen den Anfällen macht sich die Erkrankung lediglich durch Husten bemerkbar.

Bronchiektasen

Definition

Bronchiektasen sind irreversible Ausweitungen v. a. der mittleren und kleinen Bronchien.

Ätiologie und Pathogenese

Eine Entwicklungshemmung ist meist der Grund für angeborene sackförmige Bronchiektasen.
Chronische Bronchitiden, frühkindliche virale Infekte, Tuberkulose, Mukoviszidose oder poststenotische Entzündungen können zur Entstehung erworbener Bronchiektasen führen. Der zugrunde liegende Pathomechanismus ist eine Erweichung und Zerstörung der Bronchienwände durch chronische Entzündungsprozesse.

Morphologie

- **sackförmige Bronchiektasen:** Sie entstehen hauptsächlich durch einen Sekretstau, der durch angeborene Fehlbildungen oder Mukoviszidose verursacht sein kann. Sie kommen meist nur in einzelnen Segmenten eines Lungenlappens vor.
Die mit eitrigem Schleim gefüllten Ausweitungen besitzen eine sehr dünne Wand. Oft treten Plattenepithelmetaplasien auf.
- **zylindrische Bronchiektasen:** Die häufigeren zylindrischen Bronchiektasen sind Folge chronischer Entzündungen und länger bestehender Bronchostenosen. Ihre bevorzugte Lokalisation liegt im Mittel- und Unterlappen.
Auch sie sind oft mit eitrigem Schleim gefüllt. Histologisch kann die Schleimhaut entweder hyperplastisch oder atroph sein.

Klinik

Typisches klinisches Symptom ist Husten mit viel Auswurf („maulvolle Expektoration"). Hämoptysen und Dyspnoe (obstruktive Ventilationsstörung) kommen ebenfalls vor.

Komplikationen

Komplikationen sind häufig und können sein:

- rezidivierende Infekte
- Sepsis
- Amyloidose
- Lungenabszesse
- Lungenatelektasen mit pulmonaler Hypertonie und Cor pulmonale
- selten Karzinom.

Zusammenfassung

- Hauptursache für die **akute Bronchitis** ist eine Virusinfektion. Die **chronische Bronchitis** ist multifaktoriell bedingt. V. a. der Zigarettenrauch spielt in der Pathogenese eine große Rolle.
- Das **Asthma bronchiale** ist eine chronisch-entzündliche Erkrankung der Atemwege mit bronchialer Hyperreagibilität und Atemwegsobstruktion. Die Erkrankung kann exogen-allergisch oder nicht-allergen entstehen.
- **Bronchiektasen** sind sack- oder zylinderförmige Ausweitungen der mittleren und kleineren Bronchien. Sie können angeboren oder erworben sein und sind meist mit Schleim gefüllt.

Kreislaufstörungen der Lunge

Lungenödem

Ein Lungenödem ist durch **alveoläre und interstitielle Flüssigkeitsansammlung** gekennzeichnet.
Bei Ursachenbehebung ist ein akutes Lungenödem voll reversibel.
Die Fibrose bei einem chronischen Lungenödem ist nicht mehr reversibel.

Kardiales Lungenödem/Lungenstauung

Ein Blutstau in den Lungen kommt durch einen unzureichenden Abfluss des Blutes aus den Lungenvenen in den linken Vorhof zustande. Die Ursache für den Rückstau ist ein fehlender Vorwärtstransport des Blutes durch den linken Ventrikel (Herzinsuffizienz).

Ätiologie

Die häufigsten Gründe für eine akute Herzinsuffizienz sind ein akuter Myokardinfarkt oder eine Myokarditis.
Eine chronische Lungenstauung resultiert aus einer länger andauernden Herzinsuffizienz, deren Ursache am häufigsten eine Mitralklappenstenose ist.

Pathogenese und Morphologie

- **akute Lungenstauung:** Durch den akuten Rückstau des Blutes in den Lungen sind die Kapillaren prall mit Blut gefüllt. Der hydrostatische Druck in den Blutgefäßen übersteigt den onkotischen Druck, der die Flüssigkeit in den Gefäßen hält. Es kommt zu einem Übertritt von Flüssigkeit in das Interstitium (Transsudat) und in den Alevolarraum.
Mikroskopisch kann man eine deutliche ödematöse Verbreiterung des Interstitiums sehen. Makroskopisch sind die Lungen schwer und blutgefüllt. Man nennt diesen Zustand **rote Stauungsinduration.**
In schweren Fällen können auch Erythrozyten bis in den Alveolarraum gelangen, wo sie von Makrophagen aufgenommen und abgebaut werden. Die Makrophagen können durch das Hämoglobin-Abbauprodukt Hämosiderin im Sputum als sog. Herzfehlerzellen nachgewiesen werden.
- **chronische Lungenstauung:** Das Interstitium im Alveolarbereich reagiert auf eine chronische Rückstaubelastung mit vermehrter Faserbildung (Fibrose).
Es entwickelt sich die **braune Stauungsinduration,** bei der die Alveolarsepten stark fibrosiert sind. Interstitielle und intrazelluläre (Makrophagen) Ablagerungen von Hämosiderin bedingen die braune Farbe.

Klinik

Durch das interstitielle Ödem oder die Fibrose ist der Gasaustausch behindert. Deswegen ist das Hauptsymptom der Lungenstauung **Dyspnoe.**

Nicht-kardiales Lungenödem

Ätiologie

Ursachen für ein nicht-kardiales Lungenödem können sein:
- verminderter intravasaler osmotischer Druck (bei Überwässerung der Lunge)
- verminderter intravasaler onkotischer Druck (z. B. durch eine Hypoproteinämie)
- verminderter alveolärer Druck (Höhenödem)
- Alveolarschäden (toxisch, entzündlich, immunologisch)
- Lymphabflussbehinderungen.

Morphologie

Bei Lungenödemen durch verminderten osmotischen oder onkotischen Druck oder Lymphabflussbehinderungen sieht man eine ödematöse Auflockerung des interstitiellen Lungengewebes und einen Übertritt der Flüssigkeit in die Alveolen.
Bei Lungenödemen durch Alveolarschäden tritt ebenfalls ein interstitielles Ödem auf. Zusätzlich beobachtet man Mikrothromben in den Lungengefäßen und eine sero-fibrinöse Exsudation in die Alveolarräume. Das Exsudat lagert sich als hyaline Membran von innen an die Alveolarwände an.

Klinik

Wie beim kardialen Lungenödem ist das Hauptsymptom eine Dyspnoe. Beim toxisch verursachten Lungenödem kann es zu einem akuten Lungenversagen kommen (s. u. „ARDS").

Adult Respiratory Distress Syndrom (ARDS)/ Schocklunge

Definition

Das ARDS bezeichnet ein akutes Lungenversagen durch eine Schädigung der Alveolarmembran.

Ätiologie

Die häufigste Ursache für ein ARDS ist ein Schockzustand (Schocklunge) der Lunge mit einer hypoxischen Alveolarmembranschädigung.

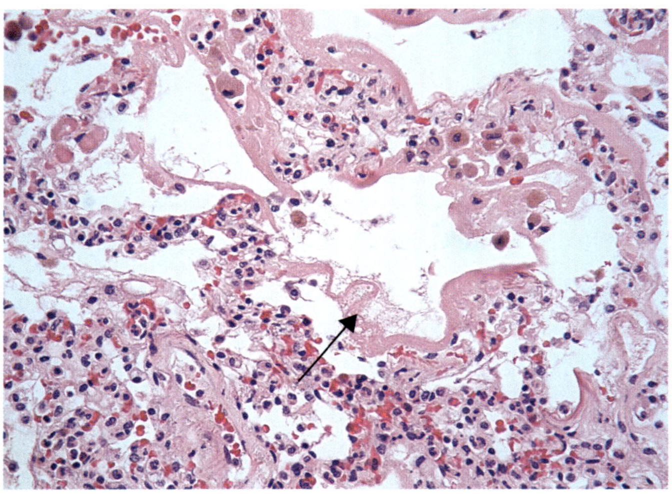

Abb. 1: Adult respiratory distress syndrome (ARDS); Pfeil = hyaline Membranen. [2]

Weitere Ursachen für eine Alveolarmembranschädigung sind Intoxikationen (Gase, Medikamente, Urämie) oder eine langfristige Beatmung (chronische Beatmungslunge).

Morphologie
Morphologisch sieht man ein Entzündungsinfiltrat und eine fibrinöse Exsudation in die Alveolarräume. Aus dem Exsudat entstehen hyaline Membranen, die sich von innen an die Alveolarwand anlagern (▮ Abb. 1). Ein vermehrter Untergang der Surfactant-produzierenden Pneumozyten II führt zu Atelektasen (s. S. 22/23).
Dauert der Schädigungszustand eine bis mehrere Wochen an, entwickelt sich eine interstitielle und intraalveoläre Lungenfibrose.

Klinik
Aufgrund der erschwerten Diffusionsbedingungen durch die hyalinen Membranen und die Fibrose tritt klinisch akute Atemnot mit Tachy- und Hyperpnoe auf.

Lungenembolie

Definition
Eine Lungenembolie ist der Verschluss einer Lungenarterie, meist durch einen verschleppten venösen Thrombus (Embolus). Auch Luft-, Knochenmarks- oder Tumorthromben können zu einem embolischen Gefäßverschluss führen.

Ätiologie und Pathogenese
Zu 90 % sind im Bereich der unteren Extremität entstandene venöse Thromben für eine Lungenembolie verantwortlich.
Durch plötzliche Änderungen des Venendrucks oder der Strömungsgeschwindigkeit (z. B. bei plötzlichem Aufstehen nach längerem Sitzen) kann sich der Thrombus lösen und gelangt über die Vena cava und das rechte Herz in die arteriellen Lungengefäße.

Morphologie
Je größer der Embolus ist, desto weiter proximal ist der Gefäßverschluss.
Die **fulminante Lungenembolie** wird durch die Verlegung der Haupt- oder Lappenäste der Pulmonalarterien ausgelöst und endet meist tödlich (akutes Rechtsherzversagen).
Eine Verlegung der **Lappen-, Segment-** und **Subsegmentarterien** führt oft zu keinen morphologischen Veränderungen. Anastomosen zwischen den Bronchial- und den Pulmonalarterien können die Perfusion weiter aufrechterhalten.
Ein durch einen Embolus verstopftes Gefäß kann im Laufe der Zeit rekanalisiert werden. Nach der Organisation des Embolus bleiben Bindegewebsstränge und Endothelnarben zurück.

Klinik
Eine Lungenembolie der kleineren Gefäße läuft oft symptomlos ab. Dahingegen kommt es beim Befall größerer Gefäße zu akuter Atemnot mit thorakalen Schmerzen, Hämoptysen und Tachykardie bis hin zum akuten Todeseintritt.

Lungeninfarkt

Ätiologie und Pathogenese
Beim Vorliegen einer Lungenembolie der peripheren Lungengefäße entsteht ein **hämorrhagischer Lungeninfarkt.**
Die Ursache dafür ist ein Fehlen von Anastomosen zwischen den peripheren Bronchial- und Pulmonalarterien („letzte Wiese").

Morphologie
Morphologisch imponiert der Lungeninfarkt als keilförmige, hämorrhagische Nekrose, die meist subpleural liegt. Die Spitze des Keils zeigt dabei auf die embolisch verschlossene Lungenarterie.
Infarktbegleitend entwickelt sich an der Stelle des Infarkts eine fibrinöse Pleuritis.
Im Rahmen der Abheilung wird die Nekrose durch Granulationsgewebe ersetzt, und es entwickelt sich im Verlauf eine weiße Infarktnarbe mit lokaler Pleurafibrose.

Komplikationen
Komplikationen entstehen durch die sekundäre Infektion der Infarktnekrosen. Die daraus resultierenden Infarktpneumonien können Infarktabszesse und ein konsekutives Pleuraempyem zur Folge haben.

Pulmonale Hypertonie

Definition
Die pulmonale Hypertonie ist eine Druckerhöhung im Lungenkreislauf über 30/15 mmHg.

Ätiologie
Die Ursache der sehr seltenen primären (idiopathischen) pulmonalen Hypertonie ist nicht geklärt. Pulmonale Gründe für einen sekundären pulmonalen Widerstandshochdruck sind eine **Lungenparenchymzerstörung** (restriktive Form) oder eine **Obstruktion der Lungengefäße,** z. B. durch Lungenembolie.
Eine extrapulmonale Ursache ist eine vermehrte pulmonale **Volumenbelastung.** Häufig ist eine Linksherzinsuffizienz der Grund dafür. Auch Shunt-Vitien mit Links-rechts-Shunt können eine erhöhte Volumenbelastung verursachen.

Morphologie und Pathogenese
Der erhöhte Druck schädigt die Lungenarterien. Es kommt zu einer Pulmonalarteriensklerose.
Da das rechte Herz bei pulmonaler Hypertonie gegen einen erhöhten Widerstand arbeiten muss, hypertrophiert der rechte Ventrikel. Ist die Ursache der Hypertonie pulmonal, spricht man von einem **Cor pulmonale,** ist sie extrapulmonal, von einer konsekutiven **Rechtsherzhypertrophie.**

Zusammenfassung
- Ein **Lungenödem** ist eine interstitielle und/oder alveoläre Flüssigkeitsansammlung. Es kann kardial bedingt sein (Herzinsuffizienz) oder nichtkardiale Ursachen haben (verminderter intravasaler osmotischer oder onkotischer Druck, Alveolarschäden, Lymphabflussbehinderungen).
- Das **ARDS** bezeichnet ein akutes Lungenversagen, das durch eine toxische oder hypoxische Schädigung der Alveolarmembran verursacht sein kann.
- Eine **Lungenembolie** entsteht zu 90 % durch einen verschleppten Thrombus aus den venösen Gefäßen der unteren Extremitäten.
- Ein **hämorrhagischer Lungeninfarkt** wird durch einen embolischen Verschluss der peripheren Lungengefäße verursacht.
- Eine **pulmonale Hypertonie** kann pulmonale (idiopathisch, Lungengefäßobstruktion, Lungenparenchymzerstörung) oder extrapulmonale Ursachen (Linksherzinsuffizienz, Shunt-Vitien) haben.

Belüftungsstörungen der Lunge

Atelektasen

Definition

Eine Atelektase ist ein Lungenabschnitt, der kaum noch oder gar keine Luft mehr enthält.

Ätiologie und Pathogenese

Primäre Atelektasen sind angeboren. Die Lunge kann sich nach der Geburt nicht entfalten. Als Ursachen dafür kommen ein Surfactant-Mangel, eine Verlegung der Atemwege (Fruchtwasseraspiration, Schleim), zentrale Atemstörungen und Lungenfehlbildungen in Frage.
Sekundäre Atelektasen unterteilt man in:

- **Resorptionsatelektasen (Obstruktionsatelektasen):** Diese werden durch die Verlegung eines Bronchus durch einen Tumor, Schleimpfropf oder Fremdkörper verursacht. Nach der Unterbrechung der Luftzufuhr wird die verbleibende Luft im verlegten Lungenabschnitt resorbiert, und es entsteht eine Atelektase.
- **Kompressionsatelektasen:** Raumfordernde intrathorakale (z. B. Tumoren) und pleurale Prozesse (z. B. Pleuraerguss) können die Ursache für eine Kompression von Lungengewebe sein. Die ehemals lufthaltigen Lungenabschnitte sind dann komprimiert, luft- und blutarm.
- **Entspannungsatelektasen:** Sie treten im Rahmen eines Pneumothorax auf. Mit dem Eintreten von Luft in den Interpleuralspalt kollabiert der betroffene Lungenflügel, das heißt, er entspannt sich.

Morphologie

Die angeborenen primären Atelektasen sehen aus wie das fetale Lungengewebe: Die Alveolen sind kollabiert und die Kapillaren mit viel Blut gefüllt. Daraus resultiert die makroskopisch dunkelrote Farbe. Die Lungenschwimmprobe ist negativ. Sie wird benutzt, um zu ermitteln, ob das Kind nach der Geburt je geatmet hat.
Auch bei den sekundären Atelektasen sind die Alveolen kollabiert. Es existiert aber immer eine minimale Restluft.

Klinik

Durch die verminderte Gasaustauschfläche kann eine Hypoxämie mit zentraler Zyanose entstehen.
Auch eine pulmonale Hypertonie mit konsekutivem Cor pulmonale ist durch eine reflektorische Minderperfusion des betroffenen Gebiets denkbar.

Komplikationen

Akute Atelektasen sind voll reversibel. Bei chronischen Atelektasen hingegen geschieht ein fibrotischer Umbau des betroffenen Gewebes, der nicht mehr rückgängig gemacht werden kann. Obstruktionsatelektasen haben häufig eine Retentionspneumonie als Komplikation.

Emphysem

Definition

Als Emphysem bezeichnet man eine „Überblähung" der Lunge distal der terminalen Bronchioli. Die Alveolarwände sind dabei destruktiv verändert.

Ätiologie und Pathogenese

Generell entsteht ein Emphysem zum einen durch eine **Obstruktion der Bronchien und Bronchiolen.** Beim Einatmen kann zwar Luft in die Alveolen gelangen, das Ausatmen ist jedoch erschwert. Der vermehrte Luftgehalt führt zu einer Dilatation der Alveolen mit Zerstörung der Alveolarwände.
Zum anderen kann eine **Strukturschwäche der Alveolen** die Ursache für eine Alveolarwandzerstörung sein.
Das seltene **primäre Emphysem** entwickelt sich mit zunehmendem Alter (Altersemphysem) durch die Abnahme der elastischen Rückstellkräfte. Der Bronchus fällt beim Ausatmen zusammen und wird so obstruktiv verschlossen.

Emphysemform	Lokalisation und Morphologie	Ursachen
Zentroazinäres Emphysem	▸ Bevorzugt obere Lungenlappen ▸ Erweiterung der respiratorischen und terminalen Bronchiolen ▸ Im Endstadium „optisch leerer" Azinus.	▸ Häufig sog. „Staubemphysem" bei Bergarbeitern mit vermehrter Proteasefreisetzung ▸ Zigarettenrauch ▸ Chronische Bronchitis.
Panazinäres Emphysem	▸ Bevorzugt untere Lungenlappen ▸ Erweiterung der Strukturen des gesamten Lungenazinus ▸ Weite Alveolarräume ▸ Alveolarwände kapillararm und teilweise fibrotisch verdickt.	▸ Angeborener Proteaseninhibitormangel ▸ Alter (Altersemphysem) ▸ Marfan-Syndrom ▸ Asthma.
Bullöses Emphysem	▸ Emphysemblasen (Bullae) > 1 cm (▮ Abb. 2).	▸ Entsteht aus panazinärem Emphysem, wenn die alveolären Trennwände einreißen.
Panlobuläres Emphysem	▸ Entspricht einem sehr ausgeprägten panazinären Emphysem.	▸ Asthma.
Periazinäres Emphysem	▸ Betrifft an die Pleura oder Intralobularsepten angrenzende Azinusteile.	▸ Abriss der Alveolen aus der Verankerung im Bindegewebe bei starker mechanischer Belastung (z. B. bei starken Hustenstößen)
Interstitielles Emphysem	▸ Anreicherung von Luft im interstitiellen Lungengewebe.	Zerreißung des Lungenparenchyms durch Trauma ▸ Extreme Überblähung (maschinelle Langzeitbeatmung).
Narbenemphysem	▸ Irreguläres Emphysem im Bereich von spinnenförmigen Narben ▸ Oft sehr weite Alveolen zwischen fibrotischen Alveolarwänden.	▸ Tuberkulose ▸ Staublungenerkrankungen ▸ Entzündungen.

▮ Tab. 1: Formen, morphologisches Korrelat und Ursachen des Lungenemphysems.

Ein **sekundäres Emphysem** entsteht im Rahmen einer Grunderkrankung. Diese Grunderkrankungen können sein:

- **chronische Bronchitis:** Hypersekretion und Hypertrophie verlegen die Bronchien und Bronchiolen.
- **Erkrankungen mit narbigen Prozessen:** Das Emphysem wird durch die narbige Schrumpfung des umliegenden Gewebes verursacht.
- **Ungleichgewicht zwischen Proteasen und Proteaseninhibitoren:** Das Ungleichgewicht zwischen Proteasen und Proteaseninhibitoren führt zu einer Strukturstörung des bronchialen und alveolären Stützgerüsts.

Ursache für das Ungleichgewicht können ein angeborener Proteaseninhibitormangel, eine übermäßige Aktivierung von Proteasen durch exogene Noxen (Zigarettenrauch, toxische Noxen) oder eine chronische Entzündung sein.

Morphologie

Es gibt je nach Ursache verschiedene morphologische Formen des Lungenemphysems (Tab. 1). Zur Veranschaulichung des zentroazinären und panazinären Emphysems vergleiche Abbildung 1.

Zur Wiederholung!
Der Lungenazinus ist der funktionelle Endabschnitt der Lunge. Er besteht aus dem Bronchiolus terminalis, den daraus hervorgehenden Bronchioli respiratorii, den Alveolargängen und den Alveolen.

Klinik

Das Lungenemphysem wird erst in einer weit fortgeschrittenen Phase symptomatisch. Die Symptome sind dann Atemnot und Husten. Wenn eine chronische Bronchitis besteht, ist außerdem vermehrter Auswurf zu beobachten.

Komplikationen

Die verminderte Gasaustauschfläche kann bis zur respiratorischen Insuffizienz führen. Eine Spätkomplikation ist das Cor pulmonale.

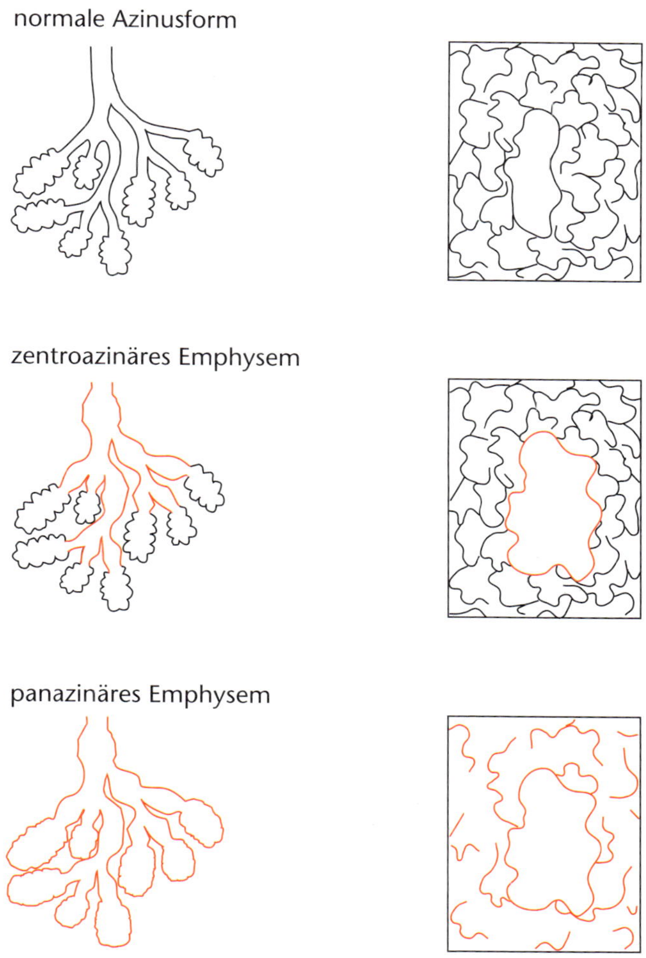

Abb. 1: Längs- und Querschnitt eines normalen Azinus, eines zentroazinären und eines panazinären Emphysems. [1]

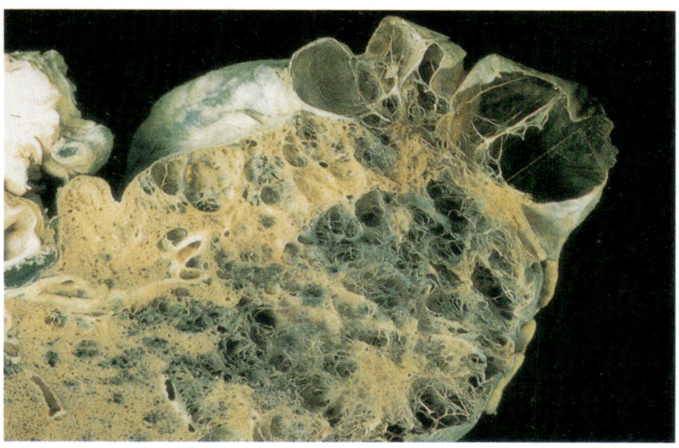

Abb. 2: Bullöses Lungenemphysem. [6]

Zusammenfassung

- In einer **Atelektase** ist gar keine oder kaum noch Luft enthalten. Man unterscheidet primäre und sekundäre Atelektasen.
- Ein **Emphysem** ist eine „Überblähung“ der Lunge im Alveolarbereich mit destruktiven Veränderungen der Alveolarwände. Es entsteht durch eine Obstruktion im Bereich der Bronchiolen und Bronchien. Die Ursache des primären Emphysems ist eine altersbedingte Abnahme der elastischen Rückstellkräfte. Sekundäre Emphyseme entstehen im Rahmen obstruktiver Grunderkrankungen.

Pneumonien I

Definition

Im deutschen Sprachraum gebraucht man den Begriff „Pneumonie" für jede Entzündung der Lunge.
Im englischen Sprachgebrauch versteht man unter einer **Pneumonie** eine mikrobiell verursachte Lungenentzündung. Eine **Pneumonitis** hingegen entsteht durch physikalisch-chemische Reizung, und eine **Alveolitis** ist allergisch-toxisch induziert.

Alveoläre Pneumonien

Bei einer alveolären Pneumonie ist die Entzündung in den Alveolen lokalisiert.
Je nach Ausbreitung wird sie unterteilt in **Bronchopneumonien** und **Lobärpneumonien.**

Ätiologie und Pathogenese

Voraussetzung für eine Pneumonie ist eine Erregerexposition mit gleichzeitiger Abwehrschwäche. Der Erreger gelangt hauptsächlich über die Luftwege in die Lunge, die Infektion kann aber auch hämatogen erfolgen.
Primäre Pneumonien treten ohne Lungenvorschädigung, **sekundäre Pneumonien** mit Lungenvorschädigung auf (Lungenstauung, chronisch-obstruktive Bronchitis).
Bei **ambulant** erworbenen Pneumonien sind die häufigsten Erreger Pneumokokken und Haemophilus influenzae.
Nosokomial (im Krankenhaus) erworbenen Pneumonien werden hauptsächlich von gramnegativen Keimen wie Pseudomonas, Klebsiellen und Proteus, aber auch von Staphylococcus aureus hervorgerufen.

Morphologie

Lobärpneumonie

Die Lobärpneumonie befällt einen gesamten oder sogar mehrere Lungenlappen.
Morphologisch durchläuft sie regelhaft fünf Stadien (▮ Tab. 1).

Bronchopneumonie

Eine Bronchopneumonie/Herdpneumonie tritt herdförmig auf und kann oft mehrere Lobuli betreffen. Meist breitet sie sich von den Bronchioli deszendierend auf die Alveolen aus.
Auch die Bronchopneumonie durchläuft die in ▮ Tabelle 1 dargestellten morphologischen Stadien. Die Stadien sind jedoch von Herd zu Herd verschieden, da sich die Entzündung erst nach und nach ausbreitet.

Klinik

Die **„typische" Pneumonie** ist gekennzeichnet durch einen hochakuten Beginn mit hohem Fieber, Schüttelfrost und produktivem Husten.
Bei einem **atypischen Verlauf** beginnt die Pneumonie schleichend und wird von grippeähnlichen Symptomen, nur leichtem Fieber und unproduktivem Husten begleitet.

Komplikationen

Bei einer unvollständigen Abräumung des Exsudats kann es durch chronisch-entzündliche proliferative Prozesse zu einer Karnifikation des Lungengewebes kommen. Andere Komplikationen können Lungenabszesse, eine Pleuritis oder eine Sepsis sein.

Sonderformen

- **Friedländer-Pneumonie:** Erreger ist Klebsiella pneumoniae, Neigung zur Abszedierung und Karnifikation („fleischartige" Verdichtung des Gewebes durch narbigen Umbau)
- **Mendelson-Syndrom:** Herdpneumonie, Entstehung durch Aspiration von Magensaft.

Tuberkulose (Tbc)

Die Tuberkulose wird durch das Mycobacterium tuberculosis hervorgerufen und befällt fast immer die Lunge. Sie besitzt einen chronischen, stadienhaften Verlauf und ist sehr ansteckend.

Pathogenese und Morphologie

Meistens wird das Mycobacterium tuberculosis per Tröpfcheninfektion von Personen mit einer **offenen Lungentuberkulose** (Durchbruch der Tuberkulose in das Bronchiensystem) übertragen.
Die Mykobakterien sind sehr widerstandsfähige Erreger, die von einer wachsartigen Hülle umgeben sind. Diese schützt sie vor dem Verdau in den Phagosomen der Makrophagen, und sie persistieren dort.
Durch eine zwei bis drei Wochen verzögerte Immunreaktion vom Typ IV werden die Makrophagen aktiviert, wandeln sich in Epitheloidzellen um und sind zur Zerstörung der Tuberkelbakterien fähig.
Es kommt nun zur Ausbildung eines **tuberkuloiden Granuloms** (granulomatöse Entzündung, ▮ Abb. 1):

- Zentral befindet sich eine käsige Nekrose, die abgetötete Tuberkelbakterien und Makrophagenüberreste enthält.
- Ein Wall von Epitheloidzellen und Langerhans'schen Riesenzellen umgibt die Nekrose.
- Der äußerste Rand wird von Lymphozyten gebildet, die die Makrophagen aktivieren.

Wenn mehrere Granulome konfluieren, entsteht ein **Tuberkulom.** Bei einer Einschmelzung des Tuberkuloms mit Bildung einer Abszesshöhle spricht man von einer **Kaverne.** Diese kann in das Bronchial-

Stadium	Entzündungsart	Mikroskopie	Makroskopie
Anschoppung 1. Tag	Serös	▸ Seröses, zellarmes, alveoläres Exsudat ▸ Alveolargefäße ektatisch und hyperäm.	▸ Lunge dunkelrot und schwer ▸ Trüb-rote Flüssigkeit an der Schnittfläche.
Rote Hepatisation 2.–3. Tag	Hämorrhagisch	▸ Blutiges alveoläres Exsudat ▸ Ausbildung intraalveolärer Fibrinpfröpfe.	▸ Lunge dunkelrot und fest ▸ Rote trockene und brüchige Schnittfläche.
Graue Hepatisation 4.–6. Tag	Fibrinös	▸ Fibrinöses alveoläres Exsudat ▸ Massive Granulozyteneinwanderung ▸ Erythrozytenzerfall.	▸ Lunge fest und vergrößert ▸ Graue brüchige Schnittfläche.
Gelbe Hepatisation 7.–8. Tag	Eitrig	▸ Eitriges alveoläres Exsudat (untergegangene und verfettete Granulozyten).	▸ Gelbe und feuchte Schnittfläche.
Lyse + Regeneration 9.–14. Tag	Resorbierend	▸ Fibrinolyse ▸ Lympho- und bronchogener Abtransport des Exsudats.	▸ Feuchte Schnittfläche mit gräulich-gelbem Abfluss.

▮ Tab. 1: Stadien der Lobärpneumonie.

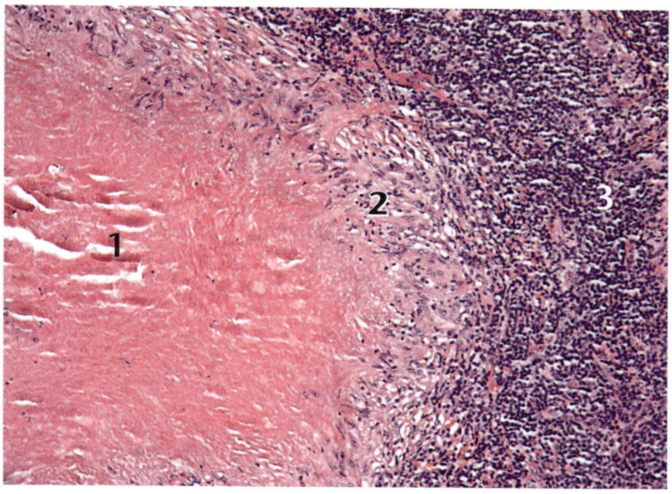

Abb. 1: Ausschnitt aus einem Tuberkulosegranulom; 1 = Nekrose, 2 = Wall aus Epitheloidzellen und Langerhans'schen Zellen, 3 = Lymphozyten. [2]

system einbrechen, wobei sich ihr Inhalt in die Bronchien entleert (offene Tuberkulose).

Stadien

Primärtuberkulose

Beim Erstkontakt mit den Tuberkelbakterien siedeln sich diese meist in den gut belüfteten oberen Lungenabschnitten an und verursachen eine Herdpneumonie (Ghon-Primärherd). Die Bakterien werden von den Makrophagen aufgenommen und von diesen über die Lymphbahnen zu den regionären Lymphknoten abtransportiert, wo sie ebenfalls eine Entzündung verursachen. Es bildet sich der sog. **Primärkomplex**.

> Der Primärkomplex der Tuberkulose besteht aus dem Primärherd und dem regionären Lymphknotenherd.

Meistens heilt der Primärkomplex narbig aus, er kann jedoch noch jahrelang lebensfähige Tuberkelbakterien enthalten. Diese spielen bei der postprimären Tuberkulose eine Rolle.

Bronchogene Erregeraussaat

Heilt der Primärkomplex nicht aus, entsteht eine fortschreitende Tuberkulose. Die Tuberkelbakterien breiten sich bronchokanalikulär aus, und es entsteht eine verkäsende Bronchopneumonie mit einer tuberkulösen Begleitpleuritis.

Hämatogene Erregeraussaat

Wenn die Tuberkulose in Gefäße einbricht, können sich die Mykobakterien hämatogen ausbreiten. Der Verlauf hängt von der Abwehrlage des Patienten ab:

- Bei **guter Abwehrlage** bilden sich lediglich **lokalisierte Tuberkuloseherde.** Diese Herde können in der Lunge selbst vorkommen und befinden sich meist in der Lungenspitze (Simon-Spitzenherde), aber auch in anderen Organen (z. B. Darm, Knochen).
Normalerweise werden die Tuberkuloseherde narbig abgekapselt und verkalken. Auch sie können allerdings noch jahrelang reaktivierbare Tuberkelbakterien beherbergen.
- Bei **schlechter Abwehrlage** tritt eine **Miliartuberkulose** auf. Die Bakterien streuen in nahezu alle Organe und bilden dort Tuberkulosegranulome aus.
- Liegt ein **schwerer Immundefekt** vor, kommt es zu einer **Tuberkulosesepsis** (Sepsis tuberculosa gravissima Landouzy) mit oft tödlichem Verlauf. Alle Organe sind von massiven Nekrosen befallen.

Postprimäre Tuberkulose

Eine postprimäre Tuberkulose ist zum größten Teil eine Reaktivierung einer alten Tuberkulose bei schlechter Immunlage. Seltener kann auch eine Reinfektion die Ursache sein.

Klinik

Die Symptome der Tuberkulose sind sehr unspezifisch. Es treten subfebrile Temperaturen, Gewichtsverlust, Nachtschweiß, Leistungsminderung, chronischer Husten mit Auswurf und Hämoptysen auf. Der histologische Erregernachweis gelingt mit der Ziehl-Neelsen-Färbung bzw. molekularpathologisch.
Den Kontakt mit Tuberkel-Antigenen kann man mit dem Tuberkulin-Test nach Mendel-Mantoux feststellen. Allerdings unterscheidet er nicht zwischen einer stattgehabten Infektion und einer Impfung.

Zusammenfassung

- Das Keimspektrum **alveolärer Pneumonien** unterscheidet sich je nachdem, ob die Pneumonie ambulant (Pneumokokken, Haemophilus influenzae) oder nosokomial (gramnegative Keime, Staphylococcus aureus) erworben wurde. Die **Lobärpneumonie** breitet sich auf mindestens einen Lappen aus und durchläuft nacheinander fünf Stadien (Anschoppung, rote Hepatisation, graue Hepatisation, gelbe Hepatisation, Lyse). Die **Bronchopneumonie** betrifft herdförmig meist mehrere Läppchen. Die Herde durchlaufen dieselben fünf Stadien wie die Lobärpneumonie, jedoch zeitversetzt.
- Das Mycobacterium tuberculosis ist der Erreger der **Tuberkulose.** Für die Erkrankung typisch ist die granulomatöse Entzündung mit den charakteristischen Tuberkulosegranulomen.

Pneumonien II

Pilzpneumonien (Pneumomykosen)

Pilzpneumonien sind meist **opportunistische Infektionen** und treten im Rahmen einer Abwehrschwäche auf.

Ätiologie und Pathogenese

Wenn die Immunabwehr geschwächt ist, können sich Pilze in der Lunge ausbreiten. Sie gelangen hauptsächlich über den Luftweg in die Lunge.
Hierzulande stammen die Pilze vorwiegend aus der Candida-, Aspergillen- oder Kryptokokkengruppe.

Morphologie

Candidapneumonie

Candida albicans kann die Atemwege vom Mund (Soor) bis zur Lunge (Soorpneumonie) befallen.
Die Soorpneumonie ist eine Herdpneumonie. Mikroskopisch findet man außer den Pilzsprossen Mikroabszesse und Nekrosen, anfangs peribronchiolär, später im gesamten Lungengewebe.

Aspergilluspneumonie

Aspergillen führen je nach Befall und Dauer der Infektion zu drei verschiedenen Erscheinungsformen:

Nicht-invasive allergische bronchopulmonale Aspergillose

Die Sensibilisierung auf Aspergillus-Antigene kann zu asthmaähnlichen Veränderungen und Beschwerden führen. Morphologisch liegt eine eosinophile Herdpneumonie vor.

Aspergilluspneumonie

Auffällig sind hier Pneumonieherde mit zentralen, pilzmyzelhaltigen Nekrosen und epitheloidzelligem Randsaum („Zielscheibenläsion").
Die Pilze wachsen auch in die Gefäße ein (invasive Aspergillose), was hämorrhagische Infarkte verursachen kann.

Aspergillom

Bei besserer Abwehrlage und länger andauernder Pneumonie können sich Pilzhyphen in präformierten gut begrenzten Höhlen wie Kavernen oder Bronchiektasen ansammeln (Aspergillom).

Interstitielle Pneumonien

Bei interstitiellen Pneumonien spielt sich die Entzündung im interstitiellen Lungengewebe ab.

Akute interstitielle Pneumonien

Ätiologie

Die meisten akuten interstitiellen Pneumonien entstehen durch eine virale Infektion (RS-Virus, Influenza A-Viren). Eine bakterielle Superinfektion kann vorkommen.
Bei Immunschwäche kann Pneumocystis carinii der Erreger einer akuten interstitiellen Pneumonie sein.

Morphologie und Pathogenese

Die Infektion geschieht überwiegend über die Luftwege.
Die Erreger schädigen die Kapillarwände und verursachen so ein interstitielles Ödem, das von einem vorwiegend lymphozytären Infiltrat begleitet wird.
Makroskopisch kann man unscharf begrenzte rot-graue Herde erkennen.
Erregerspezifische Besonderheiten können sein:

- **Grippepneumonie:** bei hämorrhagischem Verlauf hämorrhagisches alveoläres Ödem
- **Pneumonie durch Masern-, Adeno- und Zytomegalieviren:** Auftreten von Riesenzellen mit viralen Einschlusskörpern
- **Pneumocystis-carinii-Pneumonie:** traubenartige Erregerkolonien in den Alveolen.

Klinik

Akute interstitielle Pneumonien nehmen meist einen atypischen Verlauf und beginnen schleichend mit einem unspezifischen Krankheitsgefühl.

Chronische interstitielle Pneumonien und Lungenfibrose

Definition

Chronische interstitielle Pneumonien sind schleichend verlaufende Entzündungen im interstitiellen Lungengewebe. Sie bedingen in den meisten Fällen eine fortschreitende Lungenfibrose.

Ätiologie

Die Ursachen sind sehr unterschiedlich:

- inhalativ (Pneumokoniosen)
- infektiös
- medikamentös (Zytostatika)
- kreislaufbedingt (Schocklunge, chronische Stauungslunge)
- physikalisch (Bestrahlung)
- toxisch (Reizgase)
- im Rahmen von Systemerkrankungen (z. B. SLE, Amyloidosen, Sarkoidose).

In 50 % der Fälle ist die Lungenfibrose unbekannter Genese (idiopathisch!).

Morphologie und Pathogenese

Makroskopisch sind die betroffenen Lungenteile verfestigt und narbig geschrumpft. Im fortgeschrittenen Stadium entwickeln sich in der Nachbarschaft der fibrotischen Areale kleine Degenerationszysten („Honigwabenlunge").
Mikroskopisch sieht man wie bei der akuten interstitiellen Pneumonie zunächst ein interstitielles alveoläres Ödem mit Begleitinfiltrat. Durch das chronische Bestehen der Entzündung werden Fibroblasten aktiviert, die daraufhin proliferieren und Kollagenfasern produzieren. Daraus resultiert eine fibrotische Verbreiterung der Alveolarsepten, die den Gasaustausch behindert (Abb. 1).

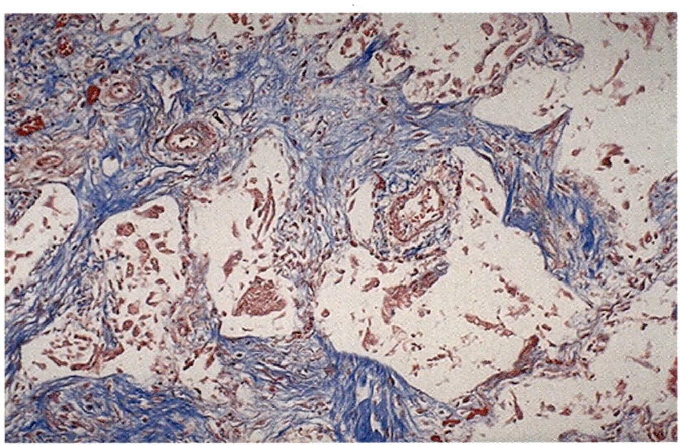

Abb. 1: Interstitielle Lungenfibrose mit Verbreiterung der Alveolarsepten. [3]

▌Abb. 2: Asbestose mit typischen Asbestnadeln im Interstitium. [6]

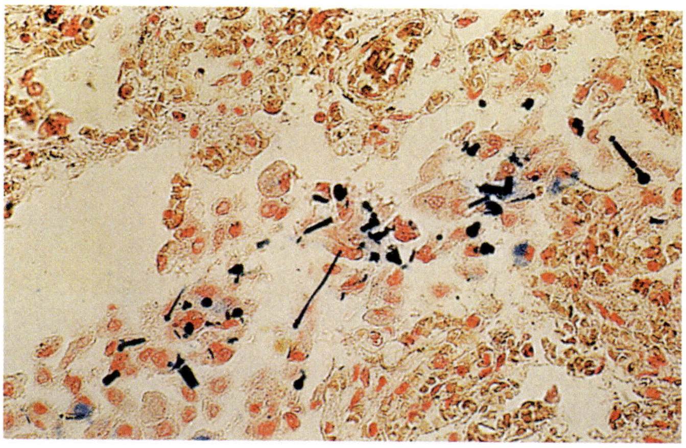

Klinik

Unspezifisches Krankheitsgefühl und ein unproduktiver Reizhusten sind die ersten Symptome bei einer chronisch interstitiellen Pneumonie. Je weiter die Lungenfibrose fortschreitet, desto mehr leidet der Patient zuerst unter Belastungsdyspnoe, später auch unter Ruhedyspnoe.
Im Endstadium treten oft pulmonale Hypertension und ein Cor pulmonale auf.

Pneumokoniosen

Pneumokoniosen sind Lungenerkrankungen, die durch die Inhalation von anorganischen oder organischen Staubpartikeln hervorgerufen werden. Die für die Pneumokoniosen relevanten Staubpartikel sind 1–5 µm groß.
Man zählt die Pneumokoniosen auch zu den chronischen interstitiellen Pneumonien.
Die Pneumokoniosen werden bei dementsprechender Exposition als Berufskrankheiten anerkannt.

Formen

Exogen-allergische Alveolitis

Die exogen-allergische Alveolitis ist eine Entzündung, die durch organische Stäube (z. B. Schimmelpilze, Vogelproteine, Getreidestaub) hervorgerufen wird.
Die Exposition mit dem Antigen ist der Auslöser einer alveolären Überempfindlichkeitsreaktion.
Mikroskopisch kann man ein interstitielles lymphozytäres Infiltrat und Granulome mit Epitheloid- und Riesenzellen erkennen.
Der meist chronische Verlauf kann eine Lungenfibrose verursachen.

Silikose (Quarzstaublungenerkrankung)/Anthrosilikose

Die Inhalation von Quarzstaubkristallen führt zu einer fortschreitenden Lungenfibrose. Liegt eine Mischstaubexposition mit Kohlenstaub vor, spricht man von einer Anthrosilikose.
Nach Inhalation werden die Kristalle von Alveolarmakrophagen aufgenommen und schädigen diese von innen. Die zugrunde gehenden Makrophagen verursachen einen chronischen Entzündungsprozess, der in eine Lungenfibrose mündet.
Histologisch kann man Silikosegranulome mit hyalinem Zentrum erkennen. Diese können zu größeren Schwielen verschmelzen und ein perifokales Narbenemphysem hervorrufen. Betroffen sind meist die Mittellappen. Auch die hilären Lymphknoten können derartige Veränderungen aufweisen (Abtransport der Staubpartikel über die Lymphe).

Asbestose (Silikatose), „Asbestpleuritis", Pleuraplaques

Auch Asbestfasern können sich in der Lunge ablagern und die Ursache für eine diffuse interstielle Lungenfibrose sein. Pathogenetisch entwickelt sich die Asbestose ähnlich wie die Silikose.
Morphologisch kann man zunächst im Mikroskop, später auch makroskopisch, Fibrosierungsherde erkennen. Diese liegen v. a. subpleural im Bereich der mittleren und unteren Lungenlappen. Weiterhin sind im histologischen Schnitt nadelförmige Asbestkörper auffällig (▌Abb. 2).
Bei einer Asbestexposition ist meist auch die Pleura betroffen. Erscheinungsformen sind rezidivierende Pleuraergüsse („Asbestpleuritis"), Pleuraplaques (hyaline Verdickungen) und das Pleuramesotheliom (s. S. 30/31).

Zusammenfassung

- **Pilzpneumonien** sind opportunistische Infektionen durch Pilze, die im Rahmen einer Abwehrschwäche auftreten. Candida albicans, Aspergillus fumigatus und Cryptococcus neoformans sind mögliche Erreger.
- Eine **akute interstitielle Pneumonie** ist hauptsächlich viral bedingt. Bei einer **chronischen interstitiellen Pneumonie** hingegen gibt es sehr unterschiedliche Entstehungsursachen. Der chronische Entzündungsprozess führt im Verlauf meistens zu einer interstitiellen Lungenfibrose.
- **Pneumokoniosen** sind Lungenerkrankungen, die durch die Inhalation von Stäuben (anorganisch, organisch) hervorgerufen werden. Häufige organische Stäube sind z. B. Schimmelpilze, Vogelproteine oder Getreidestaub. Sie rufen eine exogen-allergische Alveolitis hervor. Anorganische Stäube können Quarzstaub, Kohlenstaub und Asbest sein.

Tumoren der Lunge

Bronchialkarzinome

Definition

Als Bronchialkarzinome bezeichnet man alle Tumoren, die von epithelialen und neuroendokrinen Zellen der Lunge ausgehen.

Epidemiologie

Beim Mann steht das Bronchialkarzinom bei den tödlichen Tumorerkrankungen in der Häufigkeit an erster Stelle. In den letzten Jahren nimmt die Inzidenz aber auch bei Frauen rapide zu, was wohl am vermehrten Zigarettenkonsum des weiblichen Geschlechts liegt.

Ätiologie und Pathogenese

Ca. 90 % aller Bronchialkarzinome werden durch Rauchen verursacht. Das macht den **Zigarettenkonsum** eindeutig zum **Hauptrisikofaktor.** Die jahrelange Exposition beruflicher Noxen ist ein weiterer Risikofaktor. Solche Noxen sind z. B. Asbest, Nickel, Kokereigase, Arsen-Verbindungen, Chrom-Verbindungen, Dichloräthylsulfid (Lost), Haloäther und ionisierende Strahlen. Sie spielen aber hauptsächlich als Kokarzinogene zum Rauchen eine Rolle.
Durch die chronische Einwirkung der Noxen und/oder eine chronische Entzündung kommt es zu einer Metaplasie und Dysplasie der Epithelzellen, die am Ende zu einer Neoplasie führt.

Morphologie

Lokalisation

Grundsätzlich befinden sich Bronchialkarzinome vorzugsweise in den gut belüfteten oberen Lungenabschnitten. Je nach Wachstumsart und -ort unterscheidet man folgende Typen (▮ Abb. 1):

- **Zentrale hilusnahe Tumoren** machen ca. 70 % aller Bronchialkarzinome aus. Ihren Ausgang nehmen sie von der Schleimhaut der Segment- und Subsegmentbronchien. Mit einer Röntgenaufnahme sind diese Tumoren zwar schlecht darstellbar, dafür sind sie aber im Rahmen bronchoskopischer Eingriffe gut erreichbar. Die hauptsächlich vorkommenden histologischen Typen sind kleinzellige Karzinome und Plattenepithelkarzinome.
- **Periphere Tumoren** kommen in ca. 30 % der Fälle vor. Als abgrenzbare Rundherde in der Lungenperipherie sind sie röntgenologisch gut nachweisbar. Eine Sonderform ist der **Pancoast-Tumor,** der seinen Sitz in der Lungenspitze hat und meistens die Brustwand infiltriert. Die häufigsten histologischen Typen sind hier Adenokarzinome und großzellige Karzinome.
- **Diffus infiltrierende Tumoren** sind mit ca. 2,5 % am wenigsten häufig. Sie ähneln morphologisch pneumonischen Infiltraten und stellen histologisch meist bronchoalveoläre Karzinome dar.

Makroskopie und Mikroskopie

Insgesamt lassen sich fünf Tumor-Typen unterscheiden:

Kleinzelliges Karzinom (SCLC = Small Cell Lung Cancer)
Dieses kommt in ca. 25 % der Fälle vor und ist hochmaligne. Der Tumor breitet sich früh fingerförmig in den umliegenden Lymphspalten aus und zeigt eine frühe lymphogene und auch hämatogene Metastasierung.
Makroskopisch ist auffällig, dass der Tumor sehr schnell wächst und dadurch v. a. zentrale Nekrosen auftreten.
Histologisch besteht der Tumor aus relativ kleinen zytoplasmaarmen Zellen (▮ Abb. 2), die Reste einer neuroendokrinen Differenzierung aufweisen. Aufgrund der neuroendokrinen Komponente bildet der Tumor bestimmte histologische Muster in Form von Pseudorosetten. Außerdem ist diese Differenzierung der Grund dafür, dass beim SCLC klinisch häufig paraneoplastische Syndrome auftreten.

Plattenepithelkarzinome
Sie sind mit ca. 40 % vertreten und entstehen an typischen Reizstellen des Zigarettenrauchs, nämlich an den Aufzweigungsstellen der Segment- und Subsegmentbronchien. Zuerst wächst der Tumor ins Bronchuslumen, danach breitet er sich auch infiltrativ in das Lungenparenchym aus.
Makroskopisch haben Plattenepithelkarzinome eine grau-weiße Farbe und sind oft von Nekrosen durchsetzt.
Histologisch fallen eine intrazytoplasmatische Keratinbildung und eine extrazytoplasmatische Verhornung in Form von Hornkugeln auf. Je nach Differenzierungsgrad ist die Verhornung mehr oder weniger ausgeprägt. Bei hochdifferenzierten Tumoren ist die Prognose aufgrund der geringen Metastasierungsneigung (vermehrt ausgebildete Desmosomen) am besten.

Großzelliges Karzinom (NSCLC = Non Small Cell Lung Cancer)
Es ist im eigentlichen Sinn keine eigene Tumorart. Nach neueren Erkenntnissen besteht es aus verschiedenen Varianten des Plattenepithel-, Adeno- und neuroendokrinen Karzinoms. Aufgrund der ähnlichen Histologie werden diese Varianten dennoch in eine Gruppe zusammengefasst und in ca. 15 % der Fälle als NSCLC diagnostiziert.
Makroskopisch ist der Tumor relativ scharf begrenzt und liegt vorwiegend in der Lungenperipherie vor. Die Schnittfläche ist grau-weiß.
In der Histologie sieht man große zytoplasmareiche Tumorzellen mit deutlichen Zellgrenzen.

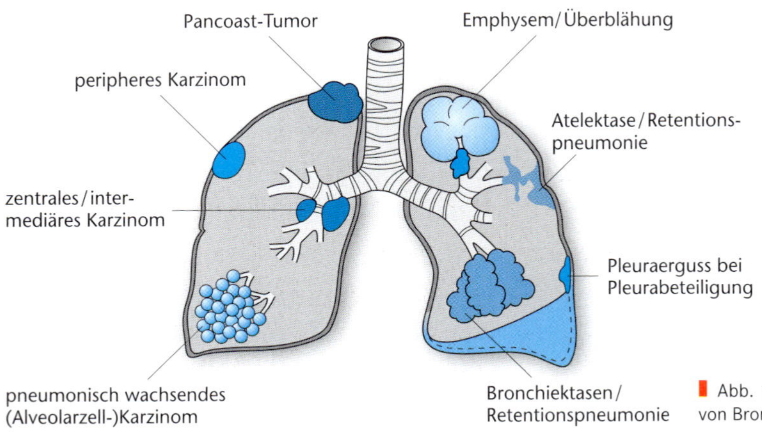

▮ Abb. 1: Schematische Darstellung der Topographie und der Komplikationen von Bronchialkarzinomen. [6]

Abb. 2: Kleinzelliges Bronchialkarzinom mit kleinen dunkelkernigen zytoplasmaarmen Tumorzellen. [2]

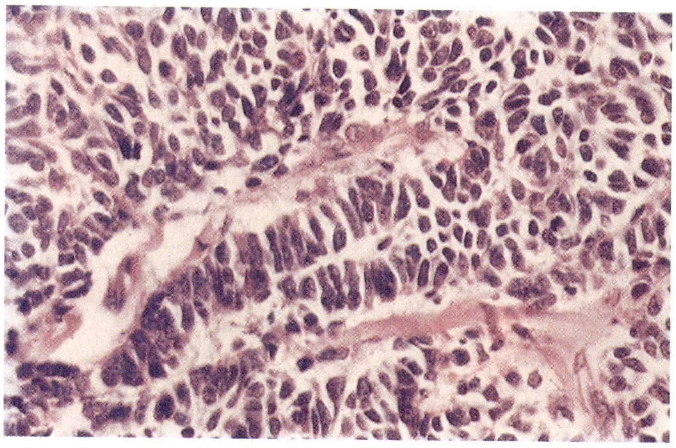

Adenokarzinom der Lunge

Dieses leitet sich entweder vom schleimbildenden Bronchialepithel, von Clara-Zellen oder von Alveozyten Typ II ab. Es kommt in ca. 20 % der Fälle vor. Für den Tumor typisch sind ein früher bronchogener pleuraler Durchbruch und eine frühe hämatogene Mestastasierung. Eine Sonderform stellt das **bronchioloalveoläre Karzinom** dar. Es kleidet die Alveolarsepten mit schleimbildendem Epithel aus. Oft entsteht es gleichzeitig an mehreren Stellen bzw. streut bronchogen. Makroskopisch ist der Tumor von weiß-gelblicher, manchmal auch glasiger Farbe, rundlich und zentral nekrotisiert.
Histologisch kann das Adeno-Ca verschieden differenziert sein. Es kann entweder azinäre, papilläre, adenosquamöse oder solide Wachstumsformen annehmen.

Bronchuskarzinoide

Es handelt sich um niedrigmaligne, hochdifferenzierte Tumoren neuroendokrinen Ursprungs, die auch hormonell aktiv sein können. Sie liegen in der Wand des Bronchus und wachsen in das Lumen vor. Makroskopisch ist der Tumor scharf begrenzt und rundlich mit einer weißlich-rosa-farbenen Schnittfläche. Beim typischen Karzinoid sind keine Nekrosen vorhanden, beim atypischen Karzinoid schon.

Klinik

Das Bronchialkarzinom macht keine echten Frühsymptome. Unspezifische Symptome sind Husten, Infekte, Atemnot und atemabhängiger Brustschmerz. Erst wenn der Tumor die Organgrenzen überschreitet, treten typische Symptome auf (Spätsymptome):

- Wenn der N. recurrens arrodiert wird, können die Patienten Heiserkeit verspüren.
- Ein ipsilateraler Zwerchfellhochstand kommt ebenfalls vor.
- Ein Horner-Syndrom ist v. a. für die Diagnose eines Pancoast-Tumor wegweisend.
- Umgehungskreisläufe können eine obere Einflussstauung verursachen.
- In 10 % der Fälle (!) (v. a. bei kleinzelligen Karzinomen) treten paraneoplastische Syndrome auf.

Metastasierung

Die Fernmestastasierung des Bronchialkarzinoms geschieht v. a. in die Leber, in das Gehirn, in die Knochen und in die Nebennieren.

Komplikationen

Ein Bronchialkarzinom bewirkt typische pulmonale Komplikationen (Abb. 1): Die Einmauerung der Bronchien durch den Tumor verursacht eine Obstruktion, die zur Überblähung, zu Atelektasen und Bronchiektasen und zu einer Retentionspneumonie führen kann. Außerdem kann infolge eines Einbruchs in die Pleura ein **Pleuraerguss** entstehen.

Lungenmetastasen

Fast die Hälfte aller malignen Tumoren metastasieren in die Lunge. Auf dem hämatogenen Weg wird sie über die untere Hohlvene v. a. von Nieren-, Rektum-, Magen-, Pankreas- und Mammakarzinomen erreicht.
Auch lymphogen können Metastasen in die Lunge gelangen. Durch diese Art der Tumorausbreitung entsteht eine Lymphangiosis carcinomatosa.
Eine kanalikuläre Ausbreitung von Tumoren entlang der Bronchien ist sehr selten.

Zusammenfassung

- Das **Bronchialkarzinom** ist der häufigste maligne Tumor beim Mann. Zigarettenrauchen ist der Hauptrisikofaktor für die Entstehung. Topographisch unterscheidet man zwischen zentralen hilusnahen, peripheren und diffus infiltrierenden Karzinomen. Histologisch kennt man **kleinzellige** und **großzellige Karzinome, Plattenepithelkarzinome, Adenokarzinome** und **Bronchialkarzinoide.**
- **Lungenmetastasen** werden hämatogen hauptsächlich von Nierenkarzinomen, Mammakarzinomen und Karzinomen des Gastrointestinaltrakts gesetzt.

Erkrankungen der Pleura

Pneumothorax

Definition

Als Pneumothorax bezeichnet man einen Lungenkollaps, der durch Lufteintritt in den Pleuraspalt verursacht wird.
Bei einem **offenen Pneumothorax** kann die Luft über die Stelle, an der sie eingetreten ist, auch wieder austreten, bei einem **geschlossenen Pneumothorax** hingegen nicht.
Eine Sonderform ist der **Spannungspneumothorax.** Hier funktioniert die Eintrittsstelle der Luft wie ein Ventil. Luft kann weiterhin in den Pleuraspalt gelangen, aber nicht mehr entweichen. Die weiterhin eintretende Luft führt zu einem Druckanstieg mit zunehmender Lungenkompression und Mediastinalverlagerung (▮ Abb. 1).

Ätiologie und Pathogenese

Unter normalen Umständen herrscht im Pleuraspalt Unterdruck, der die Lunge vor dem Kollaps schützt. Der Pleuraspalt enthält nur etwas Flüssigkeit.
Bei einem Pneumothorax gelangt Luft in den Spalt, der Unterdruck wird aufgehoben und die Lunge kollabiert.
Der **traumatische Pneumothorax** entsteht traumatisch, z. B. durch eine Stichverletzung in der Brustwand, die bis zur Pleura reicht.
Ein spontanes Auftreten, z. B. durch die Ruptur einer Emphysemblase, nennt man **Spontanpneumothorax.**

Morphologie

Da das Pleuramesothel gegen Luft sehr empfindlich reagiert, liegt meistens eine exsudative Begleitpleuritis vor.

Klinik

Klinisch macht ein Pneumothorax durch Atemnot und Thoraxschmerzen auf sich aufmerksam. Die Atemgeräusche über dem kollabierten Teil der Lunge sind abgeschwächt oder fehlen.

Pleuraergüsse

Definition

Ein Pleuraerguss ist eine vermehrte Flüssigkeitsansammlung im Pleuraspalt. In Abhängigkeit von der Zusammensetzung unterscheidet man verschiedene Formen.

Formen

Hydrothorax

Bei einem Hydrothorax sammeln sich > 200 ml seröse Flüssigkeit im Pleuraspalt.
Ist die Flüssigkeit ein Transsudat, ist die Ursache ein Ungleichgewicht zwischen hydrostatischem und onkotischem Druck. Dies ist z. B. bei einer dekompensierten Herzinsuffizienz oder Hypoproteinämien der Fall.
Ist die Flüssigkeit exsudativ entstanden, liegt eine erhöhte Durchlässigkeit der Kapillarwände, z. B. bei bakteriellen oder malignen Erkrankungen, zugrunde.
Transsudat und Exsudat unterscheiden sich in ihrem Gesamteiweißgehalt. Das Transsudat enthält < 30 g/l, das Exsudat > 30 g/l.

Hämatothorax

Der Hämatothorax ist ein blutiger Pleuraerguss.
Wenn die Einblutung sehr stark ist, ist meist ein Trauma dafür verantwortlich. Bei geringeren Blutbeimengungen kommen hauptsächlich Tumoren, aber auch ein hämorrhagischer Lungeninfarkt oder Lungentuberkulose als Ursache in Frage.

Chylothorax

Ein Chylothorax bezeichnet die Ansammlung von Lymphflüssigkeit im Pleuraraum. Überwiegend ist diese durch eine tumoröse oder traumatische Läsion des Ductus thoracicus verursacht.

Morphologie

Makroskopisch ist der Erguss bei einem Hydrothorax meist hellgelb und klar. Mit steigendem Eiweißgehalt wird der Erguss trüber. Beim Chylothorax erscheint der Erguss milchig-weiß, beim Hämatothorax blutig.
Mikroskopisch kann man im Erguss abgeschilferte Mesothelzellen erkennen. Andere auftretende Zellen können Aufschluss über die Ursache des Ergusses geben. So kann der Erguss z. B. Tumorzellen oder Entzündungszellen enthalten.

Klinik

Die Symptome entsprechen meist denen der Grunderkrankung.
Wenn der Erguss so groß ist, dass er Lungengewebe komprimiert, können Dyspnoe und ein Schweregefühl der betroffenen Seite auftreten.

Pleuraempyem

Definition

Ein Pleuraempyem ist eine Ansammlung von Eiter im Pleuraspalt und wird von einem Erguss begleitet.

Ätiologie

Die häufigsten Erreger sind Staphylokokken und Anaerobier. Diese können z. B. im Rahmen einer Pneumonie oder eines Thoraxtraumas in den Pleuraspalt gelangen.

Morphologie

Morphologisch ist die Pleuraoberfläche von einer dicken Fibrinmembran bedeckt, die Granulozyten und Zelldetritus enthält. Im Verlauf kommt es zu starken bindegewebigen Verwachsungen. Ist das Empyem chronisch, entsteht randständig Granulationsgewebe, das eine Pleuraschwarte ausbildet.

Pleuritis

Die Entzündung der Pleura wird unterteilt in die **Pleuritis sicca** (kein/wenig Begleiterguss) und die **Pleuritis exsudativa** (mit Begleiterguss). Die Pleuritis sicca ist dabei oft ein Durchgangsstadium zu einer Pleuritis exsudativa.

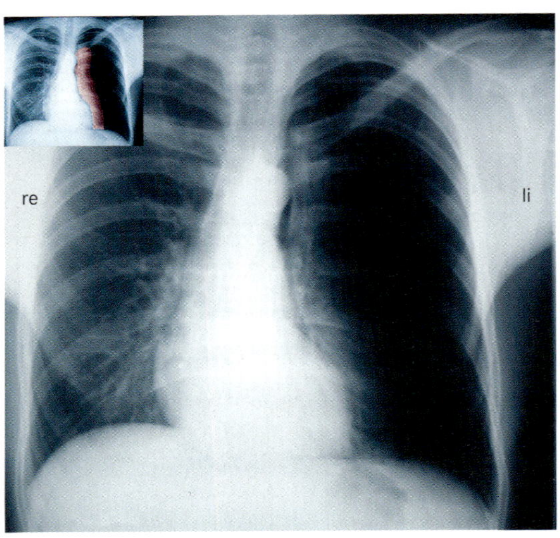

▮ Abb. 1: Spannungspneumothorax links. Die linke Lunge ist kollabiert, Herz und Mediastinum sind nach rechts verdrängt. [8]

Ätiologie und Pathogenese
Meistens entsteht eine Pleuritis durch Mitbeteiligung der Pleura bei einer Erkrankung der Nachbarorgane. Diese Erkrankungen können sein:
- Pneumonie, Tuberkulose
- Tumoren
- Lungeninfarkt
- Urämie
- rheumatische Erkrankung.

Durch eine Mitbeteiligung der Gefäße erhöht sich die Kapillarendurchlässigkeit. Es kommt zu einer Exsudation fibrinöser Flüssigkeit in den Pleuraspalt.

Morphologie
Makroskopisch ist die Pleuritis durch eine Pleuratrübung und ein fibrinreiches Exsudat mit grau-weißen Fibrinbelägen gekennzeichnet. Histologisch kann man auch schon in frühen Stadien eine dünne Fibrinschicht an der Oberfläche des Pleuramesothels erkennen. Im Laufe der Zeit wird das Fibrin durch Granulationsgewebe organisiert, und es entwickelt sich eine Pleuraschwarte.
Im Rahmen der Ausheilung kann es zu Verwachsungen der beiden Pleurablätter kommen.

Klinik
Die Pleuritis wird klinisch von Fieber und Dyspnoe begleitet.
Bei einer Pleuritis sicca kommen atemabhängige Schmerzen und auskultatorisch hörbares Pleurareiben hinzu.
Der Erguss bei der Pleuritis exsudativa verhindert das Aneinanderreiben der fibrinbelegten Pleurablätter und so auch die Schmerzen.

Pleuratumoren

Benigne Pleuratumoren

Pathogenese und Morphologie
Benigne Pleuratumoren sind gutartige, sehr langsam wachsende Tumoren. Sie gehen i. d. R. nicht vom Mesothel, sondern von der Pleurahauptschicht aus.
Mikroskopisch überwiegen fibröse Tumoren. Auch Lipome können vorkommen.

Klinik
Klinisch symptomatisch werden benigne Tumoren nur, wenn sie bei entsprechender Größe Lungengewebe komprimieren (Dyspnoe).

Pleuramesotheliom

Definition
Das Pleuramesotheliom ist fast immer ein maligner Tumor, der vom Pleuramesothel ausgeht.

Ätiologie
Der wichtigste ätiologische Faktor ist eine Asbestexposition. Andere Faktoren sind virale Infektionen und radioaktive Bestrahlung.

Morphologie
Makroskopisch kann man lokalisierte oder diffus wachsende weißliche Verdickungen erkennen. Histologisch unterscheidet man epitheliale, sarkomatöse oder gemischte Differenzierungsformen.

Klinik
Oft wird das Pleuramesotheliom von rezidivierenden hämorrhagischen Pleuraergüssen begleitet. Symptome sind atemabhängige Thoraxschmerzen, Hustenreiz und Dyspnoe.

Metastasen

Pathogenese
Über den Blut- oder Lymphweg können Tumorzellen aus anderen Organen zur Pleura gelangen. Die häufigsten Tumoren, die in die Pleura metastasieren, sind Mammakarzinome und Lungenkarzinome.
Ist die gesamte Pleura diffus von Metastasen befallen, spricht man von einer **Pleurakarzinose.**

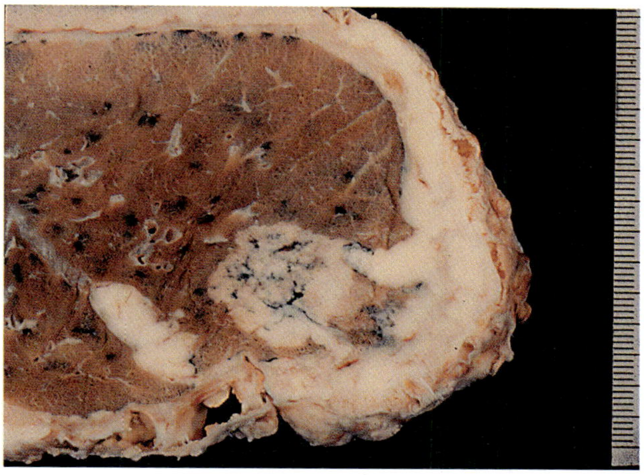

Abb. 2: Pleurakarzinose bei primärem Adenokarzinom der Lunge. [5]

Zusammenfassung
- Als **Pneumothorax** bezeichnet man das Eintreten von Luft in den Pleuraspalt. Dadurch wird der Unterdruck im Pleuraspalt aufgehoben, und der betroffene Lungenteil kollabiert.
- Ein **Pleuraerguss** ist eine Flüssigkeitsansammlung im Pleuraspalt. Die Ansammlung von seröser Flüssigkeit nennt man **Hydrothorax,** die von blutiger Flüssigkeit **Hämatothorax** und die von Lymphe **Chylothorax.** Eiter im Pleuraspalt bezeichnet man als **Pleuraempyem.**
- Die Pleuritis entsteht als Begleiterscheinung von Grunderkrankungen, z. B. Pneumonien oder Tumoren. Wenn zusätzlich ein Erguss vorhanden ist, spricht man von einer **Pleuritis exsudativa,** wenn nicht, von einer **Pleuritis sicca.**
- **Benigne Pleuratumoren** wachsen sehr langsam und sind meist fibrös. Das maligne **Pleuramesotheliom** geht vom Pleuramesothel aus und tritt gehäuft nach Asbestexposition auf.

Erkrankungen von Mund, Rachen und Speicheldrüsen

Erkrankungen der Mundhöhle

Dysrhaphien

Dysrhaphien sind angeborene Spaltbildungen im Gesicht. Sie treten kombiniert oder isoliert v. a. an Oberlippe, Oberkiefer und Gaumen bei ca. jedem 1000. Neugeborenen auf.
Man unterscheidet **Spalten des vorderen embryonalen Gaumens** (Lippen, Kiefer), **Spalten des hinteren embryonalen Gaumens** (Gaumen, Uvula) und kombinierte Spalten. Am häufigsten ist eine einseitige Lippen-Kiefer-Gaumen-Spalte („Wolfsrachen").
Ursache ist ein Entwicklungsfehler zwischen dem 1.–3. Schwangerschaftsmonat, der wahrscheinlich multifaktoriell bedingt ist.

Entzündungen der Mundhöhle

Eine **Stomatitis** ist eine diffuse Entzündung im Bereich der Mundhöhle. Lokale Entzündungen besitzen Eigennamen wie Gingivitis (Zahnfleisch), Glossitis (Zunge), Cheilitis (Lippen) und Pareitis (Wange).

Stomatitis catarrhalis
Ursachen sind Viren und Bakterien, Noxen, Alkohol oder Medikamente.
Morphologisch tritt sie als ödematöse Schwellung und Rötung der Schleimhaut auf und wird von vermehrtem Sekretfluss begleitet.

Stomatitis vesiculosa
HSV- oder VZV-Infektionen, Stress, mechanische Belastung und Vitamin-B_{12}- oder Eisenmangel sind die Ursachen. Wenn die intraepithelialen Bläschen platzen, hinterbleiben ulzeröse schmerzhafte Schleimhautläsionen, die mit Fibrin bedeckt sind (Aphthen).
Eine Sonderform ist der M. Behçet, der mit Aphthen in der Mundhöhle und der Genitalregion einhergeht.

Stomatitis ulcerosa, necroticans
Bei schlechter Abwehrlage kann eine bakterielle Mischinfektion der Mundschleimhaut eine ulzeröse Entzündung mit Pseudomembranen verursachen.
Die schwere Verlaufsform nennt man Stomatitis necroticans.

Soorstomatitis
Auch Candida albicans kann bei schlechter Immunlage eine Stomatitis hervorrufen. Morphologisch treten abstreifbare fibrinöse Pseudomembranen auf.

Tumorartige Läsionen und benigne Tumoren der Mundhöhle

Dermoidzyste
Die von Plattenepithel ausgekleidete Zyste fällt meist als medial am Mundboden liegende sublinguale Schwellung auf. In ihrer Wand enthält sie dermoide Strukturen (z. B. Talgdrüsen, Haarfollikel).

Irritationsfibrom (Pseudofibrom)
Mechanische Reizungen sind die Ursache für ein Irritationsfibrom. Es besteht aus hyperplastischem Epithel, unter dem sich Kollagenfaseransammlungen befinden.

Granularzelltumor
Der knotige Granularzelltumor ist gutartig und neurogenen Ursprungs. Er setzt sich aus granulären Zellen mit unscharfen Zellgrenzen zusammen und wird von hyperplastischem Epithel bedeckt.

Epulis
Dieses entzündlich-reaktive Granulom imponiert als knotenförmige Verdickung auf dem Zahnfleisch. Histologisch unterscheidet man die Epulis granulomatosa (Synonym: Granuloma pyogenicum) aus Granulationsgewebe, die Epulis gigantocellularis aus mehrkernigen Riesenzellen und die Epulis fibromatosa aus zell- und faserreichem Bindegewebe.

Papillom
Ein Papillom ist eine Hyperplasie des Plattenepithels, hervorgerufen durch HPV. Es wächst exophytisch und papillär.

Präkanzerosen

Leukoplakie
Eine Leukoplakie bezeichnet einen weißlichen Fleck auf der Mundschleimhaut, der nicht wegwischbar ist und maligne entarten kann.
Wichtigste Ursache ist das Rauchen.
Morphologisch findet man eine abnorme Verhornung und eine Epithelhyperplasie. Je nachdem, wie stark zusätzlich dysplastische Veränderungen auftreten, unterscheidet man zwischen keiner, mittelgradiger und hochgradiger Dysplasie.

Erythroplakie
Die seltenere Erythroplakie hat eine rötliche Farbe und ist oft erodiert. Histologisch liegen meist starke Dysplasien vor. Das Entartungsrisiko ist erheblich größer als bei einer Leukoplakie.

Maligne Tumoren

Fast alle malignen Tumoren der Mundschleimhaut sind **Plattenepithelkarzinome,** die vorwiegend ulzerös wachsen. Sie sind meist mäßig differenziert und metastasieren sehr schnell. Ätiologisch wichtig ist vor allem der Konsum von Tabak und Alkohol. Am häufigsten sind Männer zwischen 50 und 70 Jahren betroffen.

Erkrankungen von Rachen und lymphatischem Waldeyer-Rachenring

Pharyngitis

Die häufigste Ursache für eine akute Entzündung der Rachenschleimhaut **(akute Pharyngitis)** ist ein viraler Infekt, der bakteriell überlagert werden kann.
Eine **chronische Pharyngitis** wird durch Stäube, Noxen oder Tabakrauch hervorgerufen. Die Schleimhaut ist geschwollen und gerötet. Histologisch unterscheidet man eine hyperplastische und eine atrophe Form. Betroffene Patienten klagen über Halsschmerzen, Trockenheitsgefühl und Hustenreiz.

Tonsillitis, Angina

Sind nur die Gaumenmandeln entzündet, spricht man von einer **Tonsillitis.** Bei einer Entzündung des gesamten lymphatischen Waldeyer-Rachenrings (+ Rachenmandeln, Tubenmandeln und Zungenmandeln) ist die Rede von einer **Angina tonsillaris.**

Ätiologie
Die Erreger sind meist β-hämolysierende Streptokokken der Gruppe A.

Morphologie
Morphologisch sind die Tonsillen zuerst rot geschwollen und entzündlich infiltriert (Angina catarrhalis). Im Verlauf entstehen Eiterpfröpfe in den Krypten, und es sind weiße Stippchen auf den Krypten und den Lymphfollikeln sichtbar (Angina follicularis/lacunaris).
Eine chronische Tonsillitis ist entweder durch atrophe oder durch hyperptrophe Tonsillen gekennzeichnet, die narbig verändert und deren Krypten mit Detritus angefüllt sind.

Komplikationen
Als Komplikationen treten Abszesse auf, die sich zur Phlegmone entwickeln können und so zu einer Sepsis führen.

Klinik
Symptome einer akuten Tonsillitis sind plötzlich auftretendes Fieber mit Halsschmerzen und kloßiger Sprache. Eine chronische Tonsillitis fällt durch Halskratzen und Mundgeruch auf.

Benigne Tumoren

Das **juvenile Nasen-Rachen-Fibrom** ist ein Angiofibrom. Klinisch führt es zu Nasenbluten, behinderter Nasenatmung und Kopfschmerzen.

Maligne Tumoren

Pharynxkarzinome
Es kommen undifferenzierte anaplastische Karzinome und Plattenepithelkarzinome vor. Ursachen sind exogene Noxen, beim Nasopharynxkarzinom spielt eine EBV-Infektion eine Rolle.
Im Rachen lokalisierte Karzinome werden klinisch erst spät auffällig.

Tonsillenkarzinome
Unverhornte ulzerierende Plattenepithelkarzinome sind die häufigsten Tumoren der Tonsillen. Manchmal treten auch maligne Lymphome auf.

Erkrankungen der Speicheldrüsen

Sialolithiasis

Definition
Die Sialolithiasis bezeichnet eine **Speichelsteinbildung** in den Ausführungsgängen der Speicheldrüsen mit Behinderung des Speichelabflusses.

Ätiologie
Die Ursache für die Steinentstehung liegt häufig in einer Dyschilie (Sekretionsstörung der Drüse). Der Rückstau des Speichels führt zu einer Ektasie der Gänge und begünstigt die Entstehung von Entzündungen.

Morphologie und Klinik
Die meist aus Kalziumphosphat bestehenden Steine kommen hauptsächlich in der Gl. submandibularis vor.
Klinisch fallen eine Schwellung und Schmerzen der betroffenen Drüse v. a. während des Essens auf. Auch Mundtrockenheit kann auftreten.

Sialadenitis

Bakterielle/eitrige Sialadenitis
Streptokokken und Staphylokokken verursachen eine aszendierende bakterielle Entzündung v. a. der Gl. parotis. Ätiologisch sind eine verminderte Speichelmenge oder ein behinderter Speichelabfluss von Bedeutung.

Virale Sialadenitis
Eine virale Entzündung betrifft ebenfalls hauptsächlich die Gl. parotis. Die wichtigsten Erreger sind CMV („Eulenaugenzellen") und der Mumpsvirus.

Autoimmunologische Sialadenitis
Sie kann isoliert oder im Rahmen des Sjögren-Syndroms auftreten. Die typische Symptomentrias beim Sjögren-Syndrom besteht aus Xerostomie (Mundtrockenheit), Keratoconjunctivitis sicca und chronischer Polyarthritis.

Zysten

Die häufigsten zystischen Veränderungen hauptsächlich der kleinen Speicheldrüsen sind **Mukozelen.**
Sie können durch Extravasation entstehen, d. h., Schleim kann durch eine Epithelruptur in das Interstitium gelangen und bildet dort eine Pseudozyste (nicht von Epithel ausgekleidet). Eine andere Entstehungsmöglichkeit ist die Retention, bei der sich die Ausführungsgänge durch Sekretrückstau erweitern können. Diese Erweiterungen werden dann bindegewebig abgekapselt.

Benigne Tumoren

Pleomorphes Adenom
Der knotige, scharf begrenzte Tumor tritt meist in der Gl. parotis auf und ist der häufigste benigne Tumor der Speicheldrüse. Histologisch finden sich sowohl epitheliale als auch mesenchymale Areale. Es besteht ein Entartungsrisiko von 5 %.

Zystadenolymphom (Warthin-Tumor)
Der zystische Tumor kommt v. a. bei Männern über 50 Jahre im unteren Pol der Gl. parotis vor. Histologisch zeigen sich glanduläre, papilläre und zystische Strukturen mit einem zweireihigen Epithel und lymphreichen Stroma (Abb. 1).

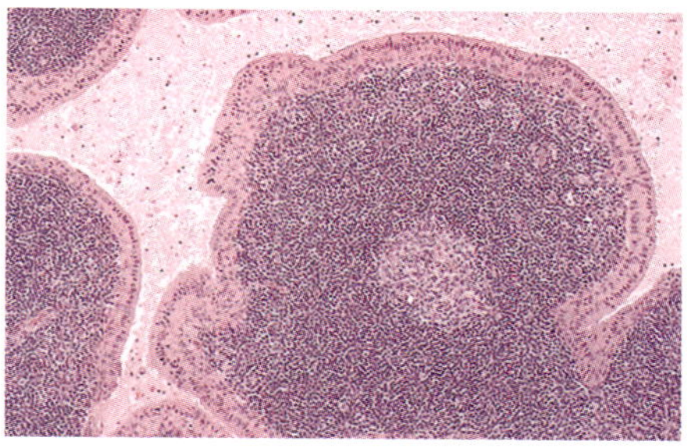
Abb. 1: Warthin-Tumor. [3]

Küttner-Tumor
Dieser Pseudotumor ist keine Neoplasie, sondern eine Verhärtung aufgrund einer sklerosierenden Sialadenitis der Gl. submandibularis.

Maligne Tumoren

Mukoepidermoidkarzinom
Das Mukoepidermoidkarzinom ist der häufigste maligne Tumor der Speicheldrüse und geht vom Gangepithel aus. Es hat einen zystischen Aufbau und setzt sich aus Plattenepithel, schleimbildenden und undifferenzierten Zellen zusammen.

Adenoid-zystisches Karzinom
Der Tumor breitet sich infiltrativ bevorzugt entlang der Nervenscheiden aus. Histologisch sieht man epitheliale Zellnester, die siebartig durchlöchert erscheinen.

Azinuszellkarzinom
Das den Azinuszellen ähnelnde Azinuszellkarzinom findet sich zu 80 % in der Parotis.

Plattenepithelkarzinom
Plattenepithelkarzinome der Speicheldrüsen sind histologisch meist gut oder mäßig differenziert und verhornend.

Zusammenfassung

- Die **Stomatitiden** unterteilt man in Stomatitis catarrhalis, Stomatitis vesiculosa, Stomatitis ulcerosa und Soorstomatitis.
- Die **Leukoplakie** ist eine wichtige, v. a. durch Rauchen verursachte fakultative Präkanzerose.
- β-hämolysierende Streptokokken der Gruppe A sind die häufigsten Erreger einer **Tonsillitis.**
- Maligne Tumoren im Mund-Rachen-Bereich sind hauptsächlich **Plattenepithelkarzinome.**
- Eine **Sialolithiasis** begünstigt eine Speicheldrüsenentzündung.

Erkrankungen des Ösophagus

Fehlbildungen des Ösophagus

Ösophagus und Trachea entstehen aus der gemeinsamen Vorderdarmanlage durch Septierung. Bei unzureichender Septierung kann es zu angeborenen **Ösophagotrachealfisteln** kommen. Diese sind oft mit einer **Ösophagusatresie** kombiniert.
Am häufigsten ist eine Atresie im mittleren Ösophagusdrittel, wobei das untere Ösophagusdrittel durch eine Fistel mit der Trachea verbunden ist.

Veränderungen der Ösophaguslichtung

Achalasie

Definition

Eine Achalasie ist eine Stenose des unteren Ösophagussphinkters durch Dauerkontraktion.

Ätiologie und Pathogenese

Die Dauerkontraktion entsteht durch eine ätiologisch unklare Degeneration des Plexus myentericus.
Da der Sphinkter nur noch unter Druck passiert werden kann, staut sich die Nahrung auf und führt zu einer Erweiterung des Ösophagus proximal der Stenose (typische „Sektglasform" in der Röntgenkontrastdarstellung).

Morphologie

Durch die Dauerkontraktion ist die Muskulatur des unteren Ösophagussphinkters hypertrophiert. Die Neurone des Plexus myentericus fehlen weitgehend oder sogar vollständig.

Klinik

Die Patienten klagen über ausgeprägte Schluckbeschwerden (Dysphagie) und Regurgitation von Nahrung.

Ösophagusdivertikel

Definition

Als Ösophagusdivertikel bezeichnet man eine angeborene oder erworbene Aussackung der Ösophaguswand.

Ätiologie und Pathogenese

Traktionsdivertikel
Beim Traktionsdivertikel ist die gesamte Ösophaguswand ausgestülpt, weswegen man es auch „echtes" Divertikel nennt. Es entsteht durch Narbenzug (Traktion) und liegt meist auf Höhe der Trachealbifurkation.

Pulsionsdivertikel
Das Pulsionsdivertikel ist ein „falsches" Divertikel (Pseudodivertikel), da sich nur Schleimhaut und Submukosa durch eine Muskellücke ausstülpen. Zugrunde liegen eine angeborene Wandschwäche und ein über längere Zeit erhöhter intraluminaler Druck.
Am häufigsten ist das **Zenker-Divertikel,** bei dem sich die Schleimhaut durch das muskelschwache Kilian-Dreieck an der Pharynxhinterwand stülpt. Das **epiphrenische Divertikel** liegt unmittelbar über dem Zwerchfell.

Klinik

Traktionsdivertikel sind asymptomatisch. Dahingegen verursachen Pulsionsdivertikel Schluckbeschwerden und Regurgitation.

Hiatushernien

Ätiologie und Pathogenese

Die Stelle, an der der Ösophagus durch das Zwerchfell tritt, heißt Hiatus oesophageus. Beim Vorliegen einer Bindegewebsschwäche oder einer chronischen abdominellen Druckerhöhung (z. B. bei Adipositas) kann es durch den Hiatus zu einer Verlagerung von Magenteilen in den Brustraum kommen.

Formen

Man unterscheidet die häufigere **axiale Gleithernie** und die **paraösophageale Hernie** (Abb. 1).

Klinik

Die axiale Gleithernie ist oft symptomlos, begünstigt jedoch einen gastroösophagealen Reflux. Dadurch können Sodbrennen und Regurgitation auftreten.
Bei der paraösophagealen Hernie tritt normalerweise kein Sodbrennen auf, da der untere Ösophagussphinkter noch intakt ist. Die Patienten klagen jedoch über retrosternale Schmerzen, Dysphagie und Völlegefühl.

Ösophagusvarizen

Definition

Ösophagusvarizen sind Erweiterungen der submukösen Venen im unteren Ösophagusdrittel.

Morphologie

Sie stellen Kollateralen zwischen der Pfortader und dem V.-cava-inf.-System dar und tragen bei portaler Hypertension zu einem erleichterten Abfluss des Pfortaderbluts bei.

Klinik

Klinisch kann es sehr leicht zur Ruptur und Blutung der Ösophagusvarizen kommen. Die Prognose fulminanter Blutungen ist äußerst schlecht.

Ösophagusverletzungen

Ösophagusperforation

Das Verschlucken von spitzen Fremdkörpern oder ein ärztlicher Eingriff kann eine Perforation der Ösophaguswand hervorrufen.
Folge kann eine lebensgefährliche Mediastinitis sein.

Mallory-Weiss-Syndrom und Boerhaave-Syndrom

Beim **Mallory-Weiss-Syndrom** kommt es zu länglichen Einrissen der Ösophagusschleimhaut im Bereich des gastroösophagealen Übergangs. Vor allem Alkoholiker sind betroffen. Pathogenetisch bedeutsam ist eine plötzliche Drucksteigerung, z. B. bei heftigem Erbrechen.
Das **Boerhaave-Syndrom** bezeichnet die Maximalform des Mallory-Weiss-Syndroms, nämlich eine spontane Ruptur des Ösophagus. Klinisch treten explosionsartiges Erbrechen, starker retrosternaler Schmerz und Dyspnoe auf. Auch hier ist die Mediastinitis eine gefürchtete Komplikation.

Verätzungen

Verätzungen kommen oft im Rahmen von Selbstmordversuchen oder als Unfall bei kleinen Kindern vor.
Bei einer Verätzung durch **Säure** entstehen epitheliale **Koagulationsnekrosen.**

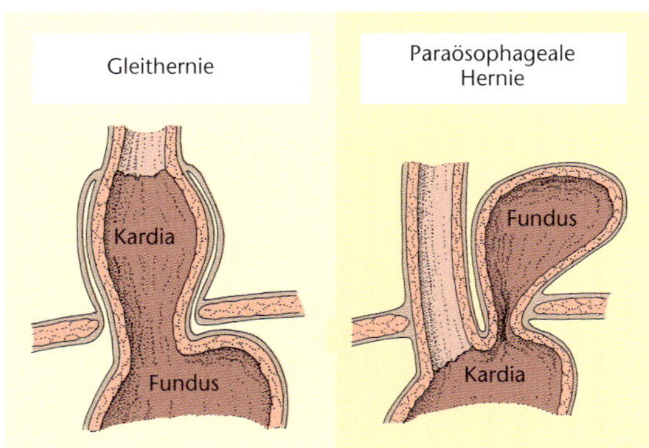

Abb. 1: Hiatushernien. [8]

Eine Verätzung durch **Lauge** verursacht hingegen tiefergehende **Kolliquationsnekrosen,** die bis zur Perforation führen können. Komplikationen sind narbige Stenosen, auf deren Boden sich nach Jahren ein Plattenepithelkarzinom entwickeln kann.

Ösophagitis

Refluxösophagitis, Barrett-Ösophagus

Definition
Die **Refluxösophagitis** ist eine Entzündung, die durch den Rückfluss von Magensaft in den Ösophagus verursacht wird.

Ätiologie
Bei den Patienten liegt eine Insuffizienz des unteren Ösophagussphinkters vor. Sehr häufig ist eine axiale Hiatushernie der Grund dafür. Andere Faktoren, die einen Reflux begünstigen, sind eine gestörte Magenentleerung, genetische Prädisposition, Ernährungsgewohnheiten und die Einnahme von Genussgiften.

Pathogenese und Morphologie
Der Magensaft, der in den Ösophagus gelangt, ist sehr aggressiv und greift dort die Schleimhaut an. Diese reagiert mit Plattenepithelhyperplasie (makroskopisch weißliche Epithelverdickungen) und Entzündung bis hin zu Ulzerationen. Die Ulzerationen heilen narbig ab und können Stenosen verursachen.
Die Savary-Miller-Klassifikation teilt die Refluxösophagitis in verschiedene Schweregrade ein (▮ Tab. 1).

Komplikationen
Ulzerationen können Blutungen hervorrufen oder im extremen Fall sogar zu einer Perforation führen.
Durch den chronischen Reiz des Magensafts auf der Ösophagusschleimhaut entwickelt sich in 10 % der Fälle eine Metaplasie des ösophagealen Plattenepithels zu einem intestinalen Zylinderepithel (Barrett-Ösophagus).
Beim Vorliegen eines Barrett-Ösophagus besteht ein erhöhtes Entartungsrisiko (Präkanzerose): Ca. 5 % der betroffenen Patienten erkranken an einem sog. Barrett-Karzinom.

Schweregrad	Morphologie
I	Einzelne, herdförmige Erosionen
II	Horizontal konfluierende Erosionen
III	Die gesamte Zirkumferenz umfassende Erosionen
IV	Ulkus und Stenose

▮ Tab. 1: Savary-Miller-Klassifikation der Refluxösophagitis.

Klinik
Die Symptome einer Refluxösophagitis sind Sodbrennen, Dysphagie und Aufstoßen.

Infektiöse Ösophagitis

Eine Ösophagitis kann auch infektiös bedingt sein.
Vor allem immungeschwächte Patienten sind anfällig für eine Infektion mit HSV, Candida albicans oder CMV.

Ösophaguskarzinom

Klassifikation
Die TNM-Klassifikation des Ösophaguskarzinoms ist in ▮ Tabelle 2 dargestellt.

Stadium	Ausbreitung
pTis	Carcinoma in situ
pT1	Tumorinfiltration in Mukosa/Submukosa
pT2	Tumorinfiltration in Muscularis propria
pT3	Tumorinfiltration in Adventitia
pT4	Tumorinfiltration in Nachbarorgane
pN1	Metastasen in regionären Lymphknoten
pM1	
pM1a	Metastasen in zervikalen, zöliakalen Lymphknoten
pM1b	Hämatogene Fernmetastasen

▮ Tab. 2: TNM-Klassifikation des Ösophaguskarzinoms.

Formen
Plattenepithelkarzinom
Plattenepithelkarzinome sind mit 85 % häufiger als Adenokarzinome und kommen hauptsächlich im mittleren Ösophagusdrittel vor.
Die wichtigsten Risikofaktoren für die Entstehung sind **Tabakrauch** und **Alkohol.** Selten kann auch eine mechanische oder entzündliche Reizung ursächlich sein.
Makroskopisch kommen zum großen Teil ulzerierte Tumoren vor. Sie können jedoch auch polypös oder diffus infiltrierend wachsen.
Histologisch sind die meisten Tumoren mittelmäßig differenziert und unterschiedlich stark verhornt.

Adenokarzinom
Das Adenokarzinom wird auch **„Barrett-Karzinom“** genannt und ist eine Komplikation der chronischen Refluxösophagitis (s. o.). Es befindet sich deswegen bevorzugt im unteren Ösophagusdrittel und entsteht auf dem Boden einer Barrett-Mukosa.
Der Tumor hat zunächst eine flache, unregelmäßige Oberfläche und wird in späteren Stadien polypös und auch ulzerös.
Im Mikroskop erinnert das Karzinom wegen seines drüsigen Wachstums an Tumoren aus dem Gastrointestinalbereich.

Klinik
Symptomatisch werden Ösophaguskarzinome durch eine progrediente Dysphagie.

Metastasierung
Karzinome des oberen Ösophagusdrittels metastasieren bevorzugt in die Lunge, während Karzinome des unteren Ösophagusdrittels bevorzugt in die Leber metastasieren.

Zusammenfassung
- Die häufigste Fehlbildung des Ösophagus ist eine mittlere **Ösophagusatresie** mit distaler ösophagotrachealer Fistel.
- Eine **Achalasie** ist eine Dauerkontraktion des unteren Ösophagussphinkters, verursacht durch eine Degeneration des Plexus myentericus.
- Bei **Ösophagusdivertikeln** unterscheidet man zwischen dem echten **Traktionsdivertikel** und dem falschen **Pulsionsdivertikel.**
- **Hiatushernien** können axial oder paraösophageal auftreten.
- Eine **Ösophagitis** kann durch gastroösophagealen Reflux oder selten auch durch eine Infektion entstehen. Bei 10 % aller Refluxpatienten kann sich ein Barrett-Ösophagus (Adenokarzinom) entwickeln, der maligne entarten kann **(Barrett-Karzinom).**
- Bei einem **Plattenepithelkarzinom** des Ösophagus sind die wichtigsten Risikofaktoren Tabakrauch und Alkohol.

Erkrankungen des Magens I

Akute Gastritis

Definition
Die akute Gastritis ist eine akute Entzündung der Magenschleimhaut mit kurzem Verlauf und spontaner Abheilung.

Ätiologie und Pathogenese
Die Pathogenese ist meist unbekannt. Als mögliche Auslöser werden bestimmte Noxen wie Alkohol, Medikamente und Bestrahlung oder Stresssituationen diskutiert.

Morphologie
Endoskopisch sind eine Schwellung und Rötung der Magenmukosa und oft ein vergröbertes Schleimhautrelief erkennbar. Bei einer **erosiven Gastritis** kann man auch Fibrinbeläge oder Blutungen sehen.
Im Mikroskop finden sich eine entzündliche Infiltration mit neutrophilen Granulozyten und eine Schwellung der oberen Schleimhautschichten. Liegt eine erosive Gastritis vor, sieht man auch Defekte und Blutungen der Mukosaoberfläche.

Klinik
Die Symptome einer akuten Gastritis sind Schmerzen und ein diffuses Druckgefühl im Epigastrium, Übelkeit und Erbrechen. Bei der erosiven Gastritis kann es zu Erbrechen von Blut und zu Teerstuhl kommen.

> Die schwarze Farbe des Teerstuhls kommt durch die Zersetzung des Bluts durch die Kolonbakterien zustande.

Chronische Gastritis

Ätiologie und Pathogenese
Die Ursachen der chronischen Gastritis werden durch die ABC-Klassifikation in drei Bereiche eingeteilt (▮ Tab. 1).

Klinik
Eine chronische Gastritis verläuft oft asymptomatisch. Ansonsten herrschen unspezifische Oberbauchbeschwerden und dyspeptische Beschwerden vor.

Autoimmungastritis

Ätiologie und Pathogenese
Bei der Autoimmungastritis werden Autoantikörper gegen die Magenschleimhaut gebildet. Ätiologisch besteht eine Assoziation mit der Helicobacter-pylori-Gastritis; außerdem werden Zusammenhänge mit anderen Autoimmunerkrankungen vermutet.
Durch die Zerstörung der tiefen Drüsen kommt es zu einer Atrophie der Magenschleimhaut und dadurch zu einer verminderten Säuresekretion. Diese mündet in einer **Hypo- oder Achlorhydrie.** Kompensatorisch dazu erhöht sich die Gastrinproduktion (Hypergastrinämie), was zu einer G-Zell-Hyperplasie führt.

Typ	Ursache	Lokalisation	Häufigkeit
A	Autoimmun	Korpus	1 %
B	Bakteriell (Helicobacter pylori)	Antrum (mit Ausbreitung auf den Korpus)	85 %
C	Chemisch-toxisch	Antrum betont	5–15 %

▮ Tab. 1: ABC-Klassifikation der chronischen Gastritis.

Morphologie
Makroskopisch kann man durch die Atrophie der Drüsen die Blutgefäße der Korpusmukosa durchscheinen sehen.
Mikroskopisch äußert sich die chronische Entzündung durch lymphoplasmazelluläre Infiltrate. Im späteren Verlauf ist zusätzlich eine Drüsenkörperatrophie mit zunehmendem Fehlen von Parietalzellen erkennbar.

Komplikationen
Die fehlende Produktion des Intrinsic factor durch die Parietalzellen führt zu einer Vitamin-B_{12}-Malabsorption, langfristig zu einem Vitamin-B_{12}-Mangel und so zu einer perniziösen Anämie.
Bei sehr langem Verlauf kann evtl. eine intestinale Metaplasie auftreten. Zudem kann es sehr selten durch die G-Zell-Proliferation bei Hypergastrinämie zur Entwicklung eines Karzinoids kommen.

Helicobacter-pylori-Gastritis

Pathogenese
Die Infektion mit Helicobacter pylori läuft peroral ab, worauf eine nicht-invasive Besiedelung der Magenschleimhaut folgt. Durch die Produktion von Urease (spaltet Harnstoff in Ammoniak und CO_2) stört der Keim das saure Milieu des Magens und verursacht so eine Hypochlorhydrie. Außerdem unterhält der Helicobacter eine chronisch-aktive Entzündungsreaktion und schädigt die Magenschleimhaut durch die lokale Freisetzung zytotoxischer Substanzen z. B. Zytokine, Ammoniak, Proteasen, Oxidasen und Katalasen.

Morphologie
Endoskopisch sieht man eine flächige oder fleckförmige Rötung. Evtl. kann man kleine Polypen in der Magenschleimhaut erkennen, die das makroskopische Korrelat von Lymphfollikeln in der basalen Mukosa darstellen. Dieses Erscheinungsbild nennt man auch „Gänsehautgastritis".
Histologisch kann man in den Biopsaten ein Entzündungsinfiltrat aus Lymphozyten und Plasmazellen erkennen. Zusätzlich sind als Ausdruck der aktiven Komponente der Entzündung auch Granulozyten vorhanden. Lymphfollikel im basalen Anteil der Mukosa können ebenfalls vorkommen (s. o.).

Komplikationen
Eine schwere Helicobacter-pylori-Gastritis kann durch Immuntriggerungsprozesse in eine Gastritis vom Typ A übergehen. Zudem ist das Risiko für gastroduodenale Ulzera um das Drei- bis Vierfache erhöht, eine lymphomatöse (MALT-Lymphom) oder karzinomatöse Entartung um das Drei- bis Fünffache.

Chemisch-toxische Gastritis

Pathogenese
Bei der Typ-C-Gastritis wird die Entzündung durch eine Schädigung der Magenschleimhaut mittels chemisch-toxischer Reize verursacht. Diese können endogen oder exogen sein. Die häufigste Ursache ist ein **Reflux von Galle** oder Pankreassaft aus dem Duodenum in den Magen. Andere Noxen sind z. B. eine erhöhte endogene Magensaftsekretion und die Zufuhr von Alkohol und Medikamenten (ASS, Kortikosteroide, NSAR).

Morphologie
Die Lokalisation der makroskopisch sichtbaren Läsionen kann je nach Noxe verschieden sein. Bei einer durch Gallereflux verursachten Gastritis findet die Entzündung z. B. hauptsächlich im Antrum statt. Die

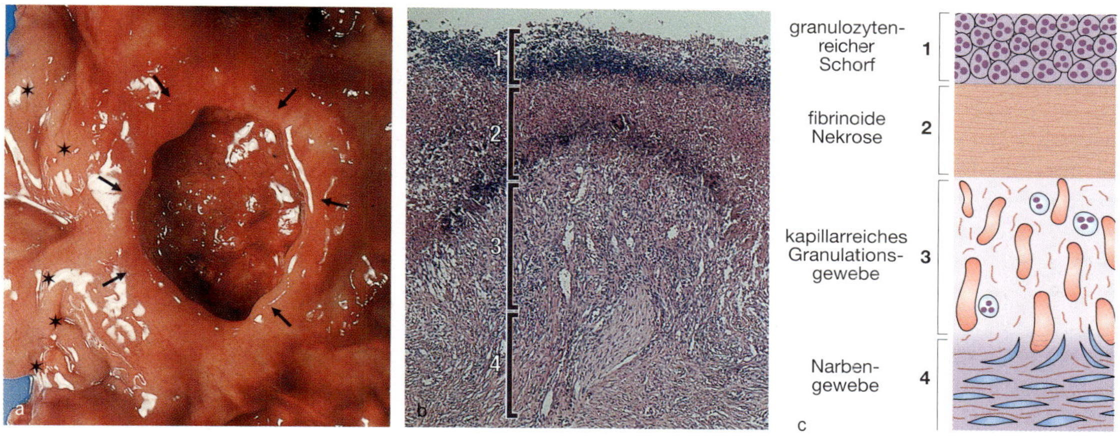

Abb. 1: Chronisches Malgenulkus. [5]
a) Chronisches kallöses Magenulkus im präpylorischen Antrum (Pfeile), Pylorusring (Sternchen).
b) Mikroskopische Schichten des Ulkusgrunds.
c) Schematischer Aufbau des Ulkusgrunds.

Läsionen sind meist rötlich und ödematös geschwollen, z. T. können auch Erosionen auftreten.
Im histologischen Präparat ist die Lamina propria meist ödematös aufgelockert. Ein Entzündungsinfiltrat ist kaum vorhanden oder fehlt. Die Schleimhaut kann oberflächlich lädiert sein.

Komplikationen

Im Rahmen einer Typ-C-Gastritis können Ulzera entstehen. Diese können zu Blutungen führen, die im schlimmsten Fall lebensgefährlich sind.

Ulkuskrankheit

Definition

Ein Ulkus ist – im Gegensatz zu einer Erosion – definiert als ein Substanzdefekt der Magenschleimhaut, der über die Lamina muscularis mucosae hinausgeht. Es werden der Ulcus ventriculi und der Ulcus duodeni unterschieden, wobei der Ulcus duodeni viel häufiger ist. Ein Ulkus kann akut oder chronisch-rezidivierend auftreten.

Ätiologie und Pathogenese

Die meisten Ulzera entstehen auf dem Boden einer Helicobacter-pylori-Infektion. Grundsätzlich ist aber eine Imbalance der Schleimhauthomöostase für die Entstehung eines Ulkus verantwortlich: Schleimhautaggressive Faktoren überwiegen gegenüber schleimhautdefensiven Faktoren (Tab. 2).

Morphologie

Magenulzera liegen am häufigsten an der kleinen Kurvatur, am zweithäufigsten präpylorisch und im Pylorus. Duodenalulzera finden sich postpylorisch.

Aggressive Faktoren	Defensive Faktoren
Infektion mit Helicobacter pylori	Gut durchblutete Magenschleimhaut
HCl (Histamin, Gastrin)	Ausreichende Magenschleimbildung (Bikarbonat)
Pepsin	Intakte Magenmotilität
Gallensäurehaltiger Duodenalsaft	Intakte Epithelschicht
Medikamente	Humorale protektive Faktoren, z. B. Prostaglandine.
Alkohol	
Nikotin	
Neurale Einflüsse (erhöhter Vagotonus)	
Ischämie (körperlicher Stress)	
Psychischer Stress	
Familiäre Disposition.	

Tab. 2: Aggressive und defensive Faktoren der Schleimhauthomöostase.

Makroskopisch imponieren akute Ulzera als runder Schleimhautdefekt mit flachen Rändern (Ulcus rotundum). Ein chronisches Ulkus besitzt durch Narbenbildung oft wallartig aufgeworfene Ränder (kallöses Ulkus). Ist es abgeheilt, hinterbleiben oft sternförmig auf die Narbe zulaufende Schleimhautfalten.
Histologisch ist bei einem akuten Ulkus eine fibrinoide Nekrose am Ulkusgrund erkennbar, die nach oben hin durch Zelldetritus und nach unten durch Granulozyteninfiltration begrenzt wird. Bei einem chronischen Ulkus gibt es einen charakteristischen vierschichtigen Aufbau (Abb. 1).

Klinik

Ein Ulkus wird meist durch Oberbauchschmerzen sympomatisch. Typisch für ein Ulcus ventriculi ist ein Sofortschmerz bei Nahrungsaufnahme. Beim Ulcus duodeni hingegen besteht ein Nüchternschmerz mit Besserung durch Nahrungszufuhr.

Komplikationen

Ulzera können viele Komplikationen nach sich ziehen:
- Durch Gefäßarrosion kommt es zu Blutungen.
- Der Defekt kann bis zur Perforation oder Penetration in die Nachbarorgane fortschreiten.
- Narbenbildung kann Stenosen v. a. in der Pylorusregion und Motilitätsstörungen bedingen.
- Extrem selten (1 %) kommt eine maligne Entartung vor.

Zusammenfassung

- Eine **Gastritis** teilt man in akut und chronisch ein. Zur Einteilung der chronischen Gastritis gibt es die ABC-Klassifikation: Typ A = Autoimmungastritis, Typ B = bakteriell verursachte Gastritis, Typ C = chemisch-toxische Gastritis.
- Ein **Ulkus** ist definiert als Defekt der Magenschleimhaut, der über die Lamina muscularis mucosae hinausgeht. Die Entstehung basiert auf einem Ungleichgewicht zwischen protektiven und aggressiven Faktoren.

Erkrankungen des Magens II

Konnatale Pylorusstenose

Definition
Die konnatale Pylorusstenose ist die wichtigste angeborene Fehlbildung des Magens, wobei männliche Neugeborene fünfmal häufiger betroffen sind.

Ätiologie
Eine Muskelhypertrophie des Pylorussphinkters verursacht die Pylorusstenose. Der Hypertrophie liegt wahrscheinlich eine Innervationsstörung der Pylorusmuskulatur zugrunde.

Klinik
Klinisch manifestiert sich die Pylorusstenose erst einige Wochen nach der Geburt und fällt dann durch schwallartiges Erbrechen auf. Da die Magen-Darm-Passage behindert ist, kommt es außerdem zu einer Gewichtsabnahme.

Durchblutungsstörungen

Kongestive Gastropathie/ „Stauungsgastritis"

Definition
Die kongestive Gastropathie bezeichnet eine gastrale Blutstauung.

Ätiologie und Pathogenese
Ursache ist eine venöse Abflussbehinderung des Magens. Diese entsteht meist auf dem Boden einer schweren Rechtsherzinsuffizienz oder einer portalen Hypertonie.

Morphologie
Makroskopisch erinnert die hyperäme Rötung der Magenschleimhaut an das Bild einer Gastritis (daher auch der eigentlich falsche Name „Stauungsgastritis"). Weiterhin treten eine vermehrte Gefäßzeichnung und petechiale Blutungen auf.
Im Mikroskop sieht man eine pralle Blutfüllung v. a. der kleinen Blutgefäße.

Komplikationen
Bei einer chronischen Blutstauung durch portale Hypertonie kann es zu einer Ausbildung von Varizen kommen.

Blutungen

Man unterscheidet zwischen petechialen Blutungen und Blutungen aus größeren Gefäßen.

Ätiologie und Pathogenese
Petechiale Blutungen
Sie treten meistens als Folge medikamentöser oder toxischer Schleimhautschäden auf. Eine wichtige Rolle spielen dabei die Einnahme von ASS oder NSAR und der übermäßige Genuss von Alkohol. Weitere Ursachen können z. B. Blutgerinnungsstörungen und Mikrozirkulationsstörungen sein.

Blutungen aus größeren Gefäßen
Diese können entweder bei Magenulzera, Tumoren, Varizen oder bei Angiodysplasien auftreten.

Klinik
Petechiale Blutungen sind klinisch meist unauffällig. Bei chronischem Blutverlust kann es zu einer Eisenmangelanämie kommen. Symptome bei Blutungen aus größeren Gefäßen können Bluterbrechen (Hämatemesis) und Teerstuhl (Meläna) sein.

Hyperplasien

Umschriebene Hyperplasien (benigne epitheliale Polypen)

Fokale foveoläre Hyperplasien
Es handelt sich um 2–3 mm große entzündlich-reaktive Polypen mit elongierten und hyperplastischen Foveolae. Sie entstehen durch überschießende Epithelregeneration meist bei chronischen Gastritiden oder im Randbereich von Ulzera. Es besteht kein Entartungsrisiko.

Hyperplastischer Polyp
Dieser entwickelt sich aus einer fokalen foveolären Hyperplasie und kann bis zu 2 cm groß werden. Die Foveolae sind deutlich verlängert und zystisch erweitert. Das Entartungsrisiko ist gering.

Drüsenkörperzysten
Es handelt sich nicht um Hyperplasien, sondern um Retentionszysten, die durch Sekretionsstörungen der Hauptdrüsen hervorgerufen werden.

Diffuse Hyperplasien

Morbus Ménétrier (Riesenfaltenmagen)
Der ätiologisch unklare Morbus Ménétrier ist gekennzeichnet durch eine diffuse Hyperplasie der Foveolae, die zu einer Vergröberung des Faltenreliefs der Magenschleimhaut führt. Eine zusätzlich vermehrte Schleimsekretion ist Ursache für ein Eiweißverlustsyndrom. Das Entartungsrisiko ist erhöht.

Zollinger-Ellison-Syndrom
Beim Zollinger-Ellison-Syndrom besteht durch gastrinbildende neuroendokrine Tumoren (Karzinoid) eine vermehrte HCl-Bildung. In der Folge entstehen eine diffuse glanduläre Hyperplasie (Belegzellenhyperplasie) der Magenschleimhaut und multiple Ulzerationen. Die Magenschleimhautfalten sind verdickt.

Tumoren

Magenadenom

Das Magenadenom ist ein polypös wachsender gutartiger epithelialer Tumor.
Mikroskopisch sieht man drüsig differenzierte Strukturen, die durch ein atypisches Epithel ausgekleidet werden. Der Aufbau der Adenome ist meist tubulär, selten villös.

Magenkarzinom

Definition
Das Magenkarzinom ist ein maligner epithelialer Tumor der Magenschleimhaut und macht mehr als 90 % der malignen Magentumoren aus. Am häufigsten liegt das Magenkarzinom im Antrum oder an der kleinen Kurvatur.

Ätiologie und Pathogenese
Die Entstehung eines Magenkarzinoms wird multifaktoriell erklärt.
Risikofaktoren sind:
- Helicobacter-pylori-Gastritis
- Ernährung (Nitrosamine, Aflatoxine)
- Alkoholabusus
- Autoimmungastritis
- Ménétrier-Syndrom
- Z. n. Magenteilresektion
- genetische Faktoren (familiäre Häufung, Assoziation mit Blutgruppe A).

Ausbreitung
Im Hinblick auf die Ausbreitung unterscheidet man grob das **Magenfrühkarzinom** vom **fortgeschrittenen Magenkarzinom.**

Stadium	Ausbreitung
pT1	Tumor beschränkt auf
a	Mukosa
b	Submukosa
pT2	Infiltration bis in die Subserosa
pT3	Penetration der Serosa
pT4	Infiltration von Nachbarorganen
pN0	Keine Lymphknoten befallen
pN1	Metastasen in 1–6 regionären Lymphknoten
pN2	Metastasen in 7–15 regionären Lymphknoten
pN3	Metastasen in > 15 regionären Lymphknoten
pM0	Keine Fernmetastasen
pM1	Fernmetastasen

Tab. 1: pTNM-Klassifikation der Magenkarzinome.

Bei der pTNM-Klassifikation (▮ Tab. 1) liegt im Stadium pT1 ein Frühkarzinom vor, bei allen weiteren Stadien handelt es sich um ein fortgeschrittenes Magenkarzinom.
Obwohl das Magenfrühkarzinom noch auf Mukosa und Submukosa beschränkt ist, setzt es häufig schon lymphogene Metastasen. Die Prognose ist deutlich besser als die des fortgeschrittenen Magenkarzinoms.

Morphologie

Magenfrühkarzinom

Makroskopisch treten drei Wachstumsformen des Magenfrühkarzinoms auf: die polypöse Form, die flache Form und die ulzerierte Form. Außerdem unterscheidet man zwischen M-Typ (nur Mukosainfiltration) und SM-Typ (Mukosa- und Submukosainfiltration).
Mikroskopisch sieht man oft eine Kombination aus tubulär und diffus wachsenden Tumoranteilen.

Fortgeschrittenes Magenkarzinom

Die Borrmann-Klassifikation beschreibt die verschiedenen makroskopischen Wuchsformen beim fortgeschrittenen Magenkarzinom (▮ Tab. 2). Die Typen III und IV sparen das Antrum oft aus und befinden sich meist im Korpus.

Typ	Wachstum
I	Polypös-exophytisch
II	Ulzerierend mit scharfem, wallartig erhobenem Rand
III	Ulzerierend mit unscharfem Rand
IV	Diffus infiltrierend

▮ Tab. 2: Borrmann-Klassifikation.

Mikroskopisch handelt es sich meist um Adenokarzinome.
Die WHO unterscheidet dabei:
- **papilläres Adenokarzinom**
- **tubuläres Adenokarzinom**
- **muzinöses Adenokarzinom** (sehr starke Schleimbildung)
- **Siegelringzellkarzinom** (prall mit Schleim gefüllte diffus wachsende Tumorzellen mit an den Rand gedrängtem Kern, ▮ Abb. 1).

Die in der Klinik oft benutzte modifizierte **Laurén-Klassifikation** (▮ Tab. 3) beschreibt das Adhäsionsverhalten der Adenokarzinome und spielt eine Rolle für das Ausmaß der chirurgischen Resektion.

Typ	Beschreibung
Intestinaler Typ	▸ Polypöses Wachstum ▸ Drüsige Strukturen ▸ Scharfe Begrenzung.
Diffuser Typ	▸ Undifferenzierte Strukturen ▸ Unscharfe Begrenzung ▸ Diffus-infiltratives Wachstum.

▮ Tab. 3: Modifizierte Laurén-Klassifikation.

Klinik

Magenkarzinome sind oft lange Zeit asymptomatisch. Unspezifische Beschwerden sind z. B. Oberbauchbeschwerden, Appetitlosigkeit, Leistungsknick. Im Verlauf können auch Gewichtsverlust, Teerstuhl oder eine Blutungsanämie auftreten.

Metastasierung

- Lymphogen erfolgt die Metastasierung in die regionären Lymphknoten und die supraklavikulären Lymphknoten (Virchow-Drüsen).
- Hämatogen metastasiert das Magenkarzinom v. a. in Leber, Lunge und Knochen.

Siegelringkarzinome können Abtropfmetastasen in das Ovar setzen (sog. „Krukenberg-Tumor").

MALT-Lymphom

Das MALT-Lymphom macht ca. 5 % aller malignen Magentumoren aus und stellt meist ein niedrig malignes B-Zell-Lymphom dar.
Es entsteht häufig auf dem Boden einer Helicobacter-pylori-assoziierten Gastritis. Bei Eradikation des Helicobacters kann es zur Spontanremission kommen.

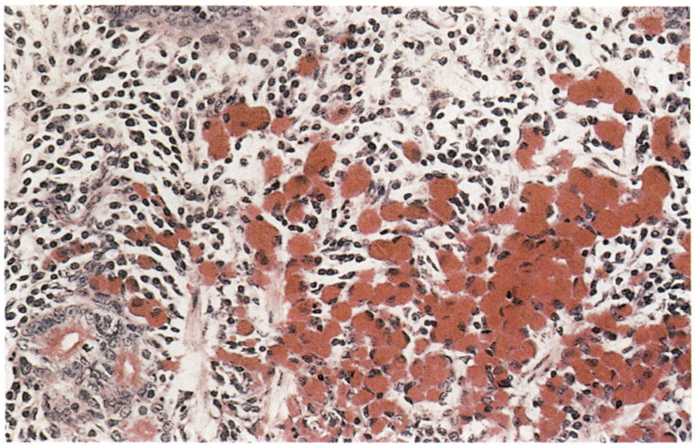

▮ Abb. 1: Siegelringzellkarzinom des Magens. [6]

Zusammenfassung

- Die häufigste angeborene Fehlbildung des Magens ist die **konnatale Pylorusstenose,** die durch eine Muskelhypertrophie des Pylorussphinkters hervorgerufen wird.
- Die **kongestive Gastropathie** ist eine Blutstauung des Magens, verursacht durch eine venöse Abflussbehinderung. Die häufigsten Gründe sind eine schwere Rechtsherzinsuffizienz und eine portale Hypertonie.
- Das **Magenkarzinom** ist ein maligner epithelialer Tumor mit multifaktorieller Genese. Bis pT1 spricht man noch vom Magenfrühkarzinom, bei allen folgenden Stadien vom fortgeschrittenen Magenkarzinom.
- Das **MALT-Lymphom** ist ein niedrig maligner B-Zell-Tumor, der meist auf dem Boden einer Helicobacter-pylori-Gastritis entsteht.

Erkrankungen des Dünndarms

Fehlbildungen

Atresien und Stenosen
Der Dünndarm ist die häufigste Lokalisation angeborener Atresien (vollkommener Verschluss des Darmlumens) und Stenosen (Einengung des Darmlumens).

Malrotation
Bei Störungen der Darmrotation (Malrotation) während der Fetalperiode kann es zu Lageanomalien der Bauchorgane kommen. Diese können eine gegeneinander verdrehte oder sogar völlig seitenverkehrte Lage (Situs inversus) einnehmen.

Meckel-Divertikel
Ein Meckel-Divertikel ist eine Ausstülpung der Dünndarmwand, die durch die fehlende Rückbildung des Ductus omphaloentericus entsteht.
Es kommt bei ca. 1–3 % aller Menschen vor und ist meist 60–100 cm von der Bauhin'schen Klappe entfernt. Häufig treten noch andere Fehlbildungen auf.
Ausgekleidet wird das Divertikel von normaler Ileumschleimhaut oder auch von heterotopem Pankreas- oder Magengewebe (begünstigt Komplikationen wie Ulzera, Perforation oder Blutungen).

Intestinale Durchblutungsstörungen

Arterielle Durchblutungsstörungen

Akuter Mesenterialarterienverschluss (Mesenterialinfarkt)
Die häufigste Ursache ist eine Thrombembolie. Der Thrombus hat seinen Ursprung oft im linken Herzen, kann aber auch lokal entstehen.
Es resultiert eine absolute Ischämie des zu versorgenden Darmabschnitts mit Ödembildung und Schleimhautnekrosen. Kollateralen können sekundär in das Infarktgebiet einbluten, so dass ein hämorrhagischer Darminfarkt entsteht.
Klinisch ist ein akuter Schmerz typisch, dem ein symptomarmes Intervall folgt. Im Endstadium besteht bei Peritonitis ein akutes Abdomen.

Chronische Durchblutungsstörungen
Die Gefäßeinengung bei einer chronischen Durchblutungsstörung ist meistens atherosklerotischen Ursprungs.
Häufig ist die linke Kolonflexur betroffen, da sich hier die Versorgungsgebiete der A. mesenterica inf. und sup. überschneiden (Cannon-Böhm'scher Punkt). Es kommt zur Ausbildung einer Angina abdominalis mit heftigen Bauchschmerzen v. a. nach der Nahrungsaufnahme.

Nicht-okklusive intestinale Ischämie
Eine funktionelle Minderdurchblutung des Darms kann im Rahmen eines Schocks, einer Herzinsuffizienz oder bei Gefäßspasmen auftreten.

Venöse Durchblutungsstörungen

Mesenterialvenenthrombosen verursachen eine venöse Abflussbehinderung aus dem Dünndarm mit konsekutivem Blutstau und hämorrhagischer Infarzierung.
Zum Teil sind Blutgerinnungsstörungen für die Thrombosenentstehung verantwortlich zu machen. Oft ist der Ursprung der Thrombosen jedoch nicht nachvollziehbar.

Ileus/Subileus

Definition
Ein Ileus bezeichnet eine Unterbrechung der Darmpassage. Ist die Unterbrechung inkomplett, spricht man von einem Subileus. Unterschieden werden der mechanische und der paralytische Ileus.

Mechanischer Ileus

Beim mechanischen Ileus liegt eine **Passagebehinderung** vor. Aus der Passagebehinderung resultiert eine prästenotische Dilatation des betroffenen Darmabschnitts.

Ätiologie und Pathogenese
Die Ursachen dafür können sein:
- **Okklusion:**
  - **Verlegung von außen:** äußere Verlegung von Darmschlingen durch Briden (Adhäsionen und Verwachsungen nach vorangegangenen OPs oder nach Peritonitis)
  - **Verlegung von innen:** Karzinome, Fremdkörper, Kotsteine.
- **Strangulation** durch inkarzerierte Hernien, Volvulus oder Invagination. Hier ist nicht nur die Passage behindert, sondern auch die Durchblutung gestört.

Klinik
Die typische Ileussymptomatik besteht aus Erbrechen, kolikartigen Schmerzen sowie Stuhl- und Windverhaltung. Auskultatorisch hört man hochgestellte Darmgeräusche. Bei einem Dickdarmileus fällt ein geblähter Bauch auf, Erbrechen ist seltener.
Durch die massive Wanddehnung kommt es zu einer Durchblutungsstörung, die folgende Komplikationen nach sich ziehen kann: Darmwandnekrosen, Durchwanderungsperitonitis und Perforation.

Paralytischer Ileus

Definition
Unter einem paralytischen Ileus versteht man eine **funktionelle Unterbrechung der Darmpassage** durch eine Lähmung der Darmmotorik, die schlaff oder spastisch sein kann.

Ätiologie und Pathogenese
Ursachen für eine **schlaffe Lähmung** sind:
- **toxisch-metabolisch:** bei Peritonitis, toxischem Megakolon, Elektrolytentgleisungen oder metabolischen Entgleisungen (z. B. diabetisches Koma, Urämie, Sepsis)
- **reflektorisch:** nach operativen Eingriffen im Bauchraum oder Traumata.

Eine **spastische Lähmung** tritt bei Porphyrien oder Bleiintoxikation auf.

> Ein paralytischer Ileus kann auch aus einem länger bestehenden mechanischen Ileus entstehen.

Pathogenetisch hat die Darmlähmung eine Stase des Darminhalts, Gasbildung und vermehrte Flüssigkeitssekretion in den Darm zur Folge.

Klinik
Klinisch besteht Wind- und Stuhlverhalt, selten Erbrechen. Im Gegensatz zum mechanischen Ileus fehlen die Darmgeräusche völlig. Die Komplikationen des paralytischen Ileus entsprechen denen des mechanischen Ileus.

Malassimilation

Definition
Die Malassimilation bezeichnet Störungen der Verdauung (Maldigestion) und Resorption (Malabsorption), wobei sich beide Störungen überlappen können.

Ätiologie
Maldigestion
Eine Verdauungsstörung kann entstehen durch:
- **verminderte Aktivität pankreatischer Enzyme** bei Pankreasinsuffizienz (z. B. im Rahmen von chronischer Pankreatitis, Pankreaskarzinom, Mukoviszidose)
- **verminderte Gallensäurekonzentration im Darm** (z. B. bei Cholestase, Dekonjugation von Gallensäuren bei bakterieller Überwucherung, Gallensäureverlust).

Malabsorption
Primäre, also angeborene Malabsorption tritt auf bei:

- singulärem **Enzymmangel**, z. B. bei Laktase- oder Disaccharidase-Mangel
- spezifischen angeborenen **Transportdefekten**, z. B. A-β-Lipoproteinämie, Hartnup-Krankheit.

Gründe der **sekundären** Entwicklung einer Malabsoption können sein:
- **verminderte Resorptionsfläche**, z. B. bei M. Crohn oder Kurzdarmsyndrom
- **Schädigung der Resorptionsfläche**, z. B. bei Infektionen oder immunologisch-allergischer Schädigung (Sprue)
- **Störung der enteralen Durchblutung,** z. B. bei Angina abdominalis oder schwerer Rechtsherzinsuffizienz.

Klinik
Klinische Symptome bei der Malassimilation können sein:
- Durchfall mit Steatorrhö (voluminöse, fetthaltige und übelriechende Stühle) und Blähungen
- Gewichtsverlust
- diverse Mangelerscheinungen (Ödeme durch Natrium- und Proteinmangel, Eisenmangelanämie, Vitamin-B_{12}-Mangel etc.).

Glutensensitive Enteropathie/ Sprue/Zöliakie

Definition
Die glutensensitive Enteropathie ist ein sekundäres Malabsorptionssyndrom. Sie ist definiert als eine persistierende Unverträglichkeit der Dünndarmschleimhaut gegenüber dem **Getreideprotein Gluten** und führt zu einer **chronischen Verdauungsinsuffizienz.** Bei Kindern spricht man von Zöliakie, bei Erwachsenen von einheimischer Sprue.

Ätiologie und Pathogenese
Verursacht wird die glutensensitive Enteropathie durch eine autoimmunologische Entzündungsreaktion.

Morphologie
Makroskopisch kann man einen Verlust des Faltenreliefs erkennen.
Im Mikroskop sieht man eine **Zottenatrophie,** Kryptenhyperplasie und intraepitheliale Lymphozyteninfiltrate (Abb. 1).

> Für die endgültige Diagnose einer glutensensitiven Enteropathie ist immer eine Dünndarmbiopsie erforderlich.

Klinik
Die Symptome entsprechen den typischen Symptomen der Malassimilation.

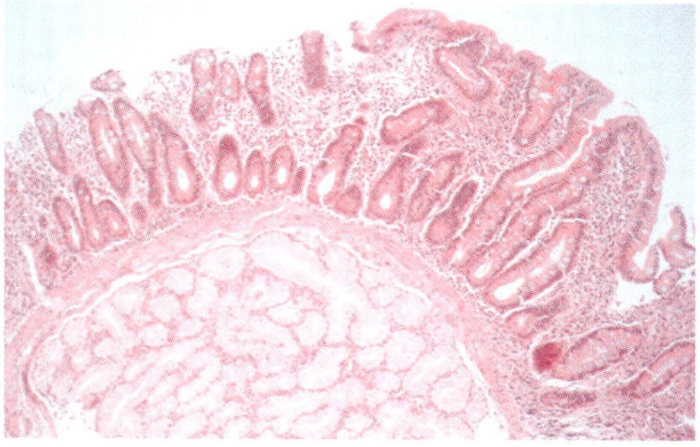
Abb. 1: Glutensensitive Enteropathie mit Zottenatrophie, Kryptenhyperplasie und lymphozytärem Infiltrat. [9]

Tumoren

Im Dünndarm treten nur selten primäre Tumoren auf, wobei diese ihren Sitz dann meist im Ileum haben.
Benigne Tumoren sind meist bindegewebigen Ursprungs, Adenome (Polypen) epithelialen Ursprungs. Karzinome sind sehr selten und finden sich hauptsächlich im Duodenum.

Karzinoid

Definition
Ein Karzinoid ist ein seltener Tumor des diffusen neuroendokrinen Systems und gehäuft mit der MEN assoziiert (s. S. 110/111).

Lokalisation
Der Tumor kann in allen Organen auftreten, ist jedoch am häufigsten im Magen-Darm-Trakt lokalisiert. Dort kommt er v. a. im Appendix, im Rektum und im Dünndarm vor.

Klinik
Da der Tumor aus endokrinen Zellen entsteht, kann er vasoaktive Substanzen wie Serotonin, Katecholamine, Bradykinin, Histamin und Prostaglandine produzieren. Diese verursachen die klinische Symptomatik, können jedoch erst nach der Metastasierung biologisch wirksam werden. Die Patienten leiden dann unter Durchfällen, Bauchschmerzen, kardialen Symptomen, Bronchospasmus und Flush-Symptomatik (plötzliche Gesichtsrötung).

Dignität und Metastasierung
Das maligne Potential des Tumors ist z. T. eher mäßig, d. h., dass der Tumor lokal verdrängend, jedoch nicht infiltrativ wächst. Metastasen sind möglich und hängen von Lage und Größe ab. Im Dünndarm gelegene Karzinoide metastasieren früh.

Zusammenfassung
- **Arterielle Durchblutungsstörungen** des Darms können ein akuter Gefäßverschluss, eine chronische Durchblutungsstörung und eine nicht-okklusive Minderdurchblutung sein.
- **Venöse Durchblutungsstörungen** werden meist durch Mesenterialvenenthrombosen verursacht.
- Ein Ileus ist eine Unterbrechung der Darmpassage. Unterschieden werden der **mechanische Ileus** (durch Okklusion oder Strangulation) und der **paralytische Ileus** (durch motorische Lähmung).
- Als **Malassimilation** bezeichnet man Störungen der Verdauung (Maldigestion) und Resorption (Malabsorption), wobei sich beide Störungen überlappen können.
- Die **glutensensitive Enteropathie** ist ein sekundäres Malabsorptionssyndrom mit einer Unverträglichkeit gegenüber Gluten.
- Ein **Karzinoid** ist ein Tumor des diffusen neuroendokrinen Systems und kann vasoaktive Substanzen produzieren. Es kann in allen Organen auftreten, ist jedoch am häufigsten im Magen-Darm-Trakt lokalisiert.

Erkrankungen des Dickdarms

Fehlbildungen

Atresien und Stenosen

Angeborene Atresien und Stenosen sind im Dickdarm seltener als im Dünndarm. Sie liegen v. a. im Colon ascendens, im Sigma und im anorektalen Bereich vor.

Aganglionose (Morbus Hirschsprung, Megacolon congenitum)

Wesentlich häufiger sind dagegen angeborene Innervationsstörungen, zu denen die Aganglionose zählt.

Ätiologie und Pathogenese

In einem bestimmten Darmabschnitt (häufig Rektum) fehlen die Ganglienzellen der beiden vegetativen Plexus (Auerbach-Plexus und Meissner-Plexus). Dies führt zu einer **spastischen Dauerkontraktion** des betroffenen Darmabschnitts mit fehlender Peristaltik, wodurch eine funktionelle Stenose entsteht.

Morphologie

Der prästenotische Darmabschnitt ist durch die Kotstauung stark dilatiert (Megakolon). Dadurch werden Infektionen und Ulzera der Schleimhaut begünstigt.
Die Dauerkontraktion des aganglionotischen Darmabschnitts führt zu einer Verdickung der Darmwand.

Klinik

Symptome sind schwere Obstipation bei mechanischem Ileus.

Divertikulose und Divertikulitis

Definition

Ein Divertikel ist eine Ausstülpung der Darmwand. Man grenzt **echte Divertikel** (Ausstülpung der gesamten Darmwand) von **Pseudodivertikeln** (Ausstülpung der Mukosa und Submukosa durch eine Muskellücke) ab. Pseudodivertikel sind hauptsächlich im Sigma lokalisiert.
Als **Divertikulose** bezeichnet man das multiple Auftreten von Pseudodivertikeln v. a. im Alter.
Wenn sich ein oder mehrere Pseudodivertikel entzünden (oft durch die Zurückhaltung von Stuhl), spricht man von einer **Divertikulitis.**

Ätiologie und Pathogenese

Die echten Divertikel sind meist angeboren, wohingegen die Pseudodivertikel sekundär entstehen und klinisch bedeutsamer sind.
Zur Entstehung von Pseudodivertikeln soll eine ballaststoffarme Ernährung mit Obstipation und dadurch erhöhten Druck im Darmlumen beitragen. Gefäßdurchtrittsstellen sind prädisponierend für die Ausstülpung.

Klinik

Einzelne Divertikel und eine Divertikulose sind meist symptomlos. Erst bei einer Entzündung der Divertikel treten Symptome wie Fieber, Schmerzen und Übelkeit auf.
Eine Komplikation der Divertikulitis kann Perforation mit konsekutiver Peritonitis sein.

Polypen

Definition

Polypen sind gestielte oder breitbasige Schleimhauterhebungen.

Nicht-neoplastische Polypen

Entzündliche und lymphoide Polypen (Pseudopolypen)

Im Rahmen einer Entzündung (oft bei chronisch entzündlicher Darmerkrankung) können durch eine überschießende Bildung von Granulationsgewebe (entzündliche Polypen) oder durch die Hyperplasie von lymphatischem Gewebe (lymphoide Polypen) Polypen entstehen.

Hamartome

Hamartome entstehen durch die atypische Ausdifferenzierung von Keimmaterial. Sie kommen bei juveniler Polyposis und beim Peutz-Jeghers-Syndrom vor.

Neoplastische Polypen

Hyperplastische Polypen

Die ca. 5 mm großen gutartigen hyperplastischen Polypen sind die häufigste Polypenart im Kolon und Rektum und hauptsächlich im Sigma und im Rektum lokalisiert. Sie treten häufig multipel auf, sind breitbasig und besitzen sägeblattartig aufgeworfene Epithelfalten.

Kolorektale Adenome

30 % der Erwachsenen > 50 Jahren sind von kolorektalen Adenomen betroffen, wobei die Häufigkeit mit dem Alter noch zunimmt. Oft kommen die Adenome multipel vor. Finden sich mehr als 50 – 100 Adenome, spricht man von einer **Polyposis.**
Die Adenome sind zwar primär gutartig, können aber maligne entarten (Adenom-Karzinom-Sequenz).
Makroskopisch können gestielte (▮ Abb. 1), villöse/zottige oder breitbasige Adenome auftreten, wobei bei den breitbasigen Adenomen das Entartungsrisiko am höchsten ist. Histologisch unterscheidet man drei Adenomtypen:

- **tubuläre Adenome** (ca. 70 %): meist gestielte Polypen mit verzweigten Tubuli
- **villöse Adenome** (ca. 10 %): oft breitbasige Polypen mit zottenartigen Ausziehungen der Schleimhaut, massive Schleimbildung möglich, höchstes Entartungsrisiko
- **tubulovillöse Adenome** (ca. 20 %): Polypen mit tubulären und villösen Elementen.

Adenome sind i. d. R. klinisch unauffällig. Blutungen sind selten und meist gering. Bei schleimbildenden villösen Adenomen kann es in wenigen Ausnahmefällen zu Wasser-, Elektrolyt- und Eiweißverlust kommen.
Jedes Adenom sollte aufgrund des Entartungsrisikos endoskopisch entfernt werden.

Kolorektales Karzinom

Das kolorektale Karzinom ist nicht nur die häufigste maligne Erkrankung des GIT, sondern gehört auch zu den häufigsten Tumoren überhaupt. Der Häufigkeitsgipfel besteht zwischen dem 7. und 8. Lebensjahrzehnt.

Klassifikationen

Insgesamt gibt es für das kolorektale Karzinom eine TNM-, eine UICC und eine Dukes-Klassifikation. In ▮ Tabelle 1 werden diese vergleichend nebeneinandergestellt.

Ätiologie und Pathogenese

Mindestens 90 % aller Kolonkarzinome entstehen aus Adenomen. Die Entwicklung durchläuft über die **Adenom-Karzinom-Sequenz** mehrere Stufen und kann bis zu 10 – 15 Jahre dauern.
Risikofaktoren für die Entstehung eines Kolonkarzinoms sind weiterhin:

- ballaststoffarme, fett- und fleischreiche Ernährung (längere Verweildauer von potentiellen Kanzerogenen im Darm, evtl. Entste-

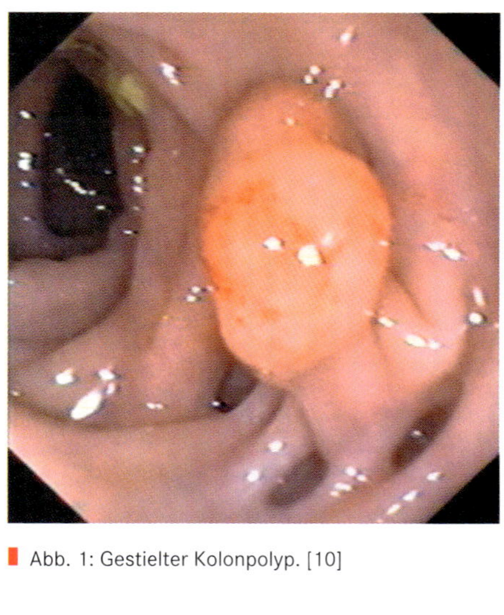

▮ Abb. 1: Gestielter Kolonpolyp. [10]

hung von Kanzerogenen durch bakterielle Prozesse)
- Vorliegen chronisch entzündlicher Darmerkrankungen
- genetische Faktoren (FAP, HNPCC, Mutationen von k-ras oder p53).

Morphologie
Die meisten kolorektalen Karzinome befinden sich im Rektum, gefolgt vom Sigma. Makroskopisch kann das Karzinom schüsselförmig ulzerierend, polypoid oder diffus infiltrierend wachsen.
Histologisch liegen zu 95 % Adenokarzinome vor, selten Plattenepithelkarzinome u. a.

Klinik
Das kolorektale Karzinom fällt relativ spät durch klinische Symptome auf. Diese sind v. a. Änderungen der Stuhlgewohnheiten und Blut im Stuhl. Im fortgeschrittenen Tumorstadium können auch Gewichtsabnahme, Leistungsknick und Müdigkeit auftreten.
Komplikationen können Tumorblutungen, Perforation, Stenosen und Fistelbildung sein.

Metastasierung
Lymphogen metastasieren hoch sitzende Karzinome in die paraaortalen Lymphknoten, Karzinome aus der mittleren Etage zusätzlich in die Beckenlymphknoten und tief sitzende Karzinome auch noch in die inguinalen Lymphknoten. Tief sitzende Karzinome haben somit die schlechteste Prognose.
Hämatogen metastasiert das Rektumkarzinom v. a. in die Leber. Eine Ausnahme ist das tief sitzende Rektumkarzinom, das vornehmlich in die Lunge metastasiert.

Erbliche kolorektale Tumoren

Familiäre Adenomatosis coli (FAP)

Ätiologie
Die FAP ist eine autosomal-dominant vererbte Krankheit, die auf eine Mutation des APC-Gens auf Chromosom 5 zurückzuführen ist (APC = adenomatöse Polyposis coli). Auch eine spontane Mutation des APC-Gens ist möglich.
Das **Gardner-Syndrom** (zusätzlich Weichteiltumoren) und das **Turcot-Syndrom** (zusätzlich Medullo- und Glioblastome) beruhen ebenfalls auf Mutationen des APC-Gens und werden deshalb als Varianten der FAP angesehen.

Morphologie
Bei der FAP kommt es zu > 100 bis zu 5000 gleichmäßig im Kolon verteilten Adenomen, deren Entartungsrisiko 100 % beträgt. Deswegen ist die auf Dauer einzig sinnvolle Therapie der **obligaten Präkanzerose** eine totale Proktokolektomie.

HNPCC (= Hereditary Non-Polyposis Colorectal Cancer)/Lynch-Syndrom

Ätiologie
HNPCC wird autosomal-dominant vererbt und basiert auf einer Mutation von Genen, die für das DNA-Reparatursystem zuständig sind.

Morphologie
Es kommt meist zu einem recht frühen Auftreten von mehreren kolorektalen Karzinomen im rechten Kolon, was zeitgleich (synchron) oder zeitlich versetzt (metachron) passieren kann. Auch extraintestinale Organmanifestationen sind möglich (z. B. Endometriumkarzinom, Magenkarzinom).

Familiäre juvenile Polyposis

Ätiologie und Morphologie
Bei der autosomal-dominant vererbten familiären juvenlien Polyposis kommt es zwischen dem 4. und 5. Lebensjahr v. a. im Kolon zu Hamartomen und oft Adenomen (ca. 10 % Entartungsrisiko). Selten sind auch Dünndarm und Magen betroffen.

Peutz-Jeghers-Syndrom

Ätiologie und Morphologie
Das Peutz-Jeghers-Syndrom ist eine autosomal-dominant vererbte Polypose des gesamten Gastrointestinaltrakts mit Hauptlokalisation im Dünndarm.
Es handelt sich meist um Hamartome, selten um Adenome. Histologisch sind verzweigte Muskelfasern typisch. Eine maligne Entartung ist selten. Allerdings treten häufig intestinale und auch extraintestinale Tumoren auf.

Klinik
Klinisch sind v. a. an Lippen und Wangen auftretende Pigmentflecken typisch.

TNM	Definition	UICC	Dukes
Tis	Carcinoma in situ	UICC 0	
T1	Muscularis propria nicht befallen	UICC 1	A
T2	Muscularis propria befallen		
T3	Alle Wandschichten befallen	UICC2	B
T4	Nachbarorgane befallen		
N1/N2	Lokale Lymphknoten befallen	UICC3	C
N3	Weiter entfernte Lymphknoten befallen		
M1	Fernmetastasen	UICC4	D

Tab. 1: TNM-, UICC- und Dukes-Klassifikation des kolorektalen Karzinoms.

Zusammenfassung
- Eine häufige Fehlbildung des Dickdarms ist der **Morbus Hirschsprung.** Durch das Fehlen von Ganglienzellen entsteht ein Dauerspasmus des betroffenen Darmabschnitts mit prästenotischer Dilatation.
- Bei **Divertikeln** unterscheidet man angeborene echte Divertikel von Pseudodivertikeln.
- Es gibt **nicht-neoplastische** und **neoplastische Polypen.** Die neoplastischen epithelialen Adenome können über die Adenom-Karzinom-Sequenz in ein **Adenokarzinom** übergehen. So entstandene Karzinome machen mindestens 90 % der kolorektalen Karzinome aus.

Entzündliche Darmerkrankungen

Mikrobiell verursachte Darmentzündungen

Ätiologie
Mikrobiell verursachte Darmentzündungen können durch Bakterien, Viren oder Protozoen hervorgerufen werden. Bakterien können eine Entzündung direkt-invasiv oder nicht-invasiv über Toxine verursachen.

Morphologie
Die Morphologie wird vom Erreger bestimmt. Häufig kommt es zu Erosionen und Ulzera. Neutrophile und lymphozytäre Entzündungsinfiltrate sind die Regel.

Klinik
Klinisch führt eine Entzündung des Darms fast immer zu Durchfällen, Übelkeit und Erbrechen, häufig auch zu Fieber. Durch den teils massiven Flüssigkeits- und Elektrolytverlust kann es zum Kreislaufkollaps kommen. Bei bestimmten Erregern, z. B. Salmonella typhi, kann ein septischer Krankheitsverlauf eintreten.

Enteritiden

Ätiologie
Die Infektion erfolgt bei den meisten Erregern fäkal-oral. In ▮ Tabelle 1 sind einige Erreger aufgeführt.

Morbus Whipple
Bei dieser vorwiegend den Dünndarm betreffenden Infektionserkrankung handelt es sich um eine **Sonderform** der Enteritiden.
Der Erreger ist das Bakterium Tropheryma whipplei.
Makroskopisch sieht man eine verquollene und atrophe Schleimhaut, mikroskopisch typische PAS-positive Makrophagen (SPC-Zellen) und dilatierte Lymphgefäße.
Die Patienten leiden unter Malabsorptionssymptomen und Fieber. Auch extraintestinale Symptome wie Polyarthritis, Polyserositis und Lymphadenopathie können auftreten. Unbehandelt führt der M. Whipple zum Tod, unter antibiotischer Therapie ist die Prognose jedoch gut.

Invasive Bakterien	Nicht-invasive Bakterien (Bakterientoxine)	Viren	Protozoen
▸ Shigellen (Shigellenruhr).	▸ Clostridium difficile (pseudomembranöse Kolitis) ▸ Enterohämorrhagische E. coli.	▸ CMV.	▸ Entamoeba histolytica (Amöbenruhr) ▸ Schistosomen (Schistosomendysenterie/Bilharziose) ▸ Kryptosporidien.

▮ Tab. 2: Beispiele für Kolitiden hervorrufende Erreger.

Kolitiden

Ätiologie
Auch die Kolitiden entstehen meist über eine orale Aufnahme der Erreger. ▮ Tabelle 2 zeigt verschiedene Erreger einer Kolitis.

Pseudomembranöse Kolitis
Diese **Sonderform** entsteht durch eine Überwucherung des Kolons mit Clostridium difficile nach Antibiotikagabe (z. B. Ampicillin, Cephalosporine).
Makroskopisch sieht man fibrinöse, nicht abwischbare Beläge auf der Schleimhaut, in ausgeprägten Fällen entwickeln sich flächige Pseudomembranen. Es können außerdem Erosionen und Nekrosen der Schleimhaut auftreten. Mikroskopisch ist der betroffene Schleimhautabschnitt von einem granulo- und lymphozytären Entzündungsinfiltrat durchsetzt.

Akute Appendizitis

Definition
Als Appendizitis bezeichnet man eine Entzündung des Wurmfortsatzes.
Sie ist die häufigste entzündliche Abdominalerkrankung und die häufigste Ursache für ein akutes Abdomen. Die meisten Patienten sind zwischen 10 und 30 Jahre alt.

Ätiologie und Pathogenese
Eine Appendizitis wird meist durch Keime der Darmflora, selten aber auch durch Viren oder Parasiten verursacht.
Bei der Entstehung wird ein multifaktorieller Prozess vermutet. Begünstigend sind:
- **Obstruktion der Appendixlichtung** (z. B. durch Stuhlsteine, Schleim, Tumoren) mit Entleerungsstörung
- direkte Schleimhautschäden durch belebte und unbelebte Ursachen
- immunologische Mechanismen.

Invasive Bakterien	Nicht-invasive Bakterien	Viren	Protozoen
▸ Enteroinvasive E. coli ▸ Salmonella typhi (Typhus abdominalis) ▸ Campylobacter jejuni ▸ Yersinia enterocolica ▸ Shigellen (Shigellenruhr) ▸ Mycobacterium tuberculosis (Darmtuberkulose).	▸ Enterotoxische und enterohämorrhagische E. coli ▸ Vibrio cholerae (Cholera) ▸ Salmonellen (Lebensmittelvergiftung) ▸ Staphylocuccus aureus.	▸ Rotaviren ▸ Parvoviren ▸ Norwalkviren ▸ CMV.	▸ Giardia lamblia (Giardiasis) ▸ Amöben.

▮ Tab. 1: Wichtige Enteritiden hervorrufende Erreger.

Morphologie
Die akute Appendizitis durchläuft morphologisch die in ▮ Tabelle 3 dargestellten Stadien.

Klinik
Die Symptomatik der Appendizitis beginnt mit Appetitlosigkeit, Übelkeit und Erbrechen. Ein initial dumpfer, ungenau lokalisierbarer Schmerz im Mittel- oder Oberbauch verlagert sich nach 8–12 h in den rechten Unterbauch (McBurney-Punkt), wo er stärker und genauer lokalisierbar wird. Der Schmerz wird durch Gehen und Husten verstärkt. Nicht selten haben die Patienten auch Fieber.

Komplikationen
Eine periappendizitische Ausbreitung der Entzündung mit Peritonitis, perityphlitischem Abszess und Perforation kann das Krankheitsbild verkomplizieren. Als Spätfolgen können Verwachsungen auftreten.

Mikroskopische Kolitiden

Zu den mikroskopischen Kolitiden zählen die lymphozytäre Kolitis und die kollagene Kolitis. Bei beiden Erkrankungen kommt es zu klinischer Symptomatik, obwohl der Darm **makroskopisch völlig unauffällig** ist. Erst eine Biopsie kann die Entzündung aufdecken.

Ätiologie und Pathogenese
Die Ursache beider Kolitiden ist unbekannt. Vermutet werden autoimmune Mechanismen, da eine Assoziation mit anderen autoimmunologischen Erkrankungen wie Sprue, Gelenkerkrankungen und Schilddrüsenerkankungen besteht.
Eine lymphzytäre Kolitis kann in eine kollagene Kolitis übergehen und umgekehrt.

Morphologie
Kollagenkolitis
Histologisch liegen verbreiterte subepitheliale Kollagenbänder vor. Die Schleimhaut ist entzündlich infiltriert.

Lymphozytäre Kolitis
Kollagenbänder fehlen. Die Schleimhaut ist vermehrt mit CD8-Lymphozyten infiltriert.

Stadium	Mikroskopie	Dauer
Primäraffekt	Schleimhauterosionen und umschriebene granulozytäre Infiltrate	6 h
Phlegmonöse Appendizitis	Ausbreitung des Granulozyteninfiltrats in alle Wandschichten	12 h
Ulzerophlegmonöse Appendizitis	Tiefe Ulzerationen	24 h
Abszedierende Appendizitis	Multiple Wandabszesse	48 h
Gangränöse Appendizitis	Große Nekrosezonen mit Besiedlung durch Fäulnisbakterien	48 – 72 h

Tab. 3: Morphologie der akuten Appendizitis.

Klinik

Die Patienten leiden unter anhaltenden wässrig-schleimigen Durchfällen, Bauchschmerzen und Gewichtsverlust.

Chronisch-entzündliche Darmerkrankungen

Zu den chronisch-entzündlichen Darmerkrankungen zählen Morbus Crohn und Colitis ulcerosa. Diese Erkrankungen verlaufen in Schüben und können auch zeitweise in Remission gehen.
Die Ätiologie ist noch weitgehend unklar. Eine genetische Disposition ist für beide Erkrankungen gesichert. Man geht allerdings von einer multifaktoriellen Genese aus, bei der auch Umweltfaktoren und immunologische Faktoren eine Rolle spielen.

Morbus Crohn

Definition

Der Morbus Crohn ist eine autoaggressive, chronisch-granulomatöse Entzündung, bei der es zu segmentalen Schleimhautschäden des gesamten GIT kommt.

Morphologie

Prinzipiell kann der Morbus Crohn im gesamten Gastrointestinaltrakt auftreten (Mund bis Anus), betrifft jedoch bevorzugt das **terminale Ileum.** Die zweithäufigste Lokalisation ist das Kolon.
Die Entzündung befällt die intestinale Schleimhaut diskontinuierlich und segmental (sog. „Skip lesions").
Makroskopisch fallen auf:

- Gartenschlauchphänomen (Segmentstenose durch Fibrosierung)
- „Pflastersteinrelief" (durch tiefe Ulzerationen, Anschwellen der Schleimhaut zwischen den Fissuren).

Histologisch sieht man:

- **transmurale** Infiltration durch Entzündungszellen und herdförmige Lymphozytenansammlungen (Abb. 1)
- Epitheloidzellgranulome
- tiefgehende keilförmige Ulzera (Fissuren), die von flachen Schleimhautulzera ausgehen.

Klinik

Die Symptomatik ist sehr variabel. Oft treten Bauchschmerzen, Übelkeit, Durchfälle (meist nicht blutig) und Malabsorptionsbeschwerden auf. Wiederholt klagen die Patienten auch über schmerzhafte Ulzera und Aphthen in der Mundschleimhaut. Extraintestinale Symptome wie ein Erythema nodosum sind ebenfalls möglich.

Komplikationen

Zu den Komplikationen zählt das Auftreten von Abszessen, Fisteln, Stenosen und Konglomerattumoren. Eine maligne Entartung ist möglich aber selten.

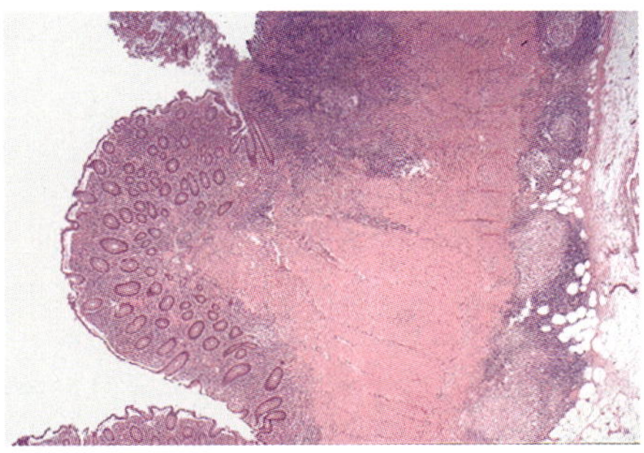

Abb. 1: Morbus Crohn mit transmuraler Entzündungsinfiltration. [3]

Colitis ulcerosa

Definition

Die Colitis ulcerosa ist eine autoaggressive chronisch-rezidivierende Entzündung. Es ist im Gegensatz zum Morbus Crohn nur die Mukosa und Submukosa des Kolons betroffen.

Morphologie

Die Kolitis beginnt meist distal im Rektum und breitet sich dann kontinuerlich nach proximal aus.
Makroskopisch fallen auf:

- entzündliche ulzerierte Schleimhaut
- Pseudopolypenbildung durch regeneratorisches Epithel und Granulationsgewebe
- Fahrradschlauchphänomen durch Verlust der Haustrierung.

In der Histologie sieht man:

- entzündliche Infiltration der **Mukosa und Submukosa**
- Kryptenabszesse
- flache Ulzerationen
- gestörte Kryptenarchitektur, Becherzellverlust.

Klinik

Symptome sind blutig-schleimige Durchfälle, die im akuten Schub eine Frequenz von 10 – 20 pro Tag haben können. Ansonsten treten wie beim Morbus Crohn Bauchschmerzen und Übelkeit auf.
Gehäuft leiden an einer Colitis ulcerosa erkrankte Patienten auch an einer sklerosierenden Cholangitis (PSC).

Komplikationen

Komplikationen sind Blutungen und das toxische Megakolon (fulminante gangränöse Entzündung der Darmwand mit massiver Dilatation). Eine maligne Entartung ist durch die ständige Epithelproliferation ebenfalls möglich.

Zusammenfassung

- **Mikrobiell verursachte Darmentzündungen** können durch invasive und nicht-invasive Bakterien, Viren oder Protozoen hervorgerufen werden.
- Die **akute Appendizitis** wird multifaktoriell verursacht. Hauptsächlich spielt eine Obstruktion der Appendixlichtung eine Rolle.
- Die **lymphozytäre Kolitis** und die **kollagene Kolitis** sind nur mikroskopisch sichtbare Kolitiden.
- **Morbus Crohn** und **Colitis ulcerosa** sind chronisch-entzündliche Darmerkrankungen autoimmuner Ursache. Der Hauptunterschied ist, dass beim M. Crohn die Entzündung transmural ist und den gesamten Gastrointestinaltrakt betreffen kann. Dahingegen befällt die Colitis ulcerosa nur Mukosa und Submukosa des Kolons.

Erkrankungen der Leber I

Allgemeine Schädigungsmuster der Leber

Fettleber

Definition
Eine Fettleber liegt bei einer **Verfettung des Parenchyms von > 50 %** vor.

Ätiologie und Morphologie
Die Leber ist makroskopisch geschwollenen und gelb, histologisch sieht man intrazytoplasmatische Fetttropfen.
Ist die **Verfettung grobtropfig,** liegt eine Fettstoffwechselstörung, z. B. durch Alkohol, Adipositas oder Diabetes mellitus, vor.
Eine **kleintropfige Verfettung** entsteht durch eine Störung der mitochondrialen β-Oxidation, z. B. bei einer Schwangerschaftsfettleber oder Medikamenteneinnahme.

Klinik
Klinisch liegen meist keine Symptome vor.

> Bei Wegfall der Ursache ist die Fettleber potentiell reversibel!

Leberfibrose

Definition
Eine Bindegewebsvermehrung des Leberparenchyms nennt man Leberfibrose.

Ätiologie und Morphologie
Sie entsteht entweder durch direkte Stimulation der Kollagensynthese (z. B. durch Alkohol) oder durch Narbenbildung nach chronischer Zellschädigung. Man unterscheidet:
- **periportale Fibrose** bei Hepatitis
- **perisinusoidale Fibrose** bei Stauungsleber
- **septale Fibrose** bei Erkrankungen mit größeren Nekrosen
- **Maschendrahtfibrose** (Kollagenfasernetz um einzelne Leberzellen oder Zellgruppen) bei alkoholtoxischer Schädigung.

Leberzirrhose

Ätiologie und Pathogenese
Unterschiedliche Erkrankungen können die Ursache der Leberzirrhose sein (Tab. 1).

Entzündlich	Toxisch	Metabolisch	Zirkulatorisch
Virushepatitis (v. a. Hep. C) Autoimmunhepatitis PBC PSC Tropenerkrankung.	Chronischer Alkoholabusus (häufigste Ursache) Methotrexat Amiodaron.	Hämochromatose M. Wilson.	Venöse Abflussbehinderung Budd-Chiari-Syndrom Rechtsherzinsuffizienz.

Tab. 1: Lebererkrankungen, die zu einer Leberzirrhose führen.

Pathogenese
Es kommt nicht nur zu einer Bindegewebsvermehrung, sondern auch zu einem strukturellen knotigen Umbau der Leberläppchenarchitektur (Abb. 1).
Nach Parenchymuntergang kommt es zur Fibrose mit Septenbildung. Das übrige Parenchym reagiert mit der Bildung sog. **Regeneratknoten.** Diese sind ohne Funktion, da durch den Verlust der Läppchenstruktur der intrahepatische Blutfluss gestört ist. Im Verlauf entsteht deshalb eine **Leberinsuffizienz.**

> Leberfibrose und Leberzirrhose sind irreversible Schädigungen!

Morphologie
Makroskopisch ist die Leber oft hart und verkleinert und besitzt eine höckrige Oberfläche. Man unterscheidet eine **mikronoduläre** (max. 0,3 cm große Knoten), eine **makronoduläre** (0,3–5 cm große Knoten) und eine **gemischt-knotige** Form.

Klinik und Komplikationen
Die Symptome ergeben sich aus der Leberinsuffizienz und der Störung der Blutzirkulation (Umgehungskreisläufe, portale Hypertonie). Komplikationen sind Aszites, Ösophagusvarizenblutung, hepatische Enzephalopathie, hepatorenales Syndrom und HCC.

Hyperbilirubinämie und Ikterus, Cholestase

Definition
Bilirubin entsteht beim Hämoglobinabbau. Indirektes unkonjugiertes Bilirubin wird in die Leber transportiert und dort zu direktem Bilirubin konjugiert.
Eine **Hyperbilirubinämie** liegt ab einer Bilirubinkonzentration im Blut von > 1 mg/dl vor. Ab mehr als 2 mg/dl spricht man von einem **Ikterus.**
Bei einer **Cholestase** ist ein Abflusshindernis der Galle für den Ikterus verantwortlich. Hierbei unterscheidet man intra- und extrahepatische Cholestase.

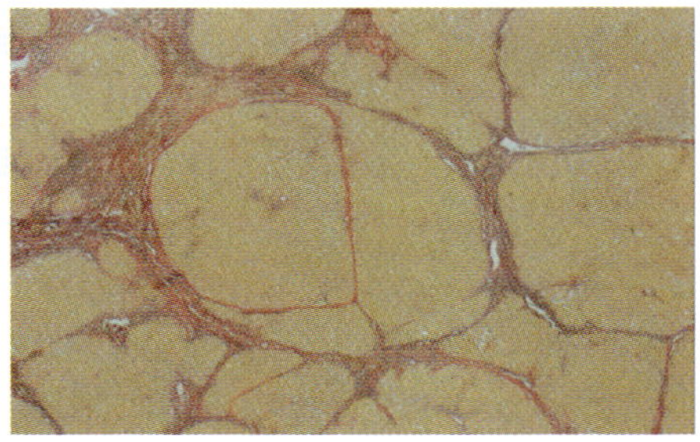

Abb. 1: Leberzirrhose. [9]

Ätiologie und Pathogenese
Die drei Entstehungsformen des Ikterus sind:
- **prähepatischer Ikterus:** Bei starker Hämolyse oder Transfusionszwischenfällen steigt das unkonjugierte Bilirubin an.
- **hepatischer Ikterus:** Direkte Störungen der Leberzelle sind meist angeboren und betreffen Bilirubinaufnahme, -konjugation oder -ausscheidung. Eine Bilirubinausscheidungsstörung kann auch sekundär sein, z. B. bei Hepatitis oder Leberzirrhose (intrahepatische Cholestase).
- **posthepatischer Ikterus:** Ein mechanisches Abflusshindernis der extrahepatischen Gallenwege (extrahepatische Cholestase) führt zum Anstieg des konjugierten Bilirubins.

Morphologie
Bei allen prähepatischen und den meisten hepatischen Störungen ist die Leber unauffällig. Bei einer posthepatischen Störung ist die Leber grün und weist mikroskopisch Gallenfarbstoffe im Zytoplasma der Leberzellen und Gallezylinder in den Gallengängen auf.

Klinik
Der Ikterus äußert sich in einer Gelbfärbung von Haut, Skleren und inneren Organe.

Stoffwechselstörungen

α_1-Antitrypsin-Mangel

Ätiologie
α_1-Antitrypsin ist ein in der Leber gebildeter Proteaseinhibitor, der für den Schutz des Körpergewebes vor aggressiven Proteasen sorgt. Ein Mangel kann vererbt sein (autosomal-rezessiv), wobei die Leberzellen abnormes α_1-Antitrypsin bilden und als PAS-positive intrazytoplasmatische Kügelchen speichern. Chronische Tabakrauchinhalation kann einen sekundären α_1-Antitrypsin-Mangel verursachen.

Pathogenese
Folge des α_1-Antitrypsin-Mangels ist ein vermehrter Kollagenabbau, was zu einem Lungenemphysem führt.

Klinik
Die Erkrankung kann sich nach der Geburt als neonatale Riesenzellhepatitis, im Kindesalter als infantile Leberzirrhose oder im Erwachsenenalter als adulte Zirrhose manifestieren.

Hämochromatose

Ätiologie
Dies ist eine hauptsächlich bei Männern vorkommende autosomal-rezessiv vererbte Störung des Eisenstoffwechsels. Durch einen Gendefekt ist die **Eisenresorption im Dünndarm gesteigert.**

Pathogenese
Das Eisen wird v. a. in Hepatozyten und Gallengangsepithelien als Hämosiderin abgelagert. Da zu viel Eisen zelltoxisch ist, treten zuerst Nekrosen auf, dann eine Fibrose und schließlich eine Leberzirrhose. Die Leber ist dunkel verfärbt und vergrößert. Im Verlauf können Pankreas, Herz, Haut und Gelenke mit beteiligt sein.

Klinik
Die typische Symptomentrias ist eine Lebererkrankung kombiniert mit Diabetes mellitus und einer verstärkten Hautpigmentierung („Bronzediabetes").

Hämosiderose

Ätiologie und Pathogenese
Eine Eisenüberladung kann auch erworben sein (Hämosiderose). Dies geschieht z. B. bei starker Hämolyse, Polytransfusionen oder einer erhöhten oralen Eisenzufuhr.
Differentialdiagnostisch zur Hämochromatose wird das Eisen hier primär in den Kupffer-Sternzellen der Leber abgelagert.

Morbus Wilson

Ätiologie und Pathogenese
Der Morbus Wilson ist eine autosomal-rezessiv vererbte **Störung der biliären Kupferausscheidung.** Dabei kommt es zu Kupfereinlagerungen v. a. in Leber, Gehirn und Auge (Kayser-Fleischer-Kornealring). Wie Eisen ist auch Kupfer zelltoxisch, weswegen im Verlauf ebenfalls eine Leberzirrhose entsteht.

Klinik
Durch die Einlagerung im Gehirn kommt es zu einer Degeneration der Stammganglien, was neurologische Symptome wie Rigor, Tremor oder Sprechstörungen zur Folge haben kann.

Medikamentös-toxische und toxische Schäden

Es gibt verschiedene Medikamente und Toxine, die auf die Leber toxisch wirken. Beispiele für toxische Medikamente sind Zytostatika, Tetrazykline, Steroide und Paracetamol. Das klinisch wichtigste Toxin ist der Alkohol.
Die Leberschädigung kann sich durch Hepatitis, Fettleber, Fibrose, Zirrhose oder Cholestase ausdrücken.

> Bei einem chronischen Alkoholabusus kommt es zunächst zu einer Fettleber, dann zu einer Hepatitis und schließlich zu einer Leberzirrhose.

Gutartige Tumoren und tumorähnliche Läsionen

Leberhämangiom
Der häufigste gutartige Lebertumor liegt meist subkapsulär und besteht aus dilatierten mit Endothel ausgekleideten Bluträumen.

Leberzelladenom
Der weiche und scharf begrenzte Tumor setzt sich histologisch aus mehrschichtigen Leberzellplatten mit dilatierten Sinusoiden und fehlenden Portalfeldern zusammen.

Fokal-noduläre Hyperplasie (FNH)
Die knotige Veränderung ist assoziiert mit der Einnahme von Kontrazeptiva und Steroiden. Sie enthält eine zentrale sternförmige Narbe, von der lymphozytär infiltrierte Bindegewebssepten ausgehen.

Cholangiom
Das von den Gallengangsepithelien ausgehende Adenom besteht aus verzweigten Gallengängen mit einreihigem Zylinderepithel.

Bösartige Tumoren

Hepatozelluläres Karzinom (HCC)

Ätiologie
Das HCC ist ein maligner Tumor hepatozellulärer Differenzierung. Der Hauptrisikofaktor für die Entstehung eines HCC ist die Leberzirrhose (Alkohol!). Andere Risikofaktoren sind Hepatitis B und C, PBC und PSC, Aflatoxine, Steroide und metabolische Erkrankungen.

Morphologie
Makroskopisch kann sich der Tumor nodulär, multinodulär oder diffus wachsend ausbreiten. Histologisch sieht man am häufigsten trabekuläre, jedoch auch tubuläre und papilläre Strukturen.

Klinik
Eine Metastasierung kann lymphogen und hämatogen (v. a. in Lunge, Knochen und Haut) erfolgen. Symptome sind u. a. Hepatomegalie, Oberbauchschmerzen und Gewichtsverlust.

Cholangiokarzinom (CCC)

Dies ist ein bösartiger Tumor der intrahepatischen Gallengänge. Risikofaktoren sind eine PSC, Leberegel (v. a. in Südostasien) oder auch kongenitale Gallengangsanomalien.
Es handelt sich meist um Adenokarzinome, die gelegentlich Schleim produzieren. Ihr Wachstum ist entweder nodulär oder diffus.

Metastasen

Dies sind die häufigsten Tumoren der Leber. Sie stellen sich als weißlich derbe Knoten dar. Der Primärtumor sitzt oft im übrigen Gastrointestinaltrakt (hämatogen über die Pfortader) oder in Lunge, Mamma und Schilddrüse (hämatogen über die A. hepatica).

Zusammenfassung

- Bei einer **Fettleber** sieht man groß- oder kleintropfige intrazytoplasmatische Fetttropfen.
- Eine **Leberfibrose** bezeichnet eine Bindegewebsvermehrung im Leberparenchym mit intakter Läppchenstruktur. Dahingegen liegen bei einer **Leberzirrhose** zusätzlich Regeneratknoten vor, die die Läppchenstruktur zerstören.
- Ein **Ikterus** liegt bei einer Bilirubinkonzentration im Blut > 2 mg/dl vor. Je nach Entstehung unterscheidet man prähepatischen, hepatischen und posthepatischen Ikterus.
- Der Hauptrisikofaktor für das hepatozellulär differenzierte **HCC** ist die Leberzirrhose.
- Die häufigsten Tumoren der Leber sind **Metastasen.**

Erkrankungen der Leber II

Fehlbildungen

Neben Formanomalien der Leber, Atresie oder zystischer Dilatation der intrahepatischen Gallenwege treten v. a. **Leberzysten** als angeborene Fehlbildungen auf. Sie sind durch Zylinderepithel ausgekleidet und können solitär oder multipel auftreten. Bei einer hereditären polyzystischen Lebererkrankung liegt nicht selten auch eine polyzystische Nierenerkrankung vor.

Leberentzündungen

Virushepatitis

Ätiologie

Die klassischen Hepatitisviren (▌Tab. 1) verursachen > 95 % aller Virushepatitiden. Andere Viren, die eine Hepatitis auslösen können, sind z. B. das Ebstein-Barr-Virus (EBV) oder das Zytomegalievirus (CMV).

Pathogenese

Eine Virushepatitis verursacht einen Leberzellschaden.

> Der Leberzellschaden entsteht nicht direkt durch das Virus, sondern durch die körpereigene Immunantwort auf den Virus.

Morphologie

Die einzelnen Hepatitisviren rufen eine sehr ähnliche Morphologie hervor. Ein deutlicher Unterschied zeigt sich jedoch im Verlauf:

Akuter Verlauf

Makroskopisch zeigt sich eine vergrößerte gelb-grüne Leber.
Histologisch fallen auf:

- ballonierte Leberzellen (hydropische Schwellung)
- eosinophile Einzelzellnekrosen (Councilman-Körperchen)
- periportale lymphozytäre Infiltrate
- Proliferation der Kupffer-Sternzellen (die Makrophagen enthalten durch den Leberzellabbau Siderin- und Zeroidpigmente).

In schweren Fällen können auch Mottenfraßnekrosen (Nekrosen zwischen Portalfeld und Leberparenchym mit umgebendem Entzündungsinfiltrat) auftreten.

Chronischer Verlauf

- Bei der **chronisch-persistierenden Hepatitis (leichte Form)** tritt ein scharf auf die Periportalfelder begrenztes lymphozytäres Infiltrat auf. Man beobachtet außerdem eine Proliferation der Kupffer-Sternzellen. Für den Hepatitis-B-Virus sind sog. Milchglaszellen mit milchigem Zytoplasma charakteristisch. Die Läppchenarchitektur bleibt erhalten.
- Bei der **chronisch-aggressiven Hepatitis (schwere Form)** greift das lymphozytäre Infiltrat auf die Läppchen über. Es treten Mottenfraßnekrosen und in schweren Fällen auch Brückennekrosen auf. Im Verlauf kommt es häufig zu einem zirrhotischen Umbau der Leber.

Klinik

Die meisten Virushepatitiden verlaufen ohne spezifische klinische Symptome. Oft tritt vor der Organmanifestation nur ein Prodromalstadium mit Grippebeschwerden, gastrointestinalen Beschwerden und Arthralgien ein. In einem Drittel der Fälle verläuft die Hepatitis ikterisch.

Leberabszess

Ätiologie und Pathogenese

Die häufigsten Erreger für einen Leberabszess sind Streptokokken, Staphylokokken und gramnegative Enterobakterien.
Die Bakterien können auf verschiedenen Wegen in die Leber gelangen. Über die Pfortader (pylephlebitische Abszesse), über die A. hepatica bei Sepsis (septikopyämische Abszesse) und über die Gallenwege (cholangitische Abszesse).

Morphologie und Klinik

Makroskopisch sieht man multiple, ca. 1 cm große gelbe Herde.
Klinisch treten hohes Fieber und Schmerzen im rechten Oberbauch auf.

Parasitäre Entzündungen

Echinokokkose

Eine Infektion mit dem Hundebandwurm (Echinococcus granulosus) führt zu großen Leberzysten, die den Parasiten enthalten. Der Fuchsbandwurm (Echinococcus multilocularis) hingegen verursacht schlauchartige Hohlräume.

Bilharziose/Schistosomiasis

Der Erreger Schistosoma mansoni legt seine Eier in kleinen Pfortaderästen ab. Diese verursachen eine granulomatöse Entzündung mit Fibrose.

Granulomatöse Hepatitis

Eine granulomatöse Hepatitis entsteht meist bei einer Tuberkulose und einer Sarkoidose. Seltenere Ursachen sind z. B. Pilzinfektionen, Morbus Crohn oder Medikamente.

Autoimmunhepatitis

Die Autoimmunhepatitis ist eine chronische Erkrankung. Sie tritt familiär gehäuft auf und betrifft meist Frauen zwischen 30 und 50 Jahren. Häufig sind ANA nachweisbar. Andere autoimmunologische Erkrankungen wie Lupus erythematodes sind mit der Autoimmunhepatitis assoziiert.
Histologisch sieht man lymphozytäre und plasmazelluläre Infiltrate. Eine Fibrosierung tritt früh ein.

Entzündung der intrahepatischen Gallenwege

Akute intrahepatische Cholangitis

Ätiologie und Pathogenese

Die akute eitrige intrahepatische Cholangitis entsteht durch eine bakterielle Infektion, hauptsächlich durch Streptokokken und E. coli. Der Hauptinfektionsweg ist kanalikulär-aszendierend, wobei fast immer ein mechanisches Abflusshindernis vorliegt. Andere Infektionswege sind hämatogen oder lymphogen.

Morphologie

Histologisch sieht man eine granulozytäre Infiltration der ödematösen Portalfelder und eine Zerstörung der Gallengänge.
Verkomplizierend können sich Abszesse oder eine sekundär-biliäre Leberzirrhose entwickeln.

Primär-biliäre Zirrhose (PBC)

Ätiologie und Pathogenese

Über 90 % aller an PBC erkrankten Patienten sind Frauen. Eine autoimmune Genese wird angenommen. Fast immer sind AMA im Se-

Hepatitisvirus	Genom	Übertragung	Krankheitsverlauf
A	RNA	Fäkal-oral	Akut
B	**DNA**	Parenteral, sexuell	Akut/(chronisch)
C	RNA	Parenteral, sexuell	Akut/chronisch (> 50 %)
D	RNA	Parenteral, sexuell, HBV als essentieller Kofaktor	Akut/(chronisch)
E	RNA	Fäkal-oral	Akut

▌Tab. 1: Einteilung der klassischen Hepatitisviren.

rum nachweisbar. Eine Assoziation mit anderen Autoimmunerkrankungen liegt vor.
Es kommt zu einer chronischen nicht-eitrigen Cholangitis mit fortschreitender Zerstörung der intrahepatischen Gallengänge. Im jahrelangen Verlauf entwickelt sich durch die chronische Cholestase eine biliäre Leberzirrhose.

Morphologie

Morphologisch unterscheidet man vier Stadien:

- **Stadium I:** lymphozytäres und plasmazelluläres Infiltrat in der Umgebung der Gallengänge, Nekrosen der Gallengänge
- **Stadium II:** Duktusproliferation der Gallengänge (als Antwort auf die Nekrosen), Übergreifen der Entzündung auf die Periportalfelder
- **Stadium III:** Zerstörung der Gallengänge, Verödung und Vernarbung der Portalfelder, Ausbildung von Fibrosen, Rückbildung der Entzündung
- **Stadium IV:** Übergang der Fibrose in eine Zirrhose.

Klinik

Häufige Symptome einer biliären Zirrhose sind Müdigkeit, Ikterus und Juckreiz. Auch eine Maldigestion kann durch die verminderte Gallensäureexkretion auftreten.

Primär-sklerosierende Cholangitis (PSC)

Ätiologie und Pathogenese

Von der PSC sind vorwiegend Männer betroffen.
Es handelt sich um eine autoimmun verursachte Entzündung der intra- und extrahepatischen Gallenwege. In > 50 % tritt gleichzeitig eine Colitis ulcerosa auf. Auch andere Autoimmunerkrankungen sind mit der PSC assoziiert. Im Gegensatz zur PBC sind vorwiegend kleinere Gallengänge betroffen. Eine chronische segmentale Entzündung führt schon früh zu Fibrosen und daraus resultierenden Stenosen der Gallenwege. Das Endstadium ist wie bei der PBC eine biliäre Leberzirrhose.

Morphologie

Morphologisch sieht man ein periduktales lymphoplasmazelluläres Infiltrat, welches von Mottenfraßnekrosen und zwiebelschalenartigen periduktalen Fibrosen gefolgt wird. Im Verlauf obliterieren die Gallengänge, und es bilden sich Fibrosen aus, die letztendlich in eine Zirrhose übergehen.

Klinik

Siehe oben „PBC".

Kreislaufstörungen

Stauungsleber

Ätiologie

Eine Stauungsleber entsteht bei einer venösen Abflussstörung. Häufigste Ursache ist die Rechtsherzinsuffizienz. Wenn die venöse Abflussstörung durch einen Verschluss verursacht wird (durch Thrombosen oder eine Kompression von außen, z. B. durch Tumoren), nennt man das ein **Budd-Chiari-Syndrom.**

Morphologie

Bei akuter Stauung sieht man eine dunkelrote, vergrößerte Leber, die auf der Schnittfläche rötliche Punkte aufweist. Histologisch sind die Zentralvenen und Sinusoide weit und blutreich.
Eine chronische Stauungsleber ist dagegen geschrumpft und verhärtet. Auf der Schnittfläche erkennt man neben den roten blutreichen Arealen gelbe, verfettete Areale („Muskatnussleber", Abb. 1). In der Histologie wird eine Stauungsinduration sichtbar: perisinusoidale und Zentralvenenfibrose.

Endophlebitis hepatica obliterans

Eine Endophlebitis hepatica obliterans ist ein Verschluss der kleinen Lebervenen.
Die Ursache ist ein toxischer Endothelschaden durch Bestrahlung, Zytostatika oder Kontrazeptiva.

Leberinfarkt

Ein Leberarterienverschluss entsteht durch Thrombosen, Embolien, ein Trauma oder eine Ligatur (operativ).
Ein akuter Verschluss kann zu einem anämischen Infarkt mit hellgelbem Infarktgebiet und hyperämischer Randzone führen.
Aufgrund der doppelten Blutversorgung der Leber (A. hepatica, V. portae) ist ein Leberinfarkt jedoch selten.

Pfortaderthrombose

Ursachen für eine Pfortaderthrombose können Infektionen, Tumoren oder eine Zirrhose sein. Ein chronischer Verschluss hat die Entstehung einer portalen Hypertonie und von Kollateralkreisläufen zur Folge.
Ist der Verschluss akut, kann ein hämorrhagischer Infarkt des Abflussgebiets entstehen.
Bei einem intrahepatischen Verschluss findet man ein dunkles, blutreiches Areal (Zahn-Pseudoinfarkt) mit erweiterten Sinusoiden und atrophiertem Parenchym.

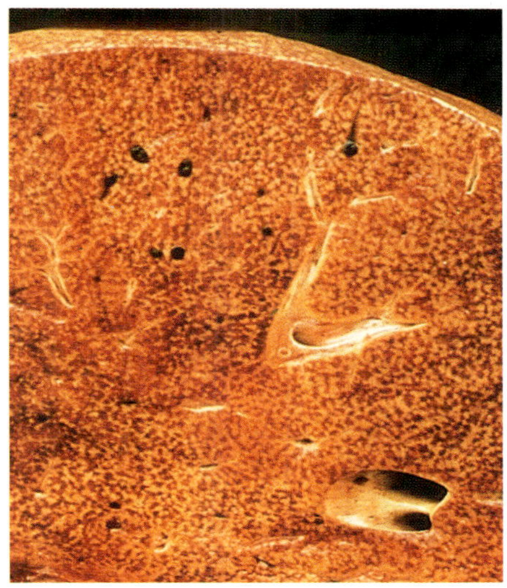

Abb. 1: Schnittfläche einer chronischen Stauungsleber („Muskatnussleber"). [9]

Zusammenfassung

- Eine **Virushepatitis** wird durch die Hepatitisviren A, B, C, D und E hervorgerufen. Je nach Virus ist der Verlauf akut oder chronisch und der Übertragungsweg fäkal-oral oder parenteral und sexuell.
- Eine Entzündung der Leber kann auch bakteriell (Abszesse), parasitär oder autoimmun verursacht sein.
- Die **Entzündung der intrahepatischen Gallenwege** kann akut und eitrig sein (Streptokokken, E. coli). Andererseits können autoimmune Prozesse zugrunde liegen, wie bei der **PBC** und **PSC.** Beide Erkrankungen verlaufen chronisch und enden in einer biliären Zirrhose.
- Eine **Stauungsleber** wird durch eine venöse Abflussstörung (Rechtsherzinsuffizienz, Thrombosen, Kompression) verursacht. Ist die Stauung chronisch kommt es zu einer Stauungsinduration.

Erkrankungen der Gallenwege und des Pankreas

Erkrankungen der Gallenwege

Fehlbildungen

Mögliche Fehlbildungen sind eine Gallengangsatresie, eine kongenitale Dilatation der Gallengänge (Choledochuszysten) und Formanomalien der Gallenblase.

Gallensteine (Cholelithiasis)

Ätiologie und Pathogenese

Entstehungsursachen von Gallensteinen sind eine **geringere Löslichkeit der Gallenflüssigkeit** durch entweder zu viel Cholesterin und Gallensalze oder zu wenig Phospholipide, aber auch lokale Faktoren wie **Stenosen** oder **Entzündungen.**
Die Risikofaktoren für ein Gallensteinleiden sind die „5 F": **f**at, **f**emale, **f**ourty, **f**ertile und **f**air (hellhäutig).

Morphologie

Man unterscheidet gelbe Cholesterinsteine (am häufigsten), braune bis schwarze Pigmentsteine und gemischte Steine (Cholesterin, Pigment, Kalk).

Klinik

Oft sind Gallensteine klinisch stumm. Erst wenn die extrahepatischen Gallenwege verlegt werden, tritt eine Gallenkolik mit typischen krampfartigen Schmerzen und Unruhe („Der Patient windet sich um den Stein.") auf. Mögliche Komplikationen sind Cholezystitis, Pankreatitis oder Perforation.

Cholezystitis und Cholangitis

Ätiologie und Pathogenese

Die Hauptursache einer Cholezystitis ist eine **mechanische Abflussstörung durch Gallensteine.** Sekundär kommt es zu einer Besiedlung mit Bakterien. Andere Ursachen sind schwere Traumata oder eine Sepsis.
Die Cholangitis entsteht ähnlich wie die Cholezystitis. Sie ist außerdem eine häufige Komplikation nach ERCP mit Papillotomie.

Morphologie

Eine Cholezystitis kann akut oder chronisch verlaufen.
Bei einer **akuten Cholezystitis** ist die Gallenblasenwand gerötet und geschwollen. Je nach Schwere der Entzündung können Ulzera und auch Nekrosen auftreten.
Ein **chronischer Verlauf** führt zu einer verdickten fibrosierten und verkalkten Gallenblasenwand („Porzellangallenblase"). Komplikationen der chronischen Cholezystitis sind eine sekundäre biliäre Zirrhose und eine maligne Entartung.

Klinik

Die Symptome einer Cholezystitis sind kolikartige Schmerzen im rechten Oberbauch, Fieber und Ikterus (Charcot-Trias).

Tumoren

Gallenblasenkarzinom
Das häufigste Karzinom der Gallenblase ist ein vom Epithel ausgehendes Adenokarzinom. Bevorzugt sind Frauen betroffen. Risikofaktoren für das Auftreten sind Cholelithiasis, chronisch-rezidivierende Cholezystitiden und genetische Faktoren. Symptome treten erst sehr spät auf.

Karzinom der extrahepatischen Gallenwege
Das Gallengangskarzinom ist ebenfalls meist ein Adenokarzinom und geht vom Epithel der Gallengänge aus. Hauptlokalisationen sind die Mündung des D. choledochus in den D. cysticus und der Zusammenfluss des linken und rechten D. hepaticus (**„Klatskin-Tumor").** Auch hier sind Gallensteine ein Risikofaktor. Bei einer Behinderung des Galleabflusses wird der Tumor durch einen Ikterus symptomatisch.

Karzinom der Papilla Vateri
Ein Karzinom der Papilla Vateri (gemeinsame Einmündung von D. pancreaticus und D. choledochus ins Duodenum) wird wegen seiner Lokalisation durch Blutungen, Cholangitis, Pankreatitis oder Ikterus relativ früh symptomatisch.

Erkrankungen des Pankreas

Fehlbildungen

Fehlbildungen des Pankreas können ein Pancreas anulare (Pankreasgewebsring um das Duodenum), ektopes/heterotopes Pankreasgewebe oder auch kongenitale Pankreaszysten sein.

Akute Pankreatitis

Ätiologie und Pathogenese

Die häufigsten Ursachen für eine akute Pankreatitis sind **Alkoholabusus** und **Gallenwegserkrankungen.** Seltene Ursachen sind Hypertriglyzeridämie, Hyperkalzämie, Medikamente, Traumata (OP, ERCP), Infektionen (meist viral) und genetische Faktoren. In ca. 20 % ist das Auftreten idiopathisch.
Bei der Pathogenese steht eine initiale Aktivierung von Trypsinogen zu Trypsin am Anfang. Trypsin aktiviert sämtliche anderen Pankreasenzyme, was zu einer Selbstverdauung (Autodigestion) des Pankreasgewebes führt. Eine Entzündungsreaktion mit Fettgewebsnekrosen (Kolliquationsnekrosen) und anschließender Vernarbungsreaktion ist die Folge.

Morphologie

- **leichte ödematöse Form:** Bei mildem Verlauf dauert die Pankreatitis ca. eine Woche. Der Pankreas ist grau und ödematös geschwollen. In der Umgebung treten **Kalkspritzernekrosen** (kalziumbindende Fettnekrosen) auf.
- **schwere nekrotisierende Form:** Ist der Verlauf schwer, dauert die Entzündungsreaktion länger und hat nach ca. einer Woche einen zweiten Höhepunkt. Es kommt zu ausgedehnten peripankreatischen Fettgewebsnekrosen und **Parenchymnekrosen,** die Farbe des Pankreas ist schwärzlich (▮ Abb. 1). Der Ausgang ist oft tödlich. Bei Abhei-

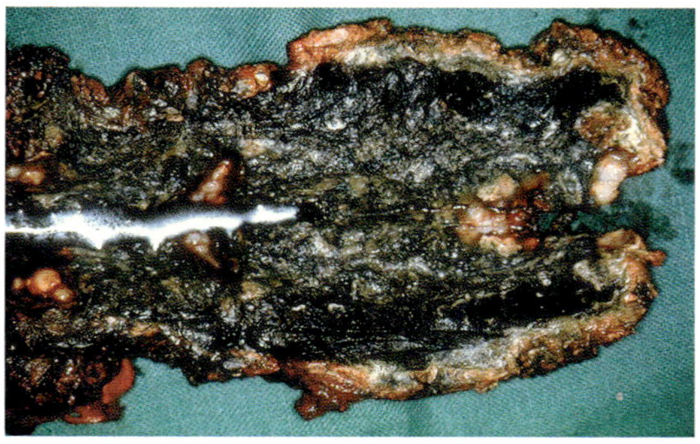

▮ Abb. 1: Nekrotisierende Pankreatitis. [8]

lung der Parenchymnekrosen können sich sog. **Pseudozysten** (ohne Epithelauskleidung) ausbilden.

Klinik

Typisch für eine akute Pankreatitis sind heftige, abrupt einsetzende, häufig gürtelförmig in den Rücken ausstrahlende Schmerzen im Epigastrium. Begleitet werden diese von Übelkeit, Erbrechen und einem sog. Gummibauch (elastische Bauchdeckenspannung durch peritoneale Reizung). Häufig sieht man linksseitige Pleuraergüsse und Aszites.

Chronische Pankreatitis

Ätiologie und Pathogenese

Bei der chronischen Pankreatitis ist der **Alkoholabusus** allein die Hauptursache. Es können zudem die bei der akuten Pankreatitis genannten Ursachen eine Rolle spielen, ca. 20 % sind ebenfalls idiopathisch.
Für die Pathogenese gibt es zwei Hypothesen:

- erhöhte Proteinkonzentration mit Proteinpräzipitation und Obstruktion der Pankreasgänge durch Alkoholmissbrauch („Protein-plug"-Hypothese)
- Entwicklung der chronischen Pankreatitis aus einer rezidivierenden akuten Pankreatitis.

Die chronische Pankreatitis verläuft in **rezidivierenden Schüben.**

Morphologie

- **Frühphase:** In der Frühphase ist das Pankreasparenchym durch kleinere Nekrosen herdförmig fibrosiert.
- **Spätphase:** Im Verlauf dehnt sich die Fibrosierung des Pankreas immer weiter aus. Ein narbig geschrumpfter Pankreas ist der Endzustand einer chronischen Pankreatitis. Durch die Fibrose ist der Ductus pancreaticus fast immer narbig verzogen und ektatisch erweitert. Pseudozysten sind häufig. Nach einer sehr langen Erkrankungsdauer ist eine maligne Entartung möglich.

Klinik

In der Frühphase kommt es immer wieder zu rezidivierenden schmerzhaften Entzündungsschüben. Im Verlauf von 10–20 Jahren führt der Vernarbungsprozess zur Schmerzfreiheit und gleichzeitig zum Funktionsverlust des Pankreas. Der Funktionsverlust äußert sich durch Malassimilation und sehr spät auch durch Diabetes mellitus.

Mukoviszidose (zystische Fibrose)

Ätiologie und Pathogenese

Die Mukoviszidose wird autosomal-rezessiv vererbt und geht mit einer Störung der exokrinen Sekretion v. a. in Pankreas, Lunge, Leber und Dünndarm einher. Der Erkrankung liegt ein Defekt des CFTR-Gens zugrunde, aus dem eine Störung der NaCl-Rückresorption resultiert. Der Salzgehalt im Schweiß ist dadurch unnatürlich hoch, die Sekrete der übrigen Drüsen sind eingedickt.

Morphologie

Im Pankreas findet sich meist eine zystische Fibrose, in der Lunge sieht man Atelektasen, Bronchiektasen, Emphyseme und Infekte.

Klinik

Klinisch herrschen Symptome der Maldigestion und rezidivierende Bronchopneumonien vor.

Pankreaskarzinom

Ätiologie und Pathogenese

Die Ätiologie des Pankreaskarzinoms ist unklar. Mögliche Risikofaktoren für die Entstehung des Pankreaskarzinoms sind Rauchen, Adipositas, chemische Kanzerogene wie Nitrosamin, chronische Pankreatitiden und Diabetes mellitus II.

Morphologie

Das häufigste Karzinom des Pankreas ist das **duktale Adenokarzinom** (> 90 %), das vom Epithel der Pankreasgänge ausgeht. Es findet sich hauptsächlich im **Pankreaskopf.** Der Tumor ist weißlich derb und unscharf begrenzt.
Die Vorläuferläsion des duktalen Pankreaskarzinoms heißt PanIN. Man unterscheidet:

- PanIN I: flache Epithelläsion
- PanIN II: papilläre Epithelwucherung ohne Atypien
- PanIN III: papilläre Epithelwucherung mit Atypien.

Seltenere Karzinome sind Azinuszell-, Zystadeno- oder Plattenepithelkarzinome.
Die Metastasierung geschieht früh zuerst lymphogen in die regionalen Lymphknoten. Hämatogene Metastasen finden sich v. a. in Leber und Lunge.

Klinik

Häufig tritt als erstes Symptom ein **Ikterus** auf. Unspezifischere Symptome sind Gewichtsverlust (> 90 %), Appetitverlust, Verdauungsbeschwerden und Oberbauchschmerzen. Typisch sind das Courvoisier-Zeichen (schmerzlose Schwellung der Gallenblase) und das Trousseau-Zeichen (ungeklärte rezidivierende Thromben). Ein neu aufgetretener Diabetes mellitus kann ebenfalls ein Hinweis sein.

Zusammenfassung

- Entstehungsursachen von **Gallensteinen** sind eine veränderte Zusammensetzung der Gallenflüssigkeit und lokale Faktoren wie Stenosen oder Entzündungen.
- Die Hauptursache für die Entstehung einer **Cholezystitis** oder einer **Cholangitis** ist eine mechanische Abflussstörung durch Gallensteine.
- Eine **Pankreatitis** kann akut oder chronisch auftreten. Durch eine vorzeitige Aktivierung von Verdauungsenzymen kommt es zu einer Autodigestion.
- Die **Mukoviszidose** ist eine vererbbare Krankheit, die mit einer gestörten Drüsenexkretion einhergeht. Die wichtigsten betroffenen Organe sind die Lunge und das Pankreas.
- Das häufigste **Pankreaskarzinom** ist das duktale Adenokarzinom (Vorläuferläsion = PanIN). Es befindet sich vorwiegend im Pankreaskopf.

Erkrankungen der Erythropoese

Grundlagen der Anämie

Definition

Eine Anämie bezeichnet eine verminderte Hämoglobinkonzentration, eine verminderte Erythrozytenzahl und/oder einen verminderten Hämatokriten. Man kann sie nach folgenden Gesichtspunkten einteilen:

- **Erythrozytengröße** (mikrozytär, normozytär, makrozytär)
- **Hämoglobingehalt** (hypochrom, normochrom, hyperchrom)
- **Ursache** (Erythrozytenbildungsstörung, Hämolyse, Erythrozytenverlust).

Klinik

Die Patienten sind durch das verminderte Sauerstoffangebot schwach und müde. Sie leiden unter Kopfschmerzen, Schwindel, Atemnot und Tachykardie. Auch eine Schleimhautatrophie kann durch die gestörte Proliferation regenerationsstarker Zellen vorliegen.
Wird die Anämie durch Hämolyse verursacht, treten zusätzlich noch eine Splenomegalie (verstärkter Abbau der Erythrozyten) und Ikterus auf.
Bei einer Anämie durch Vitamin-B_{12}-Mangel kommt es zu neurologischen Symptomen wie Polyneuropathie und Gangstörungen.

Anämien durch Bildungsstörungen

Eine durch Bildungsstörungen verursachte Anämie kann man an der **zu niedrigen Retikulozytenzahl** erkennen.

Eisenmangelanämie

Definition

Die Eisenmangelanämie ist eine **mikrozytäre hypochrome Anämie** durch verminderte Hämoglobinsynthese. Sie macht > 80 % aller Anämien aus. Eine Eisenmangelanämie mit gleichzeitiger Schleimhautatrophie bezeichnet man als Plummer-Vinson-Syndrom.

> Der häufigste Grund für eine Anämie ist Eisenmangel!

Ätiologie und Pathogenese

Eisen wird mit der Nahrung aufgenommen, im oberen Dünndarm resorbiert, an Transferrin gebunden transportiert und schließlich als Ferritin oder Hämosiderin gespeichert.
Ursachen für einen Eisenmangel sind **verminderte enterale Aufnahme** (Resorptionsstörung, zu geringes Angebot), **chronischer Blutverlust** oder ein **gesteigerter Bedarf** (Wachstum, Schwangerschaft). Es resultierten eine Eisenspeicherentleerung (Ferritin ↓), der Versuch einer vermehrten Eisenbereitstellung (Transferrin ↑) und eine verminderte Hämoglobinsynthese.

Morphologie

Im Blutausstrich sieht man mikrozytäre, irregulär geformte (Poikilozytose) und verschieden große (Anisozytose) Erythrozyten. Auch Anulozyten (ringförmig) oder Target-Zellen (Zielscheibenmuster) können auftreten.
Im Knochenmark kommt es zu einer kompensatorischen Hyperplasie der Erythrozytopoese und einem verminderten Eisengehalt der Erythrozyten-Vorläuferzellen.

Sideroachrestische Anämie

Ätiologie und Pathogenese

Der sideroachrestischen Anämie liegt eine **Eisenverwertungsstörung** zugrunde. Wie bei der Eisenmangelanämie kommt es zur Störung der Hämoglobinsynthese. Es resultiert eine **mikrozytäre, hypochrome Anämie.**
Eine wichtige Ursache sind chronische Erkrankungen und Tumoren. Man vermutet, dass erhöhte Zytokinspiegel den Transport von Ferritin ins Plasma stören. Weitere Ursachen sind Enzymdefekte der Hämoglobinsysnthese oder Alkohol abusus.
Im Gegensatz zur Eisenmangelanämie ist das Ferritin erhöht.

Megaloblastäre Anämien (Vitamin-B_{12}-Mangel-Anämie/ Folsäuremangelanämie)

Ätiologie und Pathogenese

Vitamin B_{12} und Folsäure werden mit der Nahrung aufgenommen. Vitamin B_{12} wird mit Hilfe des im Magen produzierten Intrinsic factor im terminalen Ileum, Folsäure im Jejunum resorbiert. Beide fungieren als **Koenzym bei der DNA-Synthese.** Ein Mangel verursacht eine Kernreifungsstörung mit Ausbildung vergrößerter Erythroblasten. Diese sog. Megaloblasten werden vorzeitig abgebaut, wodurch eine **makrozytäre, hyperchrome Anämie** entsteht. Auch Granulopoese, Thrombopoese und andere Zellen mit hohem Umsatz (Schleimhaut des GIT) sind betroffen. Bei Vitamin-B_{12}-Mangel kommt es im Nervensystem zu Demyelinisierungen.
Ursache eines **Vitamin-B_{12}-Mangels** ist v. a. ein autoimmun verursachter Intrinsic-factor-Mangel (perniziöse Anämie). Dieser kann jedoch auch bei altersatropher Magenschleimhaut oder Gastrektomie auftreten. Weitere Gründe für einen Vitamin-B_{12}-Mangel sind u. a. Ileumerkrankungen, Mangelernährung oder Parasiten.
Ein **Folsäuremangel** entsteht hauptsächlich durch Mangelernährung, aber auch durch erhöhten Bedarf (z. B. in der Schwangerschaft), Malabsorption oder Folsäureantagonisten (Methotrexat, Trimethoprim).

Morphologie

Im Blutausstrich sieht man eine Makrozytose, Poikilozytose und Anisozytose. Die Erythrozyten können Kernreste enthalten (Howell-Jolly-Körperchen). Das erythropoetische Knochenmark ist stark hyperplastisch und besteht hauptsächlich aus Megaloblasten.

Renale Anämie

Bei einer chronischen Niereninsuffizienz wird **vermindert Erythropoetin gebildet.** Dadurch kommt es zu einer veminderten Erythropoese und in der Folge zu einer **normochromen, normozytären Anämie.**

Hämolytische Anämien

Bei einer hämolytischen Anämie kommt es durch gesteigerten Erythrozytenabbau zu einem Erythrozytenverlust. Das Knochenmark versucht diesen Verlust durch eine vermehrte Produktion zu kompensieren (erhöhte Retikulozytenzahl).
Man unterscheidet eine **extravasale Hämolyse** (Abbau in der Milz) und eine **intravasale Hämolyse** (Auflösung der Erythrozyten im Gefäßsystem).
Die Ursachen können korpuskulär (Defekte der Erythrozyten selbst) oder extrakorpuskulär (äußere Faktoren) sein.

Angeborene Störungen der Erythrozytenform

Sphärozytose (Kugelzellenanämie)

Die autosomal-dominant vererbte Störung der Membranstabilität führt durch Wasser und Natriumeinstrom zu einer kugeligen Form der Erythrozyten. Diese bleiben in den Milzkapillaren hängen und werden dort vorzeitig abgebaut.

Elliptozytose

Als Elliptozytose bezeichnet man angeborene ellipsenförmige Formvarianten der Erythrozyten. Der Verlauf ist milder als bei der Sphärozytose.

Enzymdefekte

Glukose-6-Phosphat-Dehydrogenase-Mangel (Favismus)

Der X-chromosomal-rezessive Enzymdefekt führt zu einem mangelnden Schutz der Erythrozyten gegenüber oxidierenden Substanzen (v. a. Radikale). Saubohnen (Fava-

bohnen), Medikamente oder Infektionen können hämolytische Krisen hervorrufen.
Das oxidativ denaturierte Hämoglobin lagert sich als Heinz-Innenkörperchen im Zytoplasma der Erythrozyten ab.

Pyruvatkinasemangel

Es kommt zu einer Störung der glykolytischen ATP-Bildung. Die vermindert flexiblen Erythrozyten werden in der Milz ausgefiltert.

Hämoglobinopathien

Thalassämien

Bei den autosomal-dominant vererbten Thalassämien ist vorwiegend die Synthese der β-Kette, seltener die der α-Kette des Hämoglobins gestört. In der Folge kommt es zu einer ineffektiven Erythropoese mit kompensatorischer Mehrproduktion der jeweils anderen Globinkette. Die Erythrozyten werden vermehrt abgebaut.
Bei der homozygoten β-Thalassämie (Thalassaemia major) tritt extramedulläre Blutbildung mit Hepatosplenomegalie und Knochendestruktion auf. Die heterozygote β-Thalassämie (Thalassaemia minor) verläuft milder.

Sichelzellanämie

Bei der autosomal-rezessiv vererbten Sichelzellanämie wird durch eine Mutation der β-Kette des Hämoglobins ein abnormes Hämoglobin (HbS) gebildet. Die Erythrozyten deformieren sich bei Sauerstoffmangel oder Azidose sichelförmig, polymerisieren und werden in der Milz abgebaut. Die Polymere können Mikroinfarkte verursachen.
Im Blutausstrich sieht man Anisozytose, Poikilozytose und die typischen Sichelzellen (▮ Abb. 1).

Transfusionsreaktionen

Werden Blutkonserven verwechselt (falsche Blutgruppe), kommt es zu einer AB0-Inkompatibilität mit schwerer intravasaler Hämolyse.

Autoimmunhämolytische Anämien

Eine Antikörperbildung gegen körpereigene Erythrozyten kann idiopathisch sein oder sekundär (z. B. durch Lymphome, Infekte, Autoimmunerkrankungen, Medikamente) entstehen.
Die häufigsten Autoantikörper sind **Wärmeautoantikörper** (IgG). Diese binden bei Körpertemperatur an die Erythrozyten und sorgen für einen vorzeitigen phagozytären Abbau in Leber und Milz.
Seltener sind **Kälteautoantikörper** (IgM), die bei niedrigen Temperaturen (v. a. in den Akren) an die Erythrozyten binden. Sie führen durch Komplementaktivierung zu intravasaler Hämolyse.

Mechanische, toxische, medikamentöse Hämolyse

Eine mechanisch bedingte Hämolyse tritt bei künstlichen Herzklappen oder bei längeren Märschen auf.
Mikroangiopathien (hämolytisch-urämisches Syndrom, thrombotisch-thrombozytopenische Purpura), Medikamente und Infektionen können ebenfalls eine Hämolyse hervorrufen.
Im Blutausstrich sind Fragmentozyten (Schistozyten) typisch.

Blutungsanämie

Ätiologie und Pathogenese

Eine Blutungsanämie entsteht durch akuten oder chronischen Blutverlust.
Ein schwerer akuter Blutverlust verursacht zunächst einen akuten hypovolämischen Schock, danach tritt eine normozytäre, normochrome Anämie auf.
Ist der Blutverlust chronisch (v. a. im GIT), kommt es durch eine Erschöpfung der Eisenspeicher zu einer Eisenmangelanämie (mikrozytär, hypochrom).

Polyglobulie

Ätiologie und Pathogenese

Als Polyglobulie bezeichnet man eine reaktive Steigerung der Erythropoese mit vermehrter Erythrozytenzahl im peripheren Blut.
Ursächlich ist eine Vermehrung von Erythropoetin. Eine **kompensatorische** Vermehrung entwickelt sich am häufigsten infolge einer Hypoxie (bei chronisch-obstruktiver Lungenerkrankung, Herz-Kreislauf-Erkrankungen, großer Höhe). Dahingegen kann bei Nierenerkrankungen, endokrinen Störungen oder Tumoren eine **inadäquate** Erythropoetinvermehrung auftreten.

Morphologie

Das erythropoetische Knochenmark ist hyperplastisch.

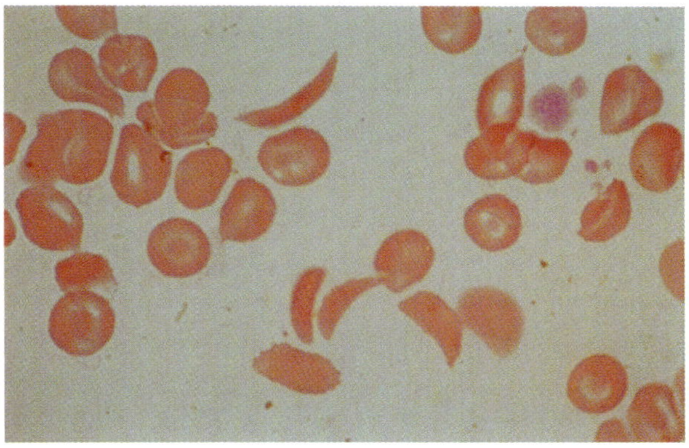

▮ Abb. 1: Peripherer Blutausstrich bei Sichelzellanämie mit den typischen Sichelzellen. [13]

Zusammenfassung

- **Anämien** können durch Bildungsstörungen, Hämolyse oder Blutungen ausgelöst werden: Eine **Bildungsstörung** liegt u. a. bei der Eisenmangelanämie (mikrozytär, hypochrom) und bei der megaloblastären Anämie (makrozytär, hyperchrom) zugrunde.
  Eine **Hämolyse** tritt auf bei angeborenen Störungen der Erythrozytenform, Enzymdefekten, Hämoglobinopathien, Transfusionsreaktionen, Autoimmunhämolyse und mechanischen, toxischen und medikamentösen Schädigungen.
- Eine **Polyglobulie** ist eine reaktive Steigerung der Erythropoese durch eine Vermehrung von Erythropoetin. Diese Vermehrung kann kompensatorisch oder inadäquat sein.

Erkrankungen der Granulo- und Thrombopoese

Granulozytopenie

Definition

Der Begriff **Granulozytopenie** wird gleichbedeutend mit dem Begriff **Neutrozytopenie** verwendet. Er bezeichnet eine Verminderung der neutrophilen Granulozyten < 1500/µl Blut. Eine **Agranulozytose** ist eine Verminderung < 500/µl Blut.
Unter einer **Leukozytopenie** versteht man den Abfall aller weißen Blutkörperchen < 4000/µl Blut.

Ätiologie und Pathogenese

Mögliche Ursachen für eine **Granulozytopenie** können sein:

- **angeboren:** Kostmann-Syndrom (autosomal-rezessiv vererbt)
- **Bildungsstörung:** Verdrängung des blutbildenden Knochenmarks durch Leukämien oder Lymphome, Schädigung des Knochenmarks z. B. durch Medikamente, Bestrahlung, Infektionen, Chemikalien, Vitamin-B_{12}- oder Folsäuremangel
- **gesteigerter Abbau:** Autoantikörper (Immunogranulozytopenie), Infektionen, Hypersplenismus.

Die Hauptursache für eine **Agranulozytose** ist eine medikamentös induzierte Immunogranulozytopenie (z. B. durch Chloramphenicol oder Zytostatika).

Morphologie

Ist die Ausreifung der Granulozyten beeinträchtigt oder werden reife Granulozyten zerstört, ist das Knochenmark hyperzellulär und enthält viele unreife Vorstufen der Granulopoese.
Bei einer Beeinträchtigung der Vorläuferzellen ist das Knochenmark eher zellarm.

Klinik

Die verminderte Anzahl an Immunzellen führt zu einer erhöhten Infektanfälligkeit. Besonders bakterielle Infekte treten gehäuft auf.
Die Agranulozytose nimmt einen akuten Verlauf mit Fieber, Schüttelfrost, Schleimhautulzerationen und evtl. Sepsis.

Granulozytose

Von einer **Granulozytose** spricht man, wenn es zu einer Vermehrung der Granulozyten > 7000/µl Blut kommt. Der Begriff **Leukozytose** wird oft synonym verwendet.
Meist sind v. a. die neutrophilen Granulozyten betroffen (Neutrophilie), es kann sich jedoch auch um die eosinophilen (Eosinophilie) oder die basophilen (Basophilie) Granulozyten handeln.

Ätiologie und Pathogenese

Eine **Neutrophilie** kann durch eine verstärkte Ausschüttung aus dem Knochenmark entstehen. Dies ist bei Stress, körperlicher Anstrengung und akuten bakteriellen Infekten der Fall. Auch eine verstärkte Granulopoese im Rahmen von chronischen Entzündungen und Infekten, Neoplasien und Medikamenteneinnahme (z. B. Steroide) kann eine Neutrophilie verursachen.
Zu einer **Eosinophilie** kommt es v. a. bei allergischen und parasitären Erkrankungen, aber auch bei bakteriellen Infekten und Neoplasien.
Eine **Basophilie** ist selten. Sie kann bei Diabetes mellitus, Myxödem, Colitis ulcerosa und chronischer Polyarthritis entstehen.

Sonderformen

Bei einer massiven Granulozytose (> 30 000/µl Blut) mit Linksverschiebung spricht man von einer **leukämoiden Reaktion.** Die Ursachen dafür sind schwere Infekte, Sepsis oder metastasierte Malignome.
Unter einer **Linksverschiebung** versteht man das vermehrte Auftreten von Granulozytenvorstufen im peripheren Blut. Bei einer richtigen Leukämie findet man auch unreife Vorstufen im Blut.

Thrombozytopenie

Definition

Als Thrombozytopenie bezeichnet man eine Verminderung der Thrombozytenzahl im peripheren Blut < 150 000/µl.

Ätiologie und Pathogenese

Die möglichen Ursachen einer Thrombozytopenie sind in ▮ Tabelle 1 aufgeführt.

Klinik

Eine Störung der Blutstillung macht sich erst ab einer Thrombozytenzahl < 30 000/µl Blut bemerkbar. Man beobachtet dann v. a. petechiale Blutungen (▮ Abb. 1) und Hämatome.

Idiopathische thrombozytopenische Purpura (ITP)

Die ITP wird durch **Autoantikörper,** die gegen die Thrombozyten oder seltener gegen die Megakaryozyten gerichtet sind, hervorgerufen.

Ätiologie und Pathogenese

Es werden eine akute und eine chronische Form unterschieden.
Die **akute ITP** betrifft hauptsächlich Kinder, die einen Virusinfekt durchgemacht haben. Man vermutet eine vorübergehende Antikörperbildung mit Kreuzreaktionen gegen die Thrombozyten.
Bei der **chronischen ITP** (Morbus Werlhof) liegt eine Antikörperbildung gegen Glykoproteine der Thrombozytenoberfläche vor. Sie kann isoliert, im Rahmen eines systemischen Lupus erythematodes oder bei einer HIV-Infektion (seltener) auftreten.

Ursache	Auslöser
Bildungsstörung	▸ **Knochenmarksschädigung:** z. B. durch Zytostatika, Immunsuppressiva, Chemikalien (Benzol), Bestrahlung, Autoantikörper gegen Stammzellen ▸ **Knochenmarksinsuffizenz:** z. B. bei aplastischer Anämie, Osteomyelosklerose ▸ **Knochenmarksinfiltration:** z. B. bei Leukämie, metastasierten Karzinomen.
Reifungsstörung	▸ **Substratmangel:** Vitamin-B_{12}- oder Folsäuremangel ▸ **Angeboren:** Alport-Syndrom, TAR-Syndrom.
Gesteigerter peripherer Umsatz	▸ **Verbrauchskoagulopathie** (DIC): z. B. bei Sepsis ▸ **Medikamente:** z. B. Heparin ▸ **Gesteigerter Abbau:** bei Hypersplenismus ▸ **Mikroangiopathien:** TTP und HUS ▸ **Autoimmun:** z. B. bei ITP ▸ **Mechanische Zerstörung:** z. B. bei künstlichen Herzklappen.

▮ Tab. 1: Ursachen einer Thrombozytopenie.

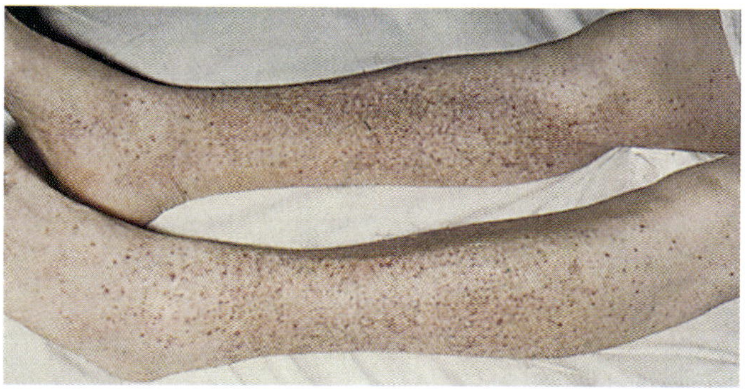

Abb. 1: Petechien an den Beinen beim M. Werlhof. [11]

Morphologie
Im Blutausstrich sind die Thrombozyten vermindert, im Knochenmark fällt eine erhöhte Anzahl an Megakaryozyten auf.

Mikroangiopathien

Die TTP und das HUS sind **thrombotische Mikroangiopathien.** Eine vermehrte Plättchenaggregation mit Thrombenbildung verursacht eine Thrombopenie und mikrovaskuläre Gefäßverschlüsse.

Thrombotisch-thrombozytopenische Purpura (TTP)
Bei der Entstehung der TTP spielt eine wahrscheinlich immunvermittelte Schädigung des Arteriolenendothels eine Rolle.
Die TTP verursacht eine systemische Störung der Mikrozirkulation, klassischerweise auch im Gehirn. Es kann zu neurologischen Symptomen kommen.

Hämolytisch-urämisches Syndrom (HUS)
Das HUS tritt bei Kindern oder nach der Schwangerschaft infolge von Bakterieninfektionen auf, wobei ein Bakterientoxin für die vermehrte Plättchenaggregation verantwortlich ist.
Beim HUS ist vorwiegend die Niere betroffen. Die vergrößerten Nieren weisen an der Oberfläche petechiale Einblutungen auf.
Im Mikroskop sieht man im Frühstadium v. a. die Mikrothromben.
Es treten außerdem ein Intimaödem oder auch Intimanekrosen und Glomerulusnekrosen auf.

Die Symptomentrias des HUS besteht aus akutem Nierenversagen, hämolytischer Anämie und Thrombozytopenie.

Thrombozytose

Bei den Thrombozytosen unterscheidet man primäre und sekundäre Thrombozytosen:
- **primäre essentielle Thrombozythämie** (s. S. 56/57)
- **sekundäre Thrombozytose:** Sie kann entweder durch eine reaktive Aktivierung der Thrombopoese nach Thrombozytopenie oder im Rahmen von Malignomen (v. a. des Knochenmarks) auftreten.

Panmyelophthise (aplastisches Syndrom)

Von einer Panmyelophthise spricht man, wenn eine **Knochenmarksinsuffizienz** vorliegt, die alle drei Zellreihen betrifft.

Ätiologie und Pathogenese
Eine **primär** verursachte Panmyelophthise kann vererbt (Fanconi-Anämie) oder idiopathisch (vermutlich T-lymphozytärer Autoimmunmechanismus) sein.

Sekundär wird die Panmyelophthise zum einen durch eine Schädigung der hämatopoetischen Stammzelle hervorgerufen. Diese Schädigung kann durch virale und bakterielle Infekte, Bestrahlung, Medikamente oder toxische Substanzen (Benzol, Zytostatika) entstehen. Zum anderen kann eine Verdrängung des blutbildenden Knochenmarks die Ursache für eine Panmyelophthise sein. Dies ist bei Leukämien oder Metastasen der Fall.

Morphologie
Bei der primären Panmyeolphthise und bei Schädigung der hämatopoetischen Stammzelle besteht eine Aplasie des Knochenmarks mit stark verringerter Zellzahl und Verfettung.
Ist ein Malignom die Ursache, kann man im Knochenmark das verdrängende Tumorgewebe erkennen.
Im peripheren Blut herrscht eine **Panzytopenie.**

Klinik
Die klinischen Folgen der Panzytopenie sind Anämie, erhöhte Infektanfälligkeit und Blutungen.

Zusammenfassung
- Eine **Granulozytopenie** kann angeboren sein, durch eine Bildungsstörung oder durch gesteigerten Abbau entstehen. Zu einer **Granulozytose** kommt es entweder durch eine verstärkte Ausschüttung aus dem Knochenmark oder durch eine verstärkte Granulopoese.
- Die möglichen Ursachen einer **Thrombozytopenie** sind Bildungsstörungen, Reifungsstörungen oder ein gesteigerter peripherer Umsatz. Eine **Thrombozytose** tritt häufig reaktiv nach einer Thrombopenie auf.
- Bei einer **Panmyelophthise** liegt eine Knochenmarksinsuffizienz vor, die alle drei Zellreihen betrifft. Die Ursachen können primär (vererbt, idiopathisch) oder sekundär (Schädigung der hämatopoetischen Stammzelle, Verdrängung des blutbildenden Knochenmarks) sein.

Myeloproliferative und myelodysplastische Syndrome

Myelodysplastische Syndrome

Definition

Unter den myelodysplastischen Syndromen sind verschiedene Erkrankungen der hämatopoetischen Stammzelle zusammengefasst. Meist sind alle drei Zellreihen dysplastisch verändert, und es besteht eine ineffektive Hämatopoese.
Die myelodysplastischen Syndrome werden auch **Präleukämien** genannt, da sie häufig in eine Leukämie übergehen.

Klassifikation

Myelodysplastische Syndrome werden nach der WHO in mehrere Subtypen eingeteilt (▮ Tab. 1).

Ätiologie und Pathogenese

Das myelodysplastische Syndrom ist erworben. Der häufigste Grund sind spontane genetische Aberrationen, besonders oft auf Chromosom 5 und 7. Seltener ist ein sekundäres Auftreten, z. B. durch Strahlung, Zytostatika oder toxische Substanzen (z. B. Benzol).
Die dysplastische Stammzelle im Knochenmark bildet sich nicht mehr zu funktionsfähigen Blutzellen aus und bleibt oft in einem Vorläuferstadium stecken.

Subtyp	Blut	Knochenmark
Refraktäre Anämie (RA)	▸ Anämie ▸ Keine oder nur wenige Blasten.	▸ Dysplasie der Erythroblasten ▸ < 5 % Blasten ▸ **< 15 % Ringsideroblasten.**
RA mit Ringsideroblasten (RARS)	▸ Anämie ▸ Keine Blasten.	▸ Dysplasie der Erythroblasten ▸ < 5 % Blasten ▸ **≥ 15 % Ringsideroblasten.**
Refraktäre Zytopenie mit multilineärer Dysplasie (RCMD)	▸ Zytopenie in mindestens zwei der drei Zellreihen ▸ Keine oder nur wenige Blasten.	▸ ≥ 10 % dysplastische Zellen in mindestens zwei Zellreihen ▸ < 5 % Blasten ▸ **< 15 % Ringsideroblasten.**
Refraktäre Zytopenie mit multilineärer Dysplasie und Ringsideroblasten (RCMD-RS)	▸ Zytopenie in mindestens zwei der drei Zellreihen ▸ Keine oder nur wenige Blasten.	▸ ≥ 10 % dysplastische Zellen in mindestens zwei Zellreihen ▸ < 5 % Blasten ▸ **≥ 15 % Ringsideroblasten**
RA mit Exzess von Blasten 1 (RAEB1)	▸ Zytopenien ▸ < 5 % Blasten.	▸ Uni- oder multilineäre Dysplasie ▸ Blasten 5 – 9 %.
RA mit Exzess von Blasten 2 (RAEB2)	▸ Zytopenien ▸ 5 – 10 % Blasten.	▸ Uni- oder multilineäre Dysplasie ▸ Blasten 10 – 19 %.
Myelodysplastisches Syndrom – unklassifizierbar (MDS-U)	▸ Zytopenien ▸ Keine oder nur wenige Blasten.	▸ Dysplasie in mindestens einer Zellreihe ▸ < 5 % Blasten.
MDS, 5q-Syndrom	▸ Anämie ▸ Normale oder gesteigerte Thrombozytenzahl ▸ < 5 % Blasten.	▸ Megakaryozytenzahl normal, aber dysplastisch ▸ < 5 % Blasten ▸ Isolierte Deletion von 5q.

▮ Tab. 1: WHO-Einteilung der myelodysplastischen Syndrome.

Morphologie

Das Knochenmark ist wegen der Ansammlung der nicht-funktionsfähigen Blutzellen meist hyperplastisch. Bei den Vorläuferzellen aller drei Zellreihen kann man Kernatypien und Reifungsstörungen sehen. Auffällig sind vergrößerte dysplastische Erythroblasten (Megaloblasten) und Erythroblasten, die den Kern ringförmig umgebende eisenhaltige Mitochondrien enthalten (Ringsideroblasten, ▮ Abb. 1).
Im peripheren Blut herrscht je nach Anzahl der betroffenen Zellreihen eine Zytopenie oder eine Panzytopenie.

Klinik

Bei einer Zytopenie der roten Zellreihe kommt es zu einer **Anämie,** bei einer **Thrombozytopenie** besteht eine erhöhte Blutungsneigung, und bei einer **Granulozytopenie** ist die Immunabwehr geschwächt.

Komplikationen

Wenn der Blastenanteil im Knochenmark 20 % übersteigt, liegt definitionsgemäß eine akute myeloische Leukämie vor. Diese Transformation in eine maligne Erkrankung geschieht bei 20 – 40 % aller Patienten.

Myeloproliferative Syndrome

Die myeloproliferativen Syndrome sind **neoplastische Erkrankungen der hämatopoetischen Stammzelle,** bei denen eine klonale Proliferation einer oder aller drei Zellreihen auftritt. Die Ätiologie ist nicht vollständig geklärt.

Chronische myeloische Leukämie

Siehe Seite 58/59.

Polycythaemia vera (PV)

Bei der Polycythaemia vera kommt es zu einer vermehrten Proliferation aller drei Zellreihen, wobei die erythrozytäre Zellreihe am meisten betroffen ist.

Ätiologie

Es wurde häufig eine Mutation im JAK2-Gen gefunden, welche zu einer konstitutiven Aktivierung des EPO-Rezeptors führt.

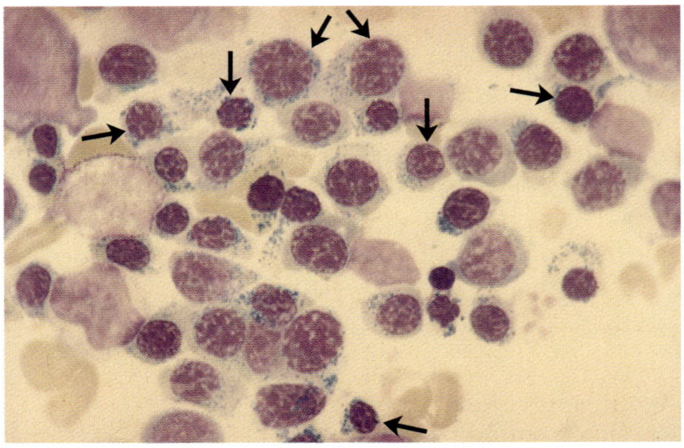

▮ Abb. 1: Knochenmark bei RARS; Pfeile = Ringsideroblasten (Berliner-Blau-Färbung). [10]

Morphologie
Im peripheren Blut herrscht eine massive Erythrozytose mit geringer Linksverschiebung (Erythrozytenvorstufen im Blut). Die Erythrozyten sind unregelmäßig geformt, der Erythropoetinspiegel ist vermindert. Eine Thrombozytose und Leukozytose liegen ebenfalls vor. Das Knochenmark ist mit einer Vermehrung aller drei Zellreihen (v. a. erythrozytäre Zellreihe) hyperzellulär.

Klinik
Die Vermehrung der Erythrozyten führt zu einer Hyperviskosität des Blutes und zu einer Hypervolämie. Daraus ergeben sich die klinischen Symptome: Gesichtsrötung, Thrombosen, Schwindel, Kopfschmerzen und Hypertonie.
Therapeutisch können Aderlässe angewendet werden.

Komplikationen
Häufig geht die Polycythaemia vera in eine sekundäre Osteomyelofibrose über. Gelegentlich kann sich auch eine akute Leukämie entwickeln.

Essentielle Thrombozytämie (ET)

Bei der essentiellen Thrombozytopenie tritt eine unilineare Proliferation der thrombopoetischen Zellreihe auf.

Ätiologie
Man vermutet, dass eine Mutation am MPL (Rezeptor für Thrombopoetin) die Ursache ist.

Morphologie
Im peripheren Blut findet sich eine hochgradige Thrombozytose, wobei die Thrombozyten verschieden groß sind (Anisozytose). Im nur leichtgradig hyperzellulären Knochenmark findet man eine Vermehrung der Megakaryozyten. Diese sind häufig in sog. Clustern zusammengelagert (▮ Abb. 2).

Klinik
Klinisch treten v. a. Mikrozirkulationsstörungen und Thrombembolien auf. Darüber hinaus kann es zu einer Splenomegalie und zu Hämorrhagien kommen.

Komplikationen
Die essentielle Thrombozythämie kann in Polycythaemia vera oder in eine sekundäre Osteomyelofibrose übergehen. Die Entstehung einer akuten Leukämie ist eher selten.

Osteomyelosklerose (Osteomyelofibrose = OMF)

Definition
Die Osteomyelosklerose ist eine neoplastische klonale Proliferation aller drei Zellreihen und wird von einer **reaktiven Markraumfibrose** begleitet.

Ätiologie und Pathogenese
Man unterscheidet die primäre idiopathische Osteomyelofibrose von sekundär entstandenen Osteomyelofibrosen. Diese können sich z. B. aus einer Polycythaemia vera oder einer essentiellen Thrombozythämie entwickeln.
Pathogenetisch führt eine abnorme Stimulation der Fibroblasten durch den PDGF und TGF-β, die von Thrombozyten oder Megakaryozyten freigesetzt werden, zu einer Kollagenfaserbildung und dadurch zur Markfibrose. Die Markfibrose verursacht eine **extramedulläre Blutbildung.**

Morphologie
Im **präfibrotischen Stadium** liegt ein hyperzelluläres Knochenmark mit multilineärer Myeloproliferation vor, wobei v. a. die Megakaryozyten vermehrt sind. Die peripheren Blutzellen sind vermehrt, jedoch unterschiedlich groß, irregulär geformt und zum Teil noch nicht ganz ausgereift.
Im **fibrotischen Stadium** kommt es durch die Fibrosierung zu einer Sklerosierung und Verödung des Knochenmarks, das kaum mehr Zellen enthält. Die extramedulläre Blutbildung macht sich als Hepatosplenomegalie bemerkbar. Im peripheren Blut herrscht nun eine Panzytopenie.

Klinik und Komplikationen
Die Patienten leiden zunächst an Allgemeinsymptomen wie Müdigkeit und Leistungsschwäche. Im weiteren Verlauf kommen eine u. U. schmerzhafte Splenomegalie, Thrombosen und Hämorrhagien hinzu.
Wiederholt entwickelt sich aus der Osteomyelofibrose eine sekundäre akute Leukämie.

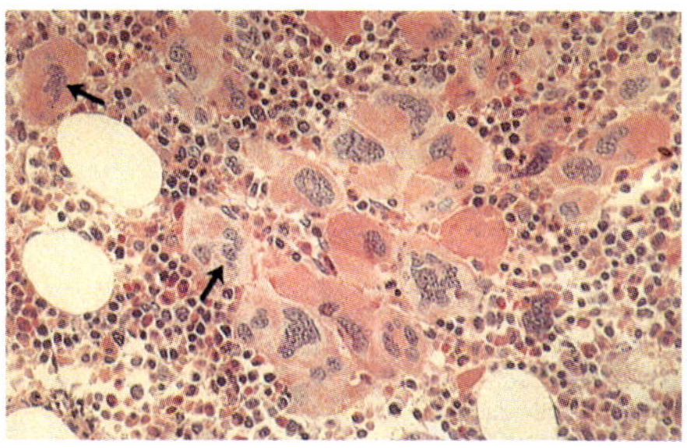

▮ Abb. 2: Knochenmark bei essentieller Thrombozytämie; Pfeile = Megakaryozyten. [10]

Zusammenfassung

- Das **myelodysplastische Syndrom** bezeichnet eine Erkrankung der hämatopoetischen Stammzelle, die zu einer dysplastischen Veränderung meist aller drei Zellreihen führt. Ein Übergang in eine akute myeloische Leukämie ist häufig.
- Die **myeloproliferativen Syndrome** sind neoplastische Erkrankungen der hämatopoetischen Stammzelle, bei denen eine klonale Proliferation einer oder aller drei Zellreihen auftritt. Bei der **Polycythaemia vera** sind alle drei, jedoch v. a. die erythrozytäre Zellreihe betroffen. Dahingegen proliferiert bei der **essentiellen Thrombozytämie** nur die thrombopoetische Zellreihe. Die **Osteomyelosklerose** ist eine neoplastische klonale Proliferation aller drei Zellreihen mit reaktiver Markraumfibrose.
  Alle myeloproliferativen Syndrome können in eine akute myeloische Leukämie übergehen.

Leukämien

Der Begriff Leukämie steht für die **abnorme Proliferation eines leukozytären Zellstamms,** welche eine Verdrängung des blutbildenden Knochenmarks und eine vermehrte Ausschleusung von atypischen Leukozyten ins periphere Blut zur Folge hat.

Ätiologie und Pathogenese

Die Ätiologie ist weitgehend ungeklärt. Faktoren, die bei der primären Entstehung eine Rolle spielen können, sind:

- **Knochenmarksschädigung** durch ionisierende Strahlung, toxische Substanzen oder Zytostatika
- **genetische Faktoren:** Trisomie 21, Translokationen, z. B. t (9;22) (Philadelphia-Chromosom)
- **Virusinfektionen** wie T-Zell-Leukämie durch HTLV-1 in Südjapan und der Karibik.

Die AML kann sich auch sekundär aus myelodysplastischen oder myeloproliferativen Syndromen entwickeln.

Einteilung

Man unterteilt die Leukämien je nach Ursprungszelle in myeloische und lymphatische Leukämien. Außerdem werden ein akuter und ein chronischer Verlauf unterschieden.

Akute Leukämien

Definitionsgemäß liegt eine akute Leukämie bei einem Blastenanteil im Knochenmark von > 20 % vor.

Akute myeloische Leukämie (AML)

Die AML ist eine Erkrankung, deren Inzidenz mit dem Alter deutlich zunimmt. Sie ist gekennzeichnet durch maligne Transformation, Proliferation und Ausschwemmung unreifer myeloischer Blasten.

Subtyp	Beschreibung	Häufigkeit
M0	Undifferenzierte AML	5 %
M1	AML ohne Ausreifung	15 %
M2	AML mit Ausreifung	30 %
M3	Promyelozytenleukämie	10 %
M4	Myelomonozytenleukämie	20 %
M5	Monozytäre Leukämie	10 %
M6	Erythroleukämie	5 %
M7	Megakaryoblastenleukämie	5 %

Tab. 1: FAB-Klassifikation der AML.

Klassifikation

Die FAB-Klassifikation teilt die AML in die Subtypen M1–M7 ein (Tab. 1).

Morphologie

Blut

In den meisten Fällen herrscht im Blut eine **Leukozytose.** Es kann jedoch auch ein **aleukämischer Verlauf** eintreten, bei dem die Leukozytenzahlen im Blut normal oder sogar erniedrigt sind.
Ein **Hiatus leucaemicus** ist typisch bei akuten Leukämien. Dabei treten viele unreife Blasten und wenige reife Zellen im Blut auf, jedoch keine Zwischenstufen.
Ein Anhalt für den myeloischen Ursprung der Blasten können sog. **Auer-Stäbchen** (Peroxidase-positive Granula) sein.

Knochenmark

Das hyperzelluläre Knochenmark hat einen Blastenanteil von mindestens 20 %. Die Zellen der Erythropoese und der Megakaryopoese werden durch die leukämischen Infiltrate verdrängt.

Extramedulläre Manifestation

Bei Organinfiltration können Splenomegalie, Hepatomegalie, Haut- und Schleimhautinfiltrate, Gingivahyperplasie oder ein Befall der Meningen (Meningeosis leucaemica) auftreten.

Klinik

Aus der Verdrängung der normalen Hämatopoese ergibt sich die klinische Symptomatik. Die Patienten sind schwach und müde (Anämie) und neigen zu Infekten (Granulozytopenie), Petechien und Hämatomen (Thrombozytopenie).

Akute lymphatische Leukämie (ALL)

Bei der ALL kommt es zu einer **monoklonalen Proliferation unreifer lymphatischer Zellen** (Lymphoblasten) des B- oder T-Zell-Systems, die in das Blut ausgeschwemmt werden. Meistens handelt es sich um Lymphoblasten des B-Zell-Systems.
Die ALL kann auch als hochmalignes Non-Hodgkin-Lymphom bezeichnet werden. Sind > 25 % aller Knochenmarkszellen neoplastische Lymphoblasten, spricht man von einer ALL. Sind es weniger als 25%, spricht man von einem lymphoblastischen Non-Hodgkin-Lymphom (s. S. 60/61). 80 % der Patienten sind Kinder.

Klassifikation

Je nach Morphologie der Lymphoblasten im Knochenmarksausstrich unterscheidet die FAB-Klassifikation der ALL drei Typen:

- **ALL – L1 (kindlicher Typ):** kleine homogene runde Blasten, keine oder kleine Nukleolen
- **ALL – L2 (Erwachsenentyp):** größere heterogene Blasten mit pleomorphem Kern, deutliche Nukleolen
- **ALL – L3 (Burkitt-Typ):** große Blasten mit rundlichem Kern, große Nukleolen.

Morphologie

Blut und Knochenmark

In Blut und Knochenmark finden sich atypische Lymphoblasten, die PAS-positives Material enthalten. Die Lymphoblasten sind im Gegensatz zu den myeloischen Zellen der AML Peroxidase-negativ.
Im Knochenmark bilden die Lymphoblasten dichte Zellrasen und verdrängen so die normale Hämatopoese.

Extramedulläre Manifestation

Häufig infiltrieren die neoplastischen Zellen Lymphknoten (Vergrößerung), Leber und Milz (Hepatosplenomegalie), seltener die Meningen (Meningeosis leucaemica). Außerdem kann der Thymus befallen werden, v. a. durch Lymphoblasten vom T-Zell-Typ.

Klinik

Die ALL beginnt typischerweise akut mit Schwäche und Fieber. Durch die Verdrängung des blutbildenden Knochenmarks treten auch hier Anämie, Granulozytopenie und Thrombozytopenie mit den jeweils charakteristischen Symptomen auf.

Chronische Leukämien

Chronische myeloische Leukämie (CML)

Die CML gehört eigentlich zu den myeloproliferativen Syndromen. Sie zeichnet sich durch eine **starke Proliferation aller drei Zellreihen,** v. a. aber der granulozytären Zellreihe, aus. Es kommt zu einer verstärkten Ausschwemmung dieser Zellen in das periphere Blut.
Die Erkrankung betrifft hauptsächlich Erwachsene.

Molekularpathologie

Fast immer kann man die Translokation t (9; 22) in allen hämatopoetischen Zelllinien nachweisen. Durch die Translokation entsteht das **Philadelphia-Chromosom,** das auch bcr-abl-Fusionsgen genannt wird. Das Genprodukt verursacht eine konstitutive Aktivierung der abl-Tyrosinkinase, welche die Zellen zu unkontrollierter Proliferation anregt.

Morphologie

Blut

Im Blut herrscht eine starke Leukozytose. Es treten auch vermehrt myelopoetische Vorstufen auf (Linksverschiebung, ▮ Abb. 1).

Knochenmark

Im hyperzellulären Knochenmark sieht man eine Steigerung der Granulopoese. Die Ausdifferenzierung zu Granulozyten findet weiterhin statt. Die Thrombopoese ist ebenfalls erhöht. Im Verlauf kann sich eine Knochenmarksfibrose ausbilden.

Extramedulläre Manifestation

Die CML manifestiert sich v. a. in der Milz, was zu einer Splenomegalie führt. Andere Organe, die infiltriert werden können, sind u. a. Leber, Niere, Haut, Lunge und Meningen.

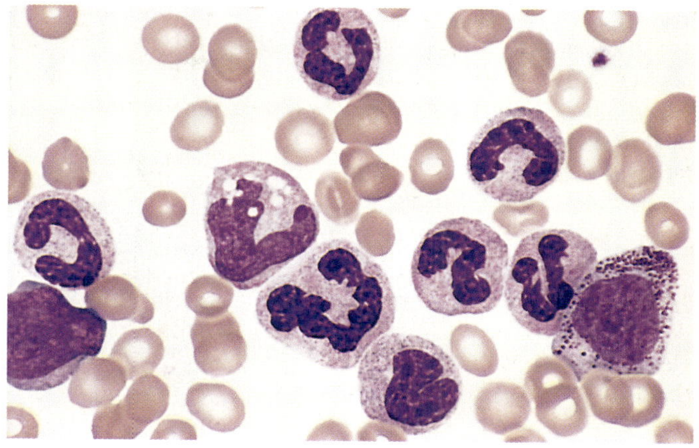

▮ Abb. 1: Peripherer Blutausstrich bei CML. Erkennbar sind viele ausgereifte neutrophile Granulozyten, vereinzelt Metamyelozyten und ein Promyelozyt. [12]

Klinik und Verlauf

Die CML durchläuft drei verschiedene Stadien.

- Die **chronische Phase** ist durch einen Blastenanteil im Blut von < 5 % gekennzeichnet. Sie dauert ca. fünf Jahre und ist bis auf Allgemeinsymptome weitgehend asymptomatisch.
- In der **akzelerierten Phase** kann man im peripheren Blut 10–20 % Blasten beobachten. Auch im Knochenmark steigt die Anzahl der unreifen Vorstufen an. Die Dauer beträgt ca. ein Jahr. Es treten zunehmend B-Symptomatik (Fieber, Nachtschweiß, Gewichtsverlust), Anämie und Thrombozytopenie auf.
- Die **Blastenkrise** stellt die Endphase und den Übergang in eine sekundäre akute Leukämie dar. Dementsprechend treten > 20 % Blasten im peripheren Blut auf. Die Patienten überleben in dieser Phase nur noch wenige Monate.

Chronische lymphatische Leukämie (CLL)

Bei der CLL beobachtet man eine **unkontrollierte Proliferation und Akkumulation** eines entarteten **Lymphozytenklons** (meist vom B-Zell-Typ), wobei es zu einer vermehrten Ausschwemmung ins Blut kommt. Da die Proliferation langsam vor sich geht, ist der Verlauf chronisch.
Man zählt die CLL zu den niedrig malignen Non-Hodgkin-Lymphomen. Es sind vorwiegend Erwachsene betroffen.
Gelegentlich kann die CLL durch sekundäre Transformation in ein aggressives Lymphom übergehen (Richter-Lymphom).

Morphologie

Blut

Im Blut findet man eine massive Lymphozytose, die meist mit einer Anämie und einer Thrombozytopenie einhergeht.

Knochenmark

Das Knochenmark ist von lymphozytischen Infiltratinseln durchsetzt, die die Erythropoese und Thrombopoese verdrängen.
Manche Lymphozyten weisen sog. **Gumprecht'sche Kernschatten** (intrazelluläre Kerntrümmer durch mechanische Instabilität) auf.

Extramedulläre Manifestationen

Die Infiltration mit Tumorzellen führt häufig zu symmetrischen Lymphknotenschwellungen und Hepatosplenomegalie, wobei die Lymphknoteninfiltration bereits vor der leukämischen Tumorzellaussaat bestehen kann. Im späteren Verlauf ist prinzipiell der Befall aller Organe möglich.

Klinik

Die CLL ist die „gutartigste" aller Leukämien, da sie sehr langsam voranschreitet. Die Patienten leiden gelegentlich unter B-Symptomatik. Auffällig ist eine indolente generalisierte Lymphknotenschwellung. Da die neoplastischen Lymphozyten nicht immunkompetent sind, kommt es gehäuft zu Infektionen (auch mit opportunistischen Keimen). Im Verlauf entstehen durch die Knochenmarksverdrängung die Symptome einer Anämie und Thrombozytopenie. Autoimmunerkrankungen können auftreten.

Zusammenfassung

- Der Begriff **Leukämie** steht für die abnorme Proliferation eines leukozytären Zellstamms, die eine Verdrängung des blutbildenden Knochenmarks und eine vermehrte Ausschleusung von atypischen Leukozyten ins periphere Blut zur Folge hat.
- **AML:** Proliferation und Ausschwemmung unreifer myeloischer Blasten.
- **ALL:** monoklonale Proliferation und Ausschwemmung unreifer lymphatischer Zellen (Lymphoblasten) des B- oder T-Zell-Systems
- **CML:** starke Proliferation und Ausschwemmung aller drei, v. a. aber der granulozytären Zellreihe im Rahmen der Blastenkrise
- **CLL:** Proliferation und Ausschwemmung eines entarteten Lymphozytenklons (meist vom B-Zell-Typ).

Maligne Lymphome

Bei malignen Lymphomen liegt eine monoklonale Proliferation lymphatischer Zellen vor. Es können entweder B- oder T-Lymphozyten betroffen sein, wobei das B-Zell-Lymphom häufiger ist.
Im Bezug auf die Lokalisation unterscheidet man **nodale** (Primärlokalisation in den Lymphknoten) und **extranodale Lymphome.**

Morbus Hodgkin

Definition
Beim Morbus Hodgkin handelt es sich um ein Lymphom, das primär die Lymphknoten befällt.
Die Erkrankung besitzt zwei Häufigkeitsgipfel: Zum einen sind junge Erwachsene, zum anderen ältere Menschen häufig betroffen.

Klassifikation
Die Ann-Arbor-Klassifikation teilt den M. Hodgkin je nach Ausbreitung in verschiedene Stadien ein (▮ Tab. 1).

Ätiologie
Die Ursache für die Entstehung eines Morbus Hodgkin ist unklar. Man nimmt allerdings eine Assoziation mit dem Ebstein-Barr-Virus (EBV) an.

Morphologie
Makroskopie
Makroskopisch sieht man indolent vergrößerte und verbackene Lymphknoten. Die betroffenen Lymphknoten befinden sich meist zervikal oder mediastinal. Sekundär kann es zu einem Befall von Milz, Leber, Lunge und Knochenmark kommen. Bei Milzinfiltration beobachtet man das typische Bild einer „Bauernwurstmilz" (multiple grauweiße Tumorknoten in der roten Pulpa).

Mikroskopie
Mikroskopisch ist der Morbus Hodgkin durch große einkernige Tumorzellen mit prominentem Nukleolus (**Hodgkin-Zellen,** ▮ Abb. 1) und **Sternberg-Reed-Riesenzellen** (entstehen durch Fusion mehrerer Hodgkin-Zellen) gekennzeichnet. Diese liegen eher vereinzelt und werden von einem reaktiven entzündlichen Infiltrat aus Lymphozyten, Makrophagen, Plasmazellen, Granulozyten und Epitheloidzellen umgeben.
Je nach Zellzusammensetzung des Infiltrats und Wachstumsmuster unterscheidet man folgende histologische Typen:
- lymphozytenreicher Typ
- nodulär-sklerosierender Typ
- gemischtzelliger Typ
- lymphozytenarmer Typ.

Stadium	Ausbreitung
I	Solitärer Befall einer Lymphknotenregion
II	Befall von zwei oder mehr Lymphknotenregionen auf der gleichen Zwerchfellseite
III	Befall von zwei oder mehr Lymphknotenregionen auf beiden Zwerchfellseiten
IV	Disseminierter Organbefall
A B	Ohne B-Symptomatik Mit B-Symptomatik

▮ Tab. 1: Ann-Arbor-Klassifikation des Morbus Hodgkin.

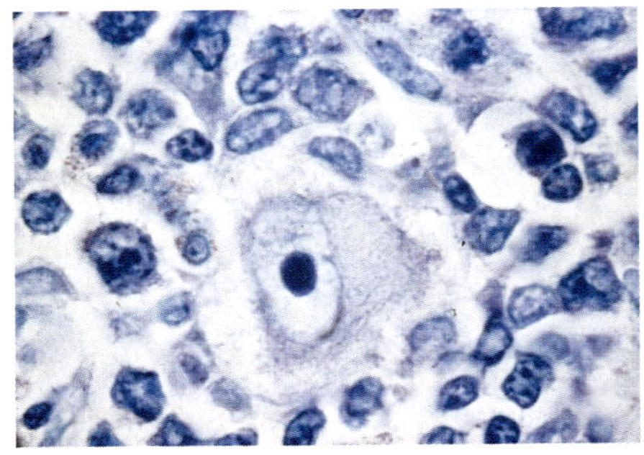

▮ Abb. 1: Hodgkin-Zelle, die von entzündlichen Zellen umgeben ist. [5]

Klinik
Typisch für den M. Hodgkin ist das Auftreten von B-Symptomatik (Fieber, Nachtschweiß, Gewichtsverlust).
Weiterhin finden sich in 80 % der Fälle schmerzlos vergrößerte Lymphknoten. Gelegentlich kann eine Hepatosplenomegalie beobachtet werden.

Non-Hodgkin-Lymphome (NHL)

Non-Hodgkin-Lymphome kommen in zwei Drittel der Fälle nodal, in einem Drittel extranodal vor. Die bevorzugten extranodalen Lokalisationen sind dabei Haut und Gastrointestinaltrakt.
Bei Knochenmarksbefall kann es zu einer Ausschwemmung der Tumorzellen ins Blut kommen (leukämische Verlaufsform).
Es erkranken meist Patienten ab dem 60. Lebensjahr an einem NHL.

Klassifikation
Für die Einteilung der vielfältigen Lymphome existieren unterschiedliche Klassifikationen. Die Kiele Klassifikation teilt die NHL nach vorherrschendem Zelltyp (z. B. lymphoblastisch, lymphozytisch, zentrozytisch) und Malignitätsgrad (niedrigmaligne, hochmaligne) ein.
Am aktuellsten ist jedoch die international anerkannte **WHO-Klassifikation** (▮ Tab. 2), die sich an den Herkunftszellen orientiert und durch Erkenntnisse aus Immunhistochemie und Genetik gestützt wird.

Ätiologie und Pathogenese
Die Ätiologie ist weitgehend ungeklärt. Bei angeborener und erworbener Immunsuppression besteht ein erhöhtes Risiko für das Auftreten von v. a. extranodalen Lymphomen.
Auch sind Virusinfektionen wie EBV (Burkitt-Lymphom) oder HTLV1 (T-Zell-Lymphome) mit bestimmten Lymphomtypen assoziiert.

B-Zellen	T-Zellen
Vorläufer-B-Zell-Lymphome: ▸ Vorläufer-B-lymphoblastisches Lymphom/Leukämie.	Vorläufer-NK/T-Zell-Lymphome: ▸ Vorläufer-T-lymphoblastisches Lymphom/Leukämie ▸ Blastisches NK-Zell-Lymphom.
Reife B-Zell-Lymphome: ▸ Chronische lymphozytische Leukämie/kleinzelliges lymphozytisches Lymphom ▸ B-Zell-Prolymphozyten-Leukämie ▸ Lymphoplasmozytisches Lymphom ▸ Splenisches Marginalzonenlymphom ▸ Haarzellenleukämie ▸ Plasmozytom ▸ Extranodales Marginalzonenlymphom des MALT ▸ Nodales Marginalzonenlymphom ▸ Follikuläres Lymphom ▸ Mantelzell-Lymphom ▸ Diffus großzelliges B-Zell-Lymphom ▸ Mediastinales großzelliges B-Zell-Lymphom ▸ Intravaskuläres großzelliges B-Zell-Lymphom ▸ Primäres Ergusslymphom ▸ Burkitt-Lymphom.	Reife NK/T-Zell-Lymphome: ▸ T-Zell-Prolymphozyten-Leukämie ▸ Großzellige granuläre lymphozytische Leukämie ▸ Aggressive NK-Zell-Leukämie ▸ Adultes T-Zell-Lymphom ▸ Extranodales, nasales NK/T-Zell-Lymphom ▸ Enteropathie-assoziiertes T-Zell-Lymphom ▸ Hepatosplenisches T-Zell-Lymphom ▸ Subkutanes pannikulitisähnliches T-Zell-Lymphom ▸ Mycosis fungoides ▸ Sézary-Syndrom ▸ Primär kutanes großzellig-anaplastisches Lymphom ▸ Peripheres T-Zell-Lymphom, nicht näher klassifiziert ▸ Angioimmunoblastisches T-Zell-Lymphom ▸ Primär systemisches großzellig-anaplastisches T-Zell-Lymphom.

▮ Tab. 2: WHO-Klassifikation der Non-Hodgkin-Lymphome.

Eine Infektion der Magenschleimhaut mit Helicobacter pylori begünstigt die Entstehung eines MALT-Lymphoms (s. S. 38/39).
Für einige Lymphome sind typische chromosomale Aberrationen bekannt, z. B. t (8;14) für das Burkitt-Lymphom.

Morphologie

Morphologisch sind die NHL sehr verschieden (▮ Tab. 2). Bei Lymphknotenbefall sind die betroffenen Lymphknoten wie beim Morbus Hodgkin vergrößert, indolent und mit ihrer Unterlage verbacken. Histologisch geht der normale Aufbau der Lymphknoten durch die meist diffuse Tumorinfiltration verloren. Das Wachstum kann jedoch auch knotig sein.

Klinik

Wie beim Morbus Hodgkin ist auch beim NHL das Auftreten von B-Symptomatik und schmerzlos vergrößerten Lymphknoten typisch. Eine Splenomegalie kann ebenfalls auftreten. Bei Knochenmarksbefall kann sich durch eine Verdrängung des blutbildenden Knochenmarks eine periphere Panzytopenie entwickeln.

Plasmozytom

Das Plasmozytom ist ein **malignes extranodales NHL,** das sich meist im Knochenmark manifestiert. Es ist durch eine monoklonale Proliferation neoplastischer, z. T. Immunglobulin-sezernierender Plasmazellen gekennzeichnet.
Man unterscheidet je nach Lokalisation das **solitäre Myelom** (nur in einem Knochen), das **multiple Myelom** (in mehreren Knochen) und das **extramedulläre Plasmozytom** (außerhalb des Knochens in lymphatischem Gewebe).

Ätiologie und Pathogenese

Die Ätiologie ist unklar. Als Entstehungsursachen werden Strahlenschäden und genetische Faktoren diskutiert.
Eine Vorstufe des Plasmozytoms ist die MGUS (monoklonale Gammopathie unklarer Signifikanz). Dabei werden monoklonale Immunglobuline im Serum oder im Harn nachgewiesen, obwohl kein Plasmozytom gefunden werden kann. Histologisch besteht im Knochenmark lediglich eine minimale Vermehrung von Plasmazellen mit monoklonaler Ig-Produktion. Die MGUS kann nach 20–30 Jahren in ein Plasmozytom oder ein B-Zell-Lymphom übergehen.

Morphologie

Die häufigsten Manifestationsorte des Plasmozytoms sind platte Knochen wie Wirbelkörper, Rippen, Sternum und Schädeldach. Extramedullär tritt das Plasmozytom v. a. im Nasen-Rachen-Raum (Waldeyer-Rachenring) auf.
Makroskopisch imponiert der Tumor im Knochenmark als graurote Masse.
Mikroskopisch unterscheidet man je nach Reifestadium der Tumorzellen ein **plasmozytisches** und ein **plasmoblastisches Plasmozytom.** Im Zytoplasma der atypischen Plasmazellen finden sich gelegentlich eosinophile Granula (Russell-Bodies).

Komplikationen

Komplikationen des Plasmozytoms an sich sind eine **Verdrängung des hämatopoetischen Knochenmarks** und lokale **Osteolysen** (durch Osteoklastenanlockung).
Die Produktion von monoklonalen, nicht funktionstüchtigen Antikörpern oder deren Leichtketten (Bence-Jones-Proteine) ist außerdem für folgende Komplikationen verantwortlich:

- Infektneigung (bei Antikörpermangelsyndrom)
- Amyloidose (durch Leichtkettenablagerung)
- Nierenbeteiligung (durch Amyloidose, Schädigung der Tubuluszellen oder Ig-Präzipitation mit Verstopfung der distalen Tubuli und Sammelrohre).

Im Endstadium kann es zu einer Ausschwemmung der Tumorzellen ins Blut kommen (Plasmazellleukämie).

Klinik

Auch beim Plasmozytom leiden die Patienten typischerweise unter **B-Symptomatik.** Aufgrund der Osteolysen kommt es häufig zu Knochenschmerzen und pathologischen Frakturen. Die Verdrängung des blutbildenden Knochenmarks kann eine Panzytopenie mit den dafür charakteristischen Symptomen hervorrufen.

Zusammenfassung

- Bei malignen Lymphomen liegt eine monoklonale Proliferation lymphatischer Zellen (v. a. B-Lymphozyten) vor. Die Lokalisation ist entweder nodal oder extranodal.
- Beim **M. Hodgkin** sieht man nur vereinzelte Tumorzellen (Hodgkin-Zellen, Sternberg-Reed-Riesenzellen), die von einem massiven entzündlichen Begleitinfiltrat umgeben werden. Es betrifft hauptsächlich die Lymphknoten.
- Bei **Non-Hodgkin-Lymphomen** bestimmen die Tumorzellen das histologische Bild. NHL manifestieren sich in den Lymphknoten, häufiger auch in anderen lymphatischen Organen und im Knochenmark. Nicht selten beobachtet man eine leukämische Verlaufsform.
- Das **Plasmozytom** ist ein extranodales NHL, bei dem vorwiegend das Knochenmark befallen ist. Es ist durch eine monoklonale Proliferation Immunglobulin-sezernierender Plasmazellen gekennzeichnet.
- Klinisch ist bei Lymphomen das Auftreten von **B-Symptomatik** (Fieber, Nachtschweiß, Gewichtsverlust) typisch.

Erkrankungen der Lymphknoten, der Milz und des Thymus

Entzündliche und reaktive hyperplastische Veränderungen der Lymphknoten

Akute Lymphadenitis

Definition

Unter einer akuten Lymphadenitis versteht man eine **entzündliche Lymphknotenschwellung.** Eine bakterielle Entzündung im Zustromgebiet der betroffenen Lymphknoten ist meist die Ursache.

Ätiologie und Pathogenese

Die **akute eitrige Lymphadenitis** wird hauptsächlich durch Streptokokken oder Staphylokokken hervorgerufen, wobei sich die betroffenen Lymphknoten meist im Abflussgebiet eitriger Entzündungen befinden.
Die Erreger einer **akuten nichteitrigen Lymphadenitis** sind dagegen Salmonellen, Listerien oder Yersinien. Lokalisiert sind die betroffenen Lymphknoten überwiegend im Abdominalbereich.

Morphologie

Makroskopisch sind die **Lymphknoten geschwollen,** gerötet und **druckschmerzhaft.** Histologisch sind bei der akuten eitrigen Lymphadenitis neutrophile Granulozyten in den Sinus erkennbar, die sich auf das restliche lymphatische Gewebe ausbreiten und zu Abszessen führen können. Die akute nichteitrige Lymphadenitis ist durch erweiterte Sinus gekennzeichnet, die reichlich Lymphozyten enthalten.

Chronische Lymphadenitis

Definition

Es handelt sich um eine **reaktive Lymphknotenvergrößerung** bei verschiedenen Infektionen.

Ätiologie und Morphologie

Chronische unspezifische Lymphadenitis

Diese tritt meist im Zervikal-, Submandibulär- und Inguinalbereich auf und imponiert als oft indolente verschiebliche Lymphknotenschwellung. Es können verschiedene Lymphknotenkompartimente hyperplastisch sein (Follikel, parakortikale T-Zone, Pulpa, Sinus), wobei die Morphologie meist nicht eindeutig auf die Ursache schließen lässt.

- Bei einer **follikulären Hyperplasie** entsteht durch die Stimulation des B-Zell-Systems eine Vergrößerung und Vermehrung der Keimzentren in der Lymphknotenrinde (▮ Abb. 1). Gegen die vermehrten dunklen B-Zellen heben sich die hellen größeren Makrophagen deutlich ab („Sternhimmelbild" der Makrophagen).
Die Ursache ist meist unklar. Sie wird allerdings z. B. bei HIV-Infektion oder rheumatoider Arthritis gefunden.
- Die **parakortikale Hyperplasie** geht mit einer Verbreiterung der Parakortikalzone durch eine Vermehrung von T-Zellen, interdigitierenden Retikulumzellen, Blutgefäßen, Makrophagen und vereinzelten Blasten einher. Sie wird durch die Stimulation des T-Zell-Systems hervorgerufen.
Diese Reaktionsweise kommt z. B. bei der nekrotisierenden Lymphadenitis oder der dermatopathischen Lymphadenitis vor.
- Bei der **bunten Pulpahyperplasie** treten eine Hyperplasie der Pulpa und der Parakortikalzone aufgrund einer T-Zell-Aktivierung auf. Es besteht ein bunt gemischtes Zellbild aus reifen Lymphozyten und Blasten.
Beobachten kann man eine bunte Pulpahyperplasie v. a. bei viralen Infektionen (EBV, CMV, Masernvirus, VZV).
- Eine **Hyperplasie der Sinus** (Sinushistiozytose) ist gekennzeichnet durch eine Vermehrung der Sinusendothelien, Histiozyten und Lymphozyten (B-Zellen). Da die Sinus die ersten Orte der immunlogischen Reaktion des Lymphknotens sind, ist die Sinushistiozytose eine häufige Begleitreaktion bei unspezifischen Lymphadenitiden.

Chronische spezifische Lymphadenitis

Die chronische spezifische Lymphadenitis fällt klinisch v. a. durch eine eher schmerzhafte Schwellung auf. Morphologisch kann ein für bestimmte Erkrankungen charakteristisches Bild beobachtet werden.
Eine **retikulo-abszedierende Lymphadenitis** kommt z. B. vor bei:

- **pseudotuberkulärer Lymphadenitis:** Die Ursache ist eine Yersinien-Infektion, befallen sind ausschließlich die mesenterialen Lymphknoten. Man findet retikulo-histiozytär begrenzte Abszesse und eine bunte Pulpahyperplasie. Klinisch kann sie leicht mit einer Appendizitis verwechselt werden.
- **Katzenkratzkrankheit:** Der durch Katzen übertragene Erreger Bartonella henselae führt zu einer Lymphadenitis v. a. der zervikalen und axillären Lymphknoten. Morphologisch ähnelt sie der pseudotuberkulären Lymphadenitis.
- **Lymphgranuloma venereum:** Eine Chlamydieninfektion liegt der nekrotisierenden Lymphadenitis mit Befall der inguinalen Lymphknoten zugrunde.

Eine **granulomatöse Lymphadenitis** wird u. a. verursacht durch:

- **Toxoplasmose:** Bei der Toxoplasmose sind die nuchalen und die zervikalen Lymphknoten betroffen. Man beobachtet kleinherdige peri- und intrafollikuläre Epitheloidzellansammlungen und eine Sinushistiozytose.
- **Sarkoidose:** Meist in bilateralen Hiluslymphknoten kommt es zur Ausbildung epitheloidzelliger, nicht-verkäsender Granulome.
- **Tuberkulose:** Die typischen Tuberkulose-Granulome sind epitheloidzellig mit zentraler verkäsender Nekrose.

Erkrankungen der Milz

Splenomegalie

Definition

Es handelt sich um eine vielfältig verursachte Vergrößerung der Milz.

Ätiologie

Die verschiedenen Ursachen einer Splenomegalie sind:

- **Infektionen** (z. B. infektiöse Mononukleose, Röteln, Zytomegalie, Tbc, Typhus, Malaria)
- **Stauung** (z. B. bei Leberzirrhose, Rechtsherzinsuffizienz, Pfortader-, Milzvenenthrombose)

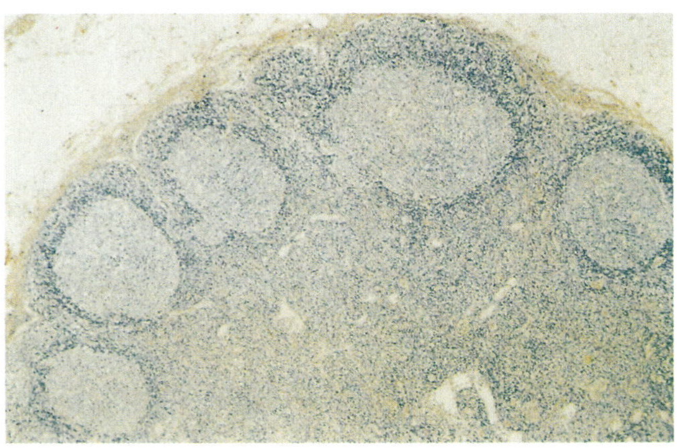

▮ Abb. 1: Follikuläre Lymphknotenhyperplasie. [6]

- **Blutkrankheiten** (z. B. hämolytische Anämien, TTP)
- **Neoplasien** (z. B. Milztumoren, Lymphome, Leukämien, myeloproliferative Erkrankungen)
- **Autoimmunerkrankungen** (z. B. SLE, rheumatoide Arthritis)
- **Ablagerungen, Speichererkrankungen** (z. B. Amyloidose, M. Gaucher, M. Niemann-Pick, Mukopolysaccharidosen).

Morphologie

Makroskopisch ist die Milz vergrößert und durch Gerüst- und Kapselfibrose verfestigt.
Mikroskopisch sieht man erweiterte Pulpastränge und im Verlauf eine zunehmende Fibrose.

Komplikationen

Durch die Milzvergrößerung kommt es zu einer längeren Verweildauer der Blutzellen in der Milz, woraus ein verstärkter Abbau der Blutzellen resultiert. Die Folge ist ein Hypersplenismus, bei dem eine periphere Panzytopenie und gleichzeitig ein hyperplastisches Knochenmark vorliegen.
Auch die spontane Milzruptur ist eine Komplikation der Splenomegalie.

Stauungsmilz

Eine Stauungsmilz entsteht durch eine venöse Abflussbehinderung. Diese kann folgendermaßen verursacht werden:

- **Rechtsherzinsuffizienz:** Venöses Blut staut sich in die Milz zurück. Es resultiert eine mäßige Splenomegalie. Man beobachtet in der roten Pulpa eine starke Erweiterung der Sinus, die mit vielen Erythrozyten angefüllt sind.
Bei chronischer Rechtsherzinsuffizienz kommt es zu einer Verfestigung der Milz durch eine Kapselfibrose und vermehrte Retikulinfaserbildung.
- **portale Ursachen:** Häufigste portale Ursache ist eine Leberzirrhose, seltener sind Pfortaderthrombosen. Venöses Blut staut sich in der Milz, was hier zu einer **starken** Splenomegalie führt. Mikroskopisch sieht man eine Hyperplasie der Sinus und der Pulpastränge.
Im Verlauf kommt es wie bei der Rechtsherzinsuffizienz zu einer Fibrose. Aufgrund der Druckbelastung können kleine Blutungen entstehen, die sich in verkalkte hämosiderinhaltige Narbenknötchen umwandeln (Gandy-Gamna-Knötchen).
- **Milzvenenthrombose:** Sie kann durch Entzündungen oder komprimierende/infiltrierende Tumoren entstehen. Die Milz ist durch den Blutrückstau stark vergrößert. Die Morphologie ähnelt den Veränderungen bei portalen Ursachen.

Anämischer Milzinfarkt

Ein Milzinfarkt wird durch den Verschluss eines Arterienastes hervorgerufen.
Ursachen sind meist Thrombembolien, seltener Tumorinfiltrationen.
Makroskopisch sieht man eine keilförmige Abblassung des Infarktgebiets mit hyperämischem Randsaum, wobei die Spitze des Keils zum Milzhilus zeigt. Die mikroskopisch erkennbare Koagulationsnekrose wandelt sich im Verlauf in eine weiße Infarktnarbe um.

Erkrankungen des Thymus

Thymushyperplasie

Von einer Thymushyperplasie sind vorwiegend Säuglinge betroffen. Dabei kommt es zu einer Gewicht- und Volumenzunahme.
Die Thymushyperplasie kann idiopathisch, nach schweren Erkrankungen oder beim M. Addison auftreten.

Lymphofollikuläre Thymitis

Die lymphofollikuläre Thymitis ist eine Entzündungsreaktion des Thymus mit einer Hyperplasie der Lymphfollikel. Sie geht mit verschiedenen Autoimmunerkrankungen wie Lupus erythematodes, M. Addison. M. Basedow oder Myasthenia gravis einher.

Thymom

Dieser seltene Tumor des Thymusepithels betrifft hauptsächlich Erwachsene. Es liegt meist im vorderen Mediastinum und kann sowohl gutartig als auch bösartig sein.

Morphologie

Makroskopisch ist der Tumor septiert und enthält häufig Zysten, Einblutungen und Nekrosen. Gutartige Thymome sind bindegewebig abgekapselt, wohingegen maligne Thymome ins umgebende Gewebe infiltrieren.
Histologisch unterscheidet man die benignen Thymome und maligne Thymome der Kategorien A, AB, B und C.

Klinik

Das Thymom kann durch Kompression der Trachea und der V. cava zu Schluckbeschwerden, Atemnot und oberer Einflussstauung führen.
Auffällig ist außerdem eine häufige Assoziation mit Autoimmunerkrankungen (v. a. **Myasthenia gravis**), endokrinen paraneoplastischen Syndromen, der aplastischen Anämie oder einer Hypogammaglobulinämie.

Zusammenfassung

- Unter einer **akuten Lymphadenitis** versteht man eine entzündliche druckschmerzhafte Lymphknotenschwellung.
- Eine **chronische Lymphadenitis** (chronisch unspezifisch, chronisch spezifisch) ist eine reaktive nicht unbedingt schmerzhafte Lymphknotenvergrößerung.
- Eine **Stauungsmilz** entsteht durch eine venöse Abflussbehinderung. Diese kann durch eine Rechtsherzinsuffizienz, portale Ursachen oder eine Milzvenenthrombose hervorgerufen werden.
- Einem **anämischen Milzinfarkt** liegt meist eine Thrombembolie zugrunde.
- Das **Thymom** ist ein benigner oder maligner Tumor des Erwachsenenalters mit Lokalisation im vorderen Mediastinum. Es ist häufig mit einer Myasthenia gravis assoziiert.

Nierenfehlbildungen, Nierenzysten und Nierentumoren

Nierenfehlbildungen

Definition

Nierenfehlbildungen sind anlagebedingte Entwicklungsstörungen oder Anomalien der Nierenform und -lage.

Arenie

Die Arenie ist ein einseitiges (mit dem Leben vereinbar) oder doppelseitiges (nicht mit dem Leben vereinbar) Fehlen der Niere. Sie kann durch das Fehlen der Nierenanlage (Agenesie) oder durch fehlendes Wachstum und Differenzierung (Aplasie) entstehen. Eine einseitige Arenie geht häufig mit einer Fehlbildung der Genitalorgane einher.

Nierenhypoplasie

Von einer Nierenhypoplasie (hypoplastische Zwergniere) spricht man beim Vorliegen einer zu kleinen Niere, die ansonsten jedoch regelrecht differenziert ist. Die gesunde zweite Niere reagiert meist mit einer Hyperplasie.

Nierenheterotopie

Nierenheterotopien sind Lageveränderungen der Niere. Man unterscheidet **Beckennieren, Hufeisennieren** (Verschmelzung der unteren Nierenpole) und **unilaterale Verschmelzungsnieren** (Verschmelzung beider Nieren mit Verlagerung auf eine Seite). Eine Beckenniere kann auch sekundär durch Bindegewebsschwäche entstehen. Sie heißt dann **Wanderniere,** Senkniere oder Ren mobilis.

Zystische Nierenerkrankungen

Kongenitale Zystennieren

Die kongenitalen Zystennieren sind vererbbar und durch das Auftreten multipler Zysten gekennzeichnet (polyzystische Nierenerkrankungen). Je nach Erbmodus, Manifestationsalter und Morphologie werden verschiedene Formen unterschieden:

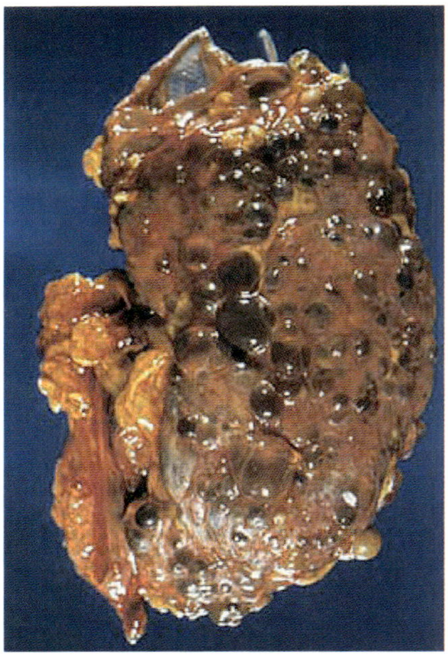

Abb. 1: Polyzystische Nierenerkrankung adulter Typ. [13]

Polyzystische Nierenerkrankung, infantiler Typ (sog. Schwammnieren Typ I nach Potter)

Diese bilateralen Zystennieren werden **autosomal-rezessiv** vererbt. Die Erkrankung ist in der Regel schon bei der Geburt manifest und besitzt in utero und postnatal eine hohe Letalität.
Makroskopisch kann die Niere bis auf das Zehnfache vergrößert sein. Histologisch entsprechen die bis zu 2 mm großen Zysten Erweiterungen der distalen Tubuli und Sammelrohre (Sammelrohrhyperplasie). Auch in der Leber treten Zysten auf.

Polyzystische Nierenerkrankung, adulter Typ (sog. Schwammnieren Typ III nach Potter)

Der Erbgang dieser bilateralen Zystennieren ist **autosomal-dominant.** Das Manifestationsalter beträgt 20–40 Jahre.
Morphologisch sind die Nieren massiv vergrößert und von multiplen bis zu mehreren Zentimetern großen Zysten durchsetzt (Abb. 1). Im Verlauf verdrängen und zerstören die Zysten das angrenzende gesunde Nierenparenchym, was eine chronische Niereninsuffizienz zur Folge hat. Häufig entwickeln sich auch Leber-, Lungen- und Pankreaszysten und Hirnbasisaneurysmen.

Solitäre Nierenzysten

Solitäre Nierenzysten sind **erworben** und nehmen mit dem Alter zu. Meist entstehen sie durch eine Tubuluserweiterung (evtl. aufgrund narbiger Prozesse) und sind deswegen in der Nierenrinde lokalisiert. Ihr Durchmesser variiert von wenigen Millimetern bis zu mehreren Zentimetern. Sie enthalten eine gelbliche seröse Flüssigkeit und werden von einem einschichtigen Epithel ausgekleidet.
Die solitären Nierenzysten haben normalerweise keinen Krankheitswert. Ihre Bedeutung liegt eher in der Unterscheidung zu Nierentumoren. Allerdings können Komplikationen wie Infektionen, Blutungen und Zystenruptur auftreten.

Nierentumoren

Gutartige Nierentumoren

Nierenzelladenom

Diese bis zu 1 cm großen gelblichen Knoten können einzeln oder multipel auftreten. Sie liegen hauptsächlich in der Nierenrinde. Mikroskopisch sieht man papillär differenzierte Epithelzellen. Bei den Differenzierungsgraden G1 und G2 und einem Durchmesser < 1 cm handelt es sich um ein Nierenzelladenom. Übersteigt der Durchmesser 1 cm, spricht man von einem Nierenzellkarzinom. Ist der Differenzierungsgrad G3, bezeichnet man jedoch schon einen Knoten < 1 cm als Nierenzellkarzinom.

Onkozytom

Onkozytome bestehen aus Onkozyten, die epithelialen Ursprungs sind und durch ein eosinophiles Zytoplasma (enthält viele Mitochondrien) auffallen. Ein Onkozytom kann über 10 cm groß werden, wächst jedoch sehr langsam und metastasiert nicht. Morphologisch ist es von rehbrauner Farbe und weist eine zentrale Narbe auf.

Nierenzellkarzinom

Das Nierenzellkarzinom ist der häufigste maligne Nierentumor des Erwachsenenalters. Es leitet sich von den Zellen des Tubulusepithels oder des Sammelrohrepithels ab. Definitionsgemäß liegt ein Nierenzellkarzinom ab einem Durchmesser von 1 cm oder bei einem Differenzierungsgrad von G3 vor (siehe Nierenzelladenom).

Klassifikation

Die TNM-Klassifikation des Nierenzellkarzinoms wird in ▮ Tabelle 1 dargestellt.

Ätiologie und Pathogenese

Risikofaktoren für die Entstehung eines Nierenzellkarzinom sind Geschlecht (Männer häufiger betroffen), Nikotinabusus, Adipositas und Bluthochdruck.

Morphologie

Das Nierenzellkarzinom ist bevorzugt an den Nierenpolen lokalisiert. Da die Diagnose oft ziemlich spät erfolgt, kann es bis zu 15 cm groß werden.
Makroskopisch ist der Tumor häufig von Zysten, Nekrosen und Blutungen durchsetzt, wodurch das typische „bunte Bild" entsteht.
Mikroskopisch unterscheidet man folgende Typen:

- **klarzelliger Typ** (am häufigsten): vorwiegend solides Wachstum, helles Zytoplasma der Tumorzellen aufgrund des hohen Glykogengehalts, leitet sich vom proximalen Tubulus ab
- **papillärer Typ** (am zweithäufigsten): multifokales Auftreten, zeigt papilläre Differenzierung, leitet sich vom proximalen Tubulus ab
- **chromophober Typ** (▮ Abb. 2): solides Wachstum, feinretikuläres Zytoplasma und perinukleäre Aufhellung der Tumorzellen, leitet sich vom distalen Tubulus ab
- **Sammelrohrkarzinom (Ductus-Bellini-Karzinom):** diffuses Wachstum mit Infiltration des Nierenparenchyms und des Nierenbeckens, leitet sich von den Sammelrohren ab.

Klinik

Symptome treten erst spät auf. Die charakteristische Symptomentrias ist dann **Flankenschmerz, Makrohämaturie** und **palpabler Nierentumor.**

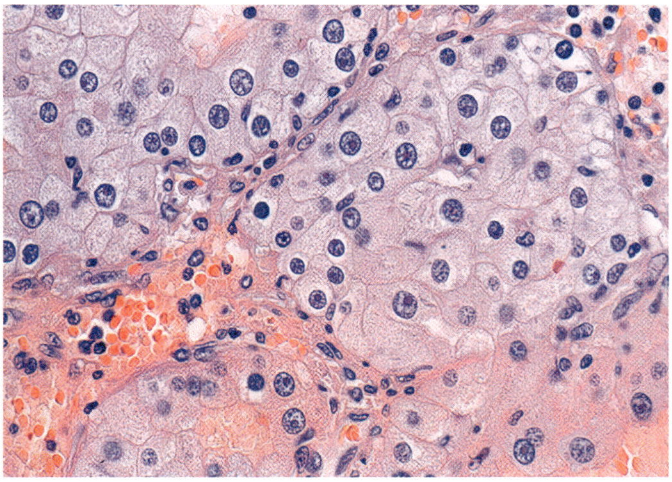

▮ Abb. 2: Chromophobes Nierenzellkarzinom. [5]

Stadium	Ausbreitung
pT1	Tumor ≤ 7 cm und auf die Niere begrenzt
pT2	Tumor > 7 cm und auf die Niere begrenzt
pT3	Ausbreitung in die großen Venen oder in das perirenale Gewebe, jedoch nicht über die Gerota-Faszie (Fascia renis) hinaus
pT4	Ausbreitung über die Gerota-Faszie hinaus

▮ Tab. 1: TNM-Klassifikation des Nierenzellkarzinoms.

Nephroblastom (Wilms-Tumor)

Das Nephroblastom geht von embryonalen Resten des nephrogenen Blastems aus. Es ist der häufigste maligne Nierentumor des Kindesalters. Die betroffenen Kinder sind meist unter fünf Jahre alt.

Ätiologie und Pathogenese

Es sind insgesamt vier Gene bekannt, die mit einer Nephroblastomentstehung assoziiert sind, u. a. das Tumorsuppressorgen WT1 auf Chromosom 11.

Morphologie

Makroskopisch zeigt sich ein solider weicher Tumor, der häufig Blutungen, Nekrosen und Zysten aufweist.
Mikroskopisch sieht man rundliche, zytoplasmaarme Blastemzellen. Es kann jedoch Gewebe mit epithelialer und stromaler Differenzierung auftreten.

Klinik

Die Kinder haben oft unspezifische Bauchbeschwerden. Das Leitsymptom ist jedoch meist ein palpabler Tumor im Unterbauch. Wiederholt kann man auch eine Hämaturie beobachten.

Zusammenfassung

- ✖ **Nierenheterotopien** sind Lageveränderungen der Niere, wobei man Beckennieren, Hufeisennieren und unilaterale Verschmelzungsnieren unterscheidet.
- ✖ Bei den **zystischen Nierenerkrankungen** unterscheidet man die kongenitalen Zystennieren und sekundär erworbene Nierenzysten.
- ✖ Das **Nierenzellkarzinom** ist der häufigste maligne Nierentumor des Erwachsenenalters und leitet sich von den Zellen des Tubulusepithels oder des Sammelrohrepithels ab. Histologisch werden klarzelliger Typ, papillärer Typ, chromophober Typ und Sammelrohrkarzinome unterschieden.
- ✖ Das **Nephroblastom** (Wilms-Tumor) ist der häufigste maligne Nierentumor des Kindesalters. Es geht von embryonalen Resten des nephrogenen Blastems aus.

Kreislauf- und Gefäßerkrankungen der Niere

Arterielle Kreislaufstörungen

Schockniere

Definition
Als Schock bezeichnet man allgemeines Kreislaufversagen. Lebenswichtige Organe werden dabei minderdurchblutet. In 20 % der Fälle sind die Nieren betroffen.

Ätiologie und Pathogenese
Je nach Ursache unterscheidet man verschiedene Schockformen (▮ Tab. 1). Bei allen Formen besteht die Gefahr der Minderversorgung des Nierengewebes mit Sauerstoff. Dadurch werden die proximalen Tubulusepithelien (höchster O_2-Bedarf) und das Nierenparenchym geschädigt. Diese Schädigung ist im Anfangsstadium aufgrund der Regenerationsfähigkeit des Tubulusepithels noch reversibel.

Schockform	Schockursache	Grunderkrankungen
Kardiogener Schock	Akutes Pumpversagen des Herzens (Herzinsuffizienz)	▸ Myokardinfarkt ▸ Myokarditis ▸ Kardiomyopathie ▸ Erkrankungen des Klappenapparates ▸ Perikardtamponade ▸ Perikarditis ▸ Lungenembolie.
Hypovolämischer Schock	Akuter Flüssigkeitsverlust	▸ Trauma ▸ Gastrointestinale Blutungen ▸ Tumorblutungen ▸ Gefäßruptur ▸ Verbrennungen ▸ Diarrhö und Erbrechen.
Anaphylaktischer Schock	Massive Vasodilatation durch IgE-vermittelte Freisetzung vasoaktiver Substanzen	▸ Allergie.
Septischer Schock	Störung der Mikrozirkulation und der Gefäßpermeabilität durch Bakterien- oder Verbrennungstoxine	▸ Bakterielle Sepsis.

▮ Tab. 1: Die wichtigsten Schockformen und ihre Ursachen.

Morphologie
Makroskopisch sind die Nieren ödematös geschwollen. Durch die Ischämie ist die Rinde abgeblasst, das Mark hingegen wegen der venösen Stase im Rahmen des Kreislaufversagens dunkelrot.
Im histologischen Schnitt sind die Tubulusepithelzellen ischämisch geschädigt und können auch nekrotisch sein. Im Lumen der erweiterten und geschwollenen Tubuli befinden sich Proteinzylinder und abgestoßene Tubuluszellen.

Klinik
Klinisch tritt **akutes ischämisches Nierenversagen** mit Anurie und Anstieg der harnpflichtigen Substanzen im Blut auf. Mit Hilfe der Hämodialyse kann die **anurische Phase** überbrückt werden. In der darauf folgenden **polyurischen Phase** wird vorübergehend zu viel Harn gebildet, da die Fähigkeit zur Harnkonzentration noch nicht vollends wiederhergestellt ist.

Anämischer Niereninfarkt

Definition
Beim Niereninfarkt handelt es sich um eine absolute Ischämie eines Nierenareals durch den Verschluss eines zuführenden Gefäßes.

Ätiologie und Pathogenese
Die häufigste Ursache für den Verschluss ist ein gelöstes Blutgerinnsel, das im linken Herzen durch Vorhofflimmern entstanden ist.

Morphologie
Makroskopie
Das betroffene Areal hat eine lehmgelbe Farbe und ist von einem hämorrhagischen Randsaum umgeben (▮ Abb. 1). Ist die Nierenstammarterie verschlossen, ist die gesamte Niere infarziert. Bei einem Verschluss der A. arcuata ist der Defekt eher trapezförmig. Liegt ein Verschluss einer Interlobulararterie vor, hat das Areal die Form eines Keils. Über Monate hinweg wird das Infarktgewebe narbig umgebaut, was zu einer trichterförmigen Einziehung an der Nierenoberfläche führt.

Mikroskopie
Das Infarktareal besteht aus einem nekrotischen Zentrum, das von einem hämorrhagischen Randsaum umgeben wird. Im Laufe der Zeit sprosst Granulationsgewebe ein, das das Infarktgebiet in eine Narbe umwandelt.

Klinik
Die typischen Symptome eines Niereninfarkts sind akuter Flankenschmerz und makroskopisch sichtbares Blut im Urin (Hämaturie).

Venöse Kreislaufstörungen

Stauungsnieren

Pathogenese
Stauungsnieren entstehen durch eine venöse Stauung im großen Kreislauf. Meist ist ein Versagen des rechten Herzens dafür verantwortlich.

Morphologie
Die Nieren sind vergrößert und blutreich, das Nierenmark ist dunkelblaurot verfärbt. Hält die Stauung längere Zeit an, verfestigt sich die Niere durch interstitielle Fibrosierung.

Nierenvenenthrombose

Ätiologie und Pathogenese
Eine Thrombose in den Nierenvenen kann verschiedene Ursachen haben. Sie kann bei Störungen der Blutgerinnung oder bei Durchblutungsstörungen auftreten.

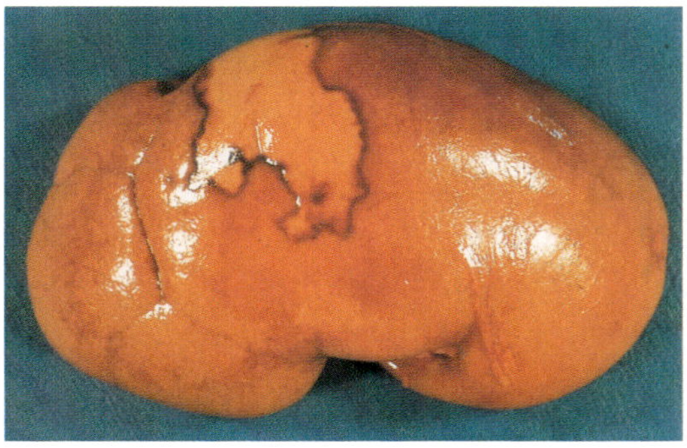

▮ Abb. 1: Keilförmiger Niereninfarkt mit hämorrhagischem Randsaum. [6]

Morphologie
Bei der akuten Nierenvenenthrombose sind die Nieren makroskopisch vergrößert und blutgefüllt, wohingegen sie beim chronischen Verlauf unauffällig sind.
Im Mikroskop sieht man hyperäme Glomeruluskapillaren. Das Interstitium ist beim akuten Verlauf deutlich geschwollen, bei der chronischen Nierenvenenthrombose können fibrotische Umbauprozesse auffallen.

Komplikationen
Eine akut verlaufende Nierenvenenthrombose kann zu einer hämorrhagischen Niereninfarzierung führen.

Gefäßerkrankungen

Atherosklerose der Nierengefäße

Die allgemeine Atherosklerose manifestiert sich auch an den Nierengefäßen. Die Nierenstammarterie und ihre Abgänge können durch Plaques hochgradig eingeengt sein.

Morphologie
Bei Befall der intrarenalen Abzweigungen der Zentralarterie kommt es zu keilförmigen Infarkten, die zu narbenförmigen Einziehungen an der Nierenoberfläche führen.

Komplikationen
Die Minderdurchblutung der Niere löst durch eine Aktivierung des Renin-Angiotensin-Aldosteron-Systems eine renale Hypertonie aus (Goldblatt-Mechanismus).

Arteriolosklerose/-hyalinose

Definition
Die Arteriolosklerose bezeichnet eine Sklerose/Hyalinisierung der Nierenarteriolen, die zu einer stenotischen Einengung führt.

Ätiologie und Pathogenese
Ursachen für die Veränderungen an den Nierenarteriolen sind v. a. die arterielle Hypertonie und auch Diabetes mellitus.

Morphologie
Makroskopisch auffällig ist eine Verkleinerung der Nieren mit einer feingranulierten roten Oberfläche (rote Granularatrophie). Diese Granulierung entsteht durch kleine Rindennarben, die von noch durchbluteten (roten) Rindenarealen umgeben sind. Die Rindenzone ist verschmälert.
Mikroskopisch sieht man eine stenosierende Hyalinose der Arteriolenwand, die im Verlauf zuerst zur Verödung der Glomeruli und später des ganzen Nephrons führt.

Klinik
Normalerweise besteht eine primäre und/oder sekundäre Hypertonie. Da die Erkrankung in den meisten Fällen nicht lebensbedrohlich ist, nennt man sie kompensierte benigne Nephrosklerose.
Im Fall einer Dekompensation tritt eine lebensgefährliche chronische Niereninsuffizienz mit Urämie auf (dekompensierte benigne Nephrosklerose).

Arteriolonekrose

Definition
Beim Vorliegen einer malignen Hypertonie (diastolische Druckwerte > 125 mmHg) kommt es durch die lokale Druckeinwirkung zu einer Nekrose der Arteriolen, die sich auch auf die Glomeruli ausbreiten kann.

Morphologie
Makroskopisch sind die Nieren normal groß und weisen auf der Oberfläche petechiale Einblutungen auf.
Histologisch sieht man außer den Nekrosen der Arteriolen auch noch zwiebelschalenartige Fibrosierungen der Interlobulararterien.

Klinik
Klinisch kann man eine maligne Hypertonie nachweisen. Die Erkrankung führt in den meisten Fällen zu einem urämischen Nierenversagen.

Arteriitis

Bei jeder Form der Arteriitis können die Nierengefäße beteiligt sein. Am häufigsten, und zwar zu 90 %, sind die Nierengefäße bei der **Panarteriitis nodosa** mit einbezogen.

Morphologie
Sind die größeren Nierenarterien wie die A. arcuata und die Interlobulararterien befallen, spricht man von der makroskopischen Form. Typischerweise kann man größere Infarkte verschiedenen Alters nebeneinander erkennen.
Bei der mikroskopischen Form sind hauptsächlich die Glomeruli betroffen. In der Histologie sieht man eine Glomerulonephritis. Makroskopische Kennzeichen fehlen.

Komplikationen
Viele Patienten entwickeln im Verlauf der Erkrankung eine renale Hypertonie.

Hämolytisch-urämisches Syndrom (HUS)

Siehe Seite 54/55.

Fibromuskuläre Dysplasie

Die fibromuskuläre Dysplasie ist durch eine Fibrosierung der Arterienwand gekennzeichnet. Die Ursache dafür ist unbekannt. Hauptsächlich sind Nierenarterien betroffen.
Es kommt zuerst zu einer Proliferation von Myozyten, die nekrotisieren und durch Fasern ersetzt werden.
Aus den dadurch verengten Gefäßen resultieren Durchblutungsstörungen und eine renale Hypertonie.

Zusammenfassung
- Eine **arterielle Minderdurchblutung** kann je nach Umfang und Verlauf (akut/chronisch) zu verschiedenen Schädigungen (z. B. Infarkte) und zur Schrumpfung der Niere führen.
- Auch **Erkrankungen der Nierengefäße** beeinträchtigen die Versorgung der Niere mit Sauerstoff und sind Ursache für ähnliche Läsionen.
- **Venöse Zirkulationsstörungen** führen meist zu einer Hyperämie und Verfestigung der Niere.

Glomeruläre Erkrankungen

Bei den glomerulären Erkrankungen der Niere unterscheidet man die entzündlichen Glomerulopathien (Glomerulonephritiden) von den nicht-entzündlichen Glomerulopathien.

Glomerulonephritis (GN)

Der Begriff Glomerulonephritis umfasst eine Reihe von entzündlichen Erkrankungen der Glomeruli, die immer beide Nieren betreffen.

Ätiologie und Pathogenese

In den meisten Fällen ist die Ursache einer Glomerulonephritis idiopathisch. Allerdings kann eine Glomerulonephritis auch im Rahmen von Grunderkrankungen wie dem Goodpasture-Syndrom oder dem systemischen Lupus erythematodes auftreten.
Pathogenetisch handelt es sich hauptsächlich um **Immunreaktionen** mit häufig **autoaggressivem** Charakter.
Grundsätzlich werden zwei immunologische Hauptpathomechanismen unterschieden:
Bei der **Antibasalmembran-Antikörper-GN** werden Antikörper gegen Bestandteile der glomerulären Basalmembran gebildet (zytotoxische Typ-II-Reaktion). Diese lagern sich linear entlang der Basalmembran ab und aktivieren das Komplementsystem und zelluläre Immunmechanismen.

Die **Immunkomplex-GN** ist charakterisiert durch eine diskontinuierliche Ablagerung von Immunkomplexen entlang der Basalmembran. Es kommt es zu einer Komplementaktivierung. Je nach Lokalisation des Antigens unterscheidet man unterschiedliche Entstehungsmechanismen der Immunkomplexe:

- „In-situ"-Immunkomplexbildung (Antigene sind Bestandteil der Podozytenmembran)
- „implantierte" Antigene (primär zirkulierende Antigene, die sich vor der Immunkomplexbildung auf der Basalmembran ablagern)
- zirkulierende Immunkomplexe (Immunkomplexbildung vor Ablagerung auf der Basalmembran).

Morphologie

Allgemein teilt man die Glomerulonephritis je nach Ausmaß der glomerulären Schädigung ein in:

- **diffuse GN** (Befall aller Glomeruli) vs. **fokale GN** (Befall von < 80 % aller Glomeruli)
- **globale GN** (Befall aller Schlingen eines Glomerulus) vs. **segmentale GN** (Befall einzelner Schlingen eines Glomerulus)
- **endokapilläre GN** (Entzündung auf Basalmembran und Endothelien beschränkt) vs. **extrakapilläre GN** (Ausbreitung der Entzündung auf das Bowman-Kapsel-Epithel).

In Bezug auf das morphologische Bild kann man die Glomerulonephritiden außerdem in verschiedene Formen unterteilen (Tab. 1).

Form	Beschreibung	Ursache/Pathogenese	Klinischer Verlauf
Minimal-change-GN (Lipoidnephrose)	• Nur elektronenmikroskopisch sichtbare Verschmelzung der Podozytenfüßchen • Proteinurie wegen Verlust der Ionenbarriere der Basalmembran • Eiweiß- und Lipoidablagerungen in den Tubuluszellen.	• Idiopathisch.	• Nephrotisches Syndrom • Bei Ansprechen der Therapie gute Prognose.
Membranöse GN	• Subepitheliale Ablagerung von „In-situ"-Immunkomplexen auf der Basalmembran (Zahnradmuster) • Einwachsen von Basalmembran-Spikes zwischen den Immunkomplex-Depots • Verschmelzung der Spikes über den Depots mit Auflösung der Depots.	• Idiopathisch oder z. B. nach Medikamenteneinnahme (Penicillamin) oder Hepatitis B.	• Nephrotisches Syndrom • Bei adäquater Therapie gute Prognose.
Membrano-proliferative GN	• **Typ I:** subendotheliale Ablagerung zirkulierender Immunkomplexe • **Typ II:** elektronendichte Ablagerung (Dense deposits) von C3 an Außen- und Innenseite der Basalmembran • Mesangiumverbreiterung durch Mesangiumzellproliferation • Verdickung der Basalmembran • Bei Typ I Doppelkonturierung der Basalmembran.	• Typ I fast immer mit Infektionskrankheiten (Hep. B, C) assoziiert • Typ II idiopathische Autoantikörperbildung gegen die Komplement-C3-Konvertase (Nephrotic factor); dadurch erhöhte Aktivität und Abbau.	• Nephrotisches Syndrom • Hämaturie • Chronisch progredienter Verlauf.
Endokapillär-proliferative GN (Post-Streptokokken-GN)	• Subepitheliale Ablagerung von zirkulierenden Immunkomplexen an der Basalmembran (sog. Humps) • Proliferation von Endothel- und Mesangiumzellen • Neutrophile Granulozyten in den Kapillarlichtungen.	• Am häufigsten 1 – 4 Wochen nach ausgeheilter Streptokokkeninfektion (Ak-Bildung gegen bakt. Exoenzyme).	• Akutes nephritisches Syndrom • In 80 % Ausheilung.
Mesangio-proliferative GN	• **Chronisch-endokapilläre GN:** Ablagerung von Immunkomplexen im Mesangium • **IgA-Nephritis (M. Berger):** Ablagerung von IgA-Komplexen im Mesangium • Proliferation von Mesangiumzellen, dadurch Mesangiumverbreiterung und -sklerosierung.	• **Chronisch-endokapilläre GN:** chronische Verlaufsform der endokapillär-proliferativen GN oder im Rahmen von Systemerkrankungen • **IgA-Nephritis:** idiopathisch, gewisse Assoziation zu vorangegangenen Infekten v. a. der Atemwege.	• Hämaturie und/oder Proteinurie, seltener nephritisches oder nephrotisches Syndrom.
Extrakapilläre GN (Rapid progressive GN)	• Beim Goodpasture-Syndrom lineare Ablagerung von Antikörpern entlang der Basalmembran • Beim SLE und bei Wegener-Granulomatose und Panarteriitis nodosa Ablagerung zirkulierender Immunkomplexe • Zerstörung der Glomerulusschlingen mit Einblutungen • Starke halbmondförmige Proliferation der Bowman'schen Kapsel.	• Goodpasture-Syndrom • Systemischer Lupus erythematodes (SLE) • Wegener-Granulomatose • Panarteriitis nodosa.	• Nephrotisches Syndrom • Meist rasch progressiver Verlauf.

Tab. 1: Morphologische Einteilung der Glomerulonephritiden.

Klinik
Klinisch können je nach Glomerulonephritis-Form ein nephrotisches Syndrom, ein nephritisches Syndrom oder ein rapid progressiver Verlauf eintreten (Tab. 1).

Nephritisches Syndrom
Symptome des nephritischen Syndroms sind Hämaturie, Proteinurie < 3 g/24 h und Hypertonus. Der Verlauf ist akut und die Erkrankung heilt häufig aus.

Nephrotisches Syndrom
Das nephrotische Syndrom ist gekennzeichnet durch Proteinurie > 3 g/24 h, Hypalbuminämie, Ödeme und Hyperlipidämie. Der Verlauf ist meist chronisch.

Rapid progressiver Verlauf
Die Symptome sind Proteinurie, plötzlich einsetzende Hämaturie und dadurch verursachte renale Anämie. Es kommt zu einem rasch fortschreitenden Nierenversagen.
Therapeutisch versucht man mit Steroiden und Immunsuppressiva einzugreifen, was wechselnden Erfolg hat.

Glomerulopathie

Ätiologie
Ursachen für eine Glomerulopathie sind Veränderungen der glomerulären Basalmembran durch Diabetes mellitus, genetische Erkrankungen (Alport-Syndrom) oder Störungen des Eiweißstoffwechsels (Amyloidose).

Morphologie
Diabetische Glomerulopathie
Im Spätstadium eines Diabetes mellitus kommt es zu einer Mikroangiopathie, die hauptsächlich Augen (Retinopathie) und Nieren betrifft. An der Niere kann es zu folgenden morphologischen Veränderungen kommen:
- **Athero- und Arteriolosklerose** (s. S. 66/67)
- **diabetische Glomerulosklerose (Kimmelstiel-Wilson):** Zu Beginn tritt eine Verdickung der glomerulären Basalmembran durch die Einlagerung von Proteoglykanen auf. Im Verlauf beobachtet man zunächst Mesangiumzellproliferationen (diffuse Glomerulosklerose) und später auch knötchenförmige PAS-positive Basalmembranablagerungen im Mesangium (noduläre Glomerulosklerose, Abb. 1).
- **Tubulusepithelveränderungen:** In den proximalen Tubuli findet eine verstärkte Glukoserückresorption statt. Die rückresorbierte Glukose wird dann zum größten Teil als Glykogen in die Tubuluszellen eingelagert (Armanni-Ebstein-Zellen).

Die diabetischen Veränderungen an der Niere sind in den westlichen Ländern die Hauptursache für eine terminale Niereninsuffizienz.

Alport-Syndrom
Das Alport-Syndrom ist ein **autosomal-dominant erblicher Defekt des Typ-IV-Kollagens,** das ein wichtiger Bestandteil der Basalmembran ist. Außer der Niere sind v. a. auch Augen und Innenohr von der Basalmembranschädigung betroffen.
In der Histologie der Nieren sieht man eine fokal sklerosierende Glomerulopathie mit interstitieller Fibrose.
Zur typischen klinischen Trias eines Alport-Syndroms gehören **Nierenschädigung, Augenerkrankungen** und **Innenohrschwerhörigkeit.**

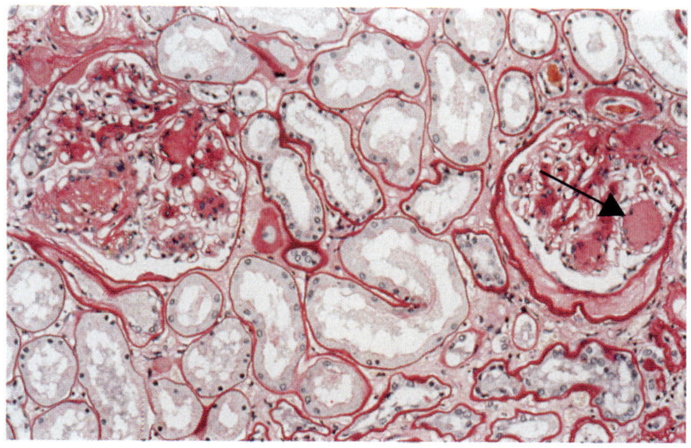

Abb. 1: Diabetische Glomerulosklerose Kimmelstiel-Wilson; Pfeil = kugelförmige Schlingensklerose. [6]

Amyloidose der Niere
Bei einer Amyloidose der Niere unterscheidet man zwei Manifestationsformen, die auch gemischt auftreten können:
- Im Rahmen einer **glomerulären Amyloidose** kommt es zur Einlagerung von Amyloid bevorzugt im Mesangium und auf beiden Seiten der glomerulären Basalmembran. Mit fortschreitender Amyloidose veröden die Glomeruli.
- Bei der **vaskulären Amyloidose** lagert sich das Amyloid v. a. in Arterienästen, Arteriolen und Kapillarschlingen des Glomerulus ab.

Histologisch kann man die extrazellulären Amyloidablagerungen mit der Kongorotfärbung nachweisen.

Klinik
Klinisch tritt bei den Glomerulopathien ein nephrotisches Syndrom auf.

Zusammenfassung
- Der Begriff **Glomerulonephritis** umfasst eine Reihe von entzündlichen Erkrankungen der Glomeruli, die immer beide Nieren betreffen. Sie kann idiopathisch oder im Rahmen von Grunderkrankungen auftreten. Pathogenetisch führen vorwiegend Immunreaktionen mit häufig autoaggressivem Charakter zu der Entzündung.
- Ursachen für eine **Glomerulopathie** sind Veränderungen der glomerulären Basalmembran durch Diabetes mellitus, genetische Erkrankungen (Alport-Syndrom) oder Störungen des Eiweißstoffwechsels (Amyloidose).

Tubulopathien, interstitielle Nephritis, Niereninsuffizienz

Tubulopathien

Akute ischämische Tubulopathie

= akutes ischämisches Nierenversagen (s. S. 66/67, „Schockniere").

Akute toxische Tubulopathie

Ätiologie

Bei der akuten toxischen Tubulopathie werden die Tubuluszellen direkt durch tubulotoxische Stoffe geschädigt. Nach der Rückresorption aus dem Primärharn wirken u. a. folgende Substanzen tubulotoxisch: Schwermetalle (z. B. Blei, Quecksilber), organische Lösungsmittel (z. B. Tetrachlorkohlenstoff, Chloroform) und Medikamente (z. B. Antibiotika, Zytostatika, NSAR).

Morphologie

Makroskopisch sind die Nieren normal groß oder geschwollen. Histologisch sieht man eine hydropische Schwellung, vakuoläre Degeneration und in schweren Fällen Nekrosen der Tubulusepithelzellen.

Klinik

Klinisch kommt es zum akuten Nierenversagen mit Anurie. Wie beim akuten ischämischen Nierenversagen kann eine vorübergehende Hämodialyse helfen. Inwieweit das Nierenversagen reversibel ist, hängt jedoch vom Ausmaß der tubulären Schädigung ab.

Nephrokalzinose

Pathogenese

Die Nephrokalzinose bezeichnet eine Nierenschädigung, die durch Kalziumeinlagerungen hervorgerufen wird. Es existieren zwei verschiedene pathogenetische Mechanismen:

- Bei der **dystrophischen Nephrokalzinose** führt ein lokaler pH-Anstieg zu einer Ausfällung von Kalzium. Der pH-Anstieg kann z. B. durch Proteinzerfall bei Entzündungen und Nekrosen verursacht werden. Es besteht eine Normokalzämie.
- Die **metabolische Nephrokalzinose** entsteht im Rahmen einer Hyperkalzämie. Diese kann z. B. bei Hyperparathyreoidismus oder Karzinomen mit Knochenbeteiligung vorkommen.

Morphologie

Histologisch sieht man Kalziumablagerungen zunächst in den Tubulusepithelzellen, später auch im Interstitium.

Klinik

Im Verlauf kommt es zu einer chronischen Niereninsuffizienz.

Uratnephropathie

Pathogenese

Uratnephropathie nennt man die seltene Nierenbeteiligung bei Hyperurikämie (Gicht). Pathogenetisch kommt es zu einer Ausfällung (Kristallisierung) der Harnsäure in den Tubuli und Sammelrohren. Die Harnsäurekristalle können einerseits einen Lumenverschluss verursachen und andererseits auch in das Interstitium einwandern. Die ins Interstitium gewanderten Harnsäurekristalle lösen dort eine granulomatöse Entzündung aus. Die Granulome haben Uratkristalle im Zentrum und werden als **Gichttophi** bezeichnet. Verschmelzen mehrere Gichttophi miteinander, liegt eine sog. **Gichtniere** vor.

Morphologie

Makroskopisch sieht man gelbe Streifen, die histologisch den kristallinen Ablagerungen (Uratzylinder) in den Tubuli und Sammelrohren entsprechen.

Interstitielle Nephritis

Eine interstitielle Nephritis ist eine Entzündung der Niere, wobei vorrangig das Interstitium betroffen ist. Man unterscheidet bakteriell verursachte und abakterielle interstitielle Nephritiden, wobei die bakterielle Nephritis häufiger ist. Auch eine Nierentuberkulose kann auftreten.

Bakterielle destruierende interstitielle Nephritis

Bei einer bakteriellen interstitiellen Nephritis ist oft nur eine Niere entzündet. Sie kann akut oder chronisch verlaufen. Die chronische Form geht dabei meist aus einer akuten Form hervor. Wegen der Nierenbeckenbeteiligung spricht man auch von einer **Pyelonephritis.**

Ätiologie und Pathogenese

Da die Infektion hauptsächlich kanalikulär aszendierend über die ableitenden Harnwege erfolgt, entsprechen die häufigsten Erreger denen einer Harnwegsinfektion (E. coli, Klebsiellen, Proteus). Risikofaktoren für die Entstehung einer Pyelonephritis sind weibliches Geschlecht (kurze Harnröhre), Harnwegsinfektionen, Harnwegsobstruktionen und Diabetes mellitus.

Morphologie

Bei der **akuten Pyelonephritis** kann man makroskopisch herdförmige oder diffuse kleine Abszessherde erkennen, die sich auf der Nierenschnittfläche als vom Mark bis zur Rinde reichende Abszessstraßen darstellen. In der Histologie sind streifenförmige granulozytäre Infiltrate das Korrelat zu den Abszessstraßen. Außerdem beobachtet man zerstörte Tubuli mit vakuolärer Degeneration und durch Granulozytenzylinder diltatierte Tubuli (Abb. 1).

Bei der **chronischen Pyelonephritis** weisen die Nieren makroskopisch Narben auf. Im Endstadium entsteht durch die narbigen Einziehungen eine sog. **„Schrumpfniere".** Mikroskopisch liegt ein lymphozytäres Infiltrat vor. Tubuli und Glomeruli sind fibrosiert und atrophiert.

Klinik und Komplikationen

Symptome der **akuten Pyelonephritis** sind plötzlich eintretendes Fieber, Flankenschmerzen, Pyurie (Eiter im Urin) und Bakteriurie. Meist liegen auch Symptome einer Harnwegsinfektion vor. Komplikationen der akuten Pyelonephritis sind peri- und paranephritische Abszesse, Sepsis und der Übergang in eine chronische Pyelonephritis.

Der Verlauf der **chronischen Pyelonephritis** ist oft schleichend. Symptome sind Klopfschmerz der Nierenlager, Leukozyturie, Hämaturie, Bakteriurie und subfebrile Temperaturen. Bei einer beidseitigen Pyelonephritis kann sich komplikativ eine chronische Niereninsuffizienz entwickeln.

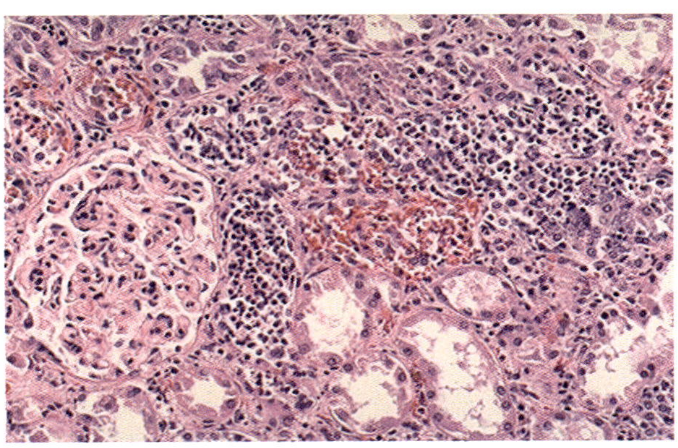

Abb. 1: Akute bakterielle Pyelonephritis. [3]

Abakterielle nicht-destruierende interstitielle Nephritis

Bei der ebenfalls akut oder chronisch verlaufenden abakteriellen interstitiellen Nephritis sind beide Nieren betroffen.

Ätiologie und Pathogenese

Ätiologisch spielen bei der **akuten abakteriellen interstitiellen Nephritis** eine allergische Reaktion auf verschiedene Medikamente (z. B. Penicillin, Sulfonamide) oder ungeklärte infektallergische Reaktionen nach viralen (z. B. Röteln) oder bakteriellen Infektionen (z. B. Scharlach) eine Rolle.
Hauptursache für die **chronische abakterielle interstitielle Nephritis** ist die übermäßige und übermäßig lange Einnahme von NSAR **(Analgetikanephropathie).** Dabei kommt es durch die Blockade der Prostaglandinsynthese zu Durchblutungsstörungen.

Morphologie

Akute abakterielle interstitielle Nephritis
Makroskopisch sind die Nieren vergrößert.
Im Mikroskop sieht man eine ödematöse Schwellung des Interstitiums mit lymphozytärer und plasmazellulärer Infiltration.

Chronische abakterielle interstitielle Nephritis
Es können Markkegel-/Papillenspitzennekrosen mit der Folge narbiger Einziehungen auftreten. Dadurch kann im Verlauf eine Schrumpfniere entstehen.
Histologisch kann man eine Verbreiterung der kapillären Basalmembran (Kapillarosklerose) erkennen. Außerdem kommt es zu einer lymphoplasmazellulären Entzündung und Sklerosierung des Interstitiums.

Klinik

Bei einer akuten abakteriellen Nephritis tritt eine akute Niereninsuffizienz auf. Es kann zu Proteinurie, Hämaturie und Fieber kommen.
Die Analgetikanephropathie verläuft schleichend und führt zu einer chronischen Niereninsuffizienz.

Nierentuberkulose

Die Nierentuberkulose kann entweder als isolierte Organtuberkulose oder im Rahmen einer allgemeinen Miliartuberkulose auftreten.
Morphologisch sieht man die charakteristischen Tuberkulose-Granulome. Die Granulome können verschmelzen und so käsig-kavernöse Herde ausbilden. Bei einer Verkalkung dieser Herde spricht man von einer Mörtelniere oder **Kittniere.** Brechen die Kavernen in das Nierenkelchsystem ein, kommt es zu einer offenen Nierentuberkulose mit Entleerung der Kavernen.

Niereninsuffizienz

Akutes Nierenversagen

Ein akutes Nierenversagen ist ein **plötzlich auftretender Funktionsverlust der Niere** mit Abfall der glomerulären Filtration, Oligo- bis Anurie und Ansteigen harnpflichtiger Substanzen im Blut (Urämie).
Meist ist das akute Nierenversagen **reversibel** und durchläuft folgende Stadien:
Nierenschädigung, Oligo-/Anurie, Polyurie und Restitution.

Ätiologisch unterscheidet man:
- **prärenale Störungen** (am häufigsten): ischämische und toxische Schäden
- **renale Störungen:** verschiedenste Nierenerkrankungen
- **postrenale Störungen:** Harnabflussstörungen.

Chronische Niereninsuffizienz

Definition

Bei einer chronischen Niereninsuffizienz kommt es über Monate und Jahre zu einer **fortschreitenden irreversiblen Abnahme des Glomerulusfiltrats.** Im Endstadium liegt eine **Urämie** vor.

Ätiologie

Die chronische Niereninsuffizienz stellt die gemeinsame Endstrecke aller renalen oder systemischen Erkrankungen dar, die zu einer **chronischen Nierenschädigung** führen. Dabei kommt chronischen Glomerulonephritiden und der diabetischen Nephropathie die größte Bedeutung zu.

Pathogenese/Klinik

Die Nierenschädigung führt zu einer **Störung der exkretorischen und inkretorischen Nierenfunktionen,** was Auswirkungen auf den Gesamtorganismus haben kann:
Durch eine Einschränkung der Rückresorptionsfähigkeit der Niere kommt es anfangs zu Polyurie, Nykturie und Polydipsie. Im Endstadium liegt aufgrund der fehlenden glomerulären Filtration eine Anurie vor.
Auch der **Elektrolythaushalt** ist **gestört** (Hypernatriämie, Hyperkaliämie, Hypokalzämie, metabolische Azidose). Folgen sind u. a. Wasserretention mit Hypertonie, Lungenödem und Herzinsuffizienz, Herzrhythmusstörungen und Osteomalazie.
Eine **verminderte Erythropoetinproduktion** führt außerdem zu renaler Anämie.
Die Auswirkungen der **Urämie** können u. a. sein: urämisch-toxisches Hirnödem, Lungenödem, fibrinöse Perikarditis/Pleuritis, urämische Gastroenteropathie.

Zusammenfassung

- **Tubulopathien** sind Erkrankungen der Niere, die hauptsächlich den Tubulusapparat betreffen. Dazu zählen die akute ischämische oder toxische Tubulopathie, die Nephrokalzinose und die Uratnephropathie.
- Eine **interstitielle Nephritis** ist eine Entzündung der Niere, wobei vorrangig das Interstitium betroffen ist. Sie kann bakteriell oder nicht-bakteriell verursacht werden. Eine Sonderform ist die Nierentuberkulose.
- Ein **akutes Nierenversagen** ist ein plötzlich auftretender und reversibler Funktionsverlust der Niere.
- Bei einer **chronischen Niereninsuffizienz** kommt es dagegen über Monate und Jahre zu einem fortschreitenden irreversiblen Funktionsverlust der Niere.

Erkrankungen der ableitenden Harnwege

Fehlbildungen

Ureteranomalien

Ureter duplex und Ureter fissus
Aus einem doppelt angelegten Nierenbecken entspringen zwei Ureteren.
Beim Ureter duplex münden beide Ureteren getrennt in die Harnblase, einer dieser beiden ektop. Liegt die Einmündung des ektopen Ureters außerhalb des Verschlussapparats der Blase, kommt es zu einem vesiko-ureteralen Reflux.
Beim Ureter fissus vereinigen sich die Ureteren vorher und treten zusammen in die Harnblase ein.

Kongenitaler Megaureter
Durch eine angeborene Stenose oder gestörte muskuläre Tonusfunktion im distalen Ureter entsteht eine massive Ureterausweitung.

Harnblasenanomalien

Harnblasenektrophie
Aufgrund einer Entwicklungshemmung besitzt die Harnblase durch einen großen Defekt der Bauchwand eine direkte Verbindung nach außen. Es kommt zu rezidivierenden Infektionen und einer glandulären Metaplasie des Blasenepithels, die als Spätkomplikation das Auftreten von Adenokarzinomen nach sich ziehen kann.

Urachusfistel
Bei einer unvollständigen Rückbildung des Urachusgangs kann sich eine Blasen-Nabel-Fistel („nässender Nabel") entwickeln. Aus den Epithelresten des Urachus kann ein Karzinom entstehen.

Kongenitale Harnblasendivertikel
Einer Ausstülpung aller Wandschichten der Harnblase liegt eine angeborene Wandschwäche zugrunde.

Urethraanomalien

Klappenbildung in der Urethra
Schleimhautklappen in der Urethra bedingen einen Harnrückstau.

Hypo- und Epispadie
Eine Entwicklungshemmung kann zu einem ventralen (Hypospadie) oder dorsalen Offenbleiben (Epispadie) der Urethralrinne führen.

Harnwegsinfekte

Je nach Lokalisation bezeichnet man eine Harnwegsinfektion als **Urethritis, Zystitis, Ureteritis** oder **Pyelonephritis** (s. S. 70/71). Der Verlauf kann akut oder chronisch sein. Von einem symptomatischen Harnwegsinfekt mit einer Bakteriurie > 10^5 Keime/ml Urin (signifikante Bakteriurie) unterscheidet man die asymptomatische Bakteriurie (< 10^5 Keime/ml Urin).

Ätiologie und Pathogenese
Ein Harnwegsinfekt entsteht meist durch eine **Keimaszension** über die Urethra. Blase und Urethra sind dann immer zuerst betroffen. Frauen erkranken sehr viel häufiger als Männer, da ihre 3–5 cm kurze Urethra die Keimaszension begünstigt. Andere Risikofaktoren für einen Harnwegsinfekt sind Harnstau, Katheterisierung, schlechte Genitalhygiene und allgemeine Abwehrschwäche (Diabetes, Immunsuppressiva).
Die häufigsten Erreger sind Stuhlkeime wie E. coli, Klebsiellen und Proteus. Auch Keime aus dem Genitalbereich (z. B. Chlamydien) können einen Harnwegsinfekt verursachen.

> 80 % aller Harnwegsinfekte werden durch E. coli hervorgerufen.

Morphologie
Makroskopisch ist die Schleimhaut des betroffenen Gebiets gerötet und geschwollen.
Mikroskopisch erkennt man granulozytäre Infiltrate (akuter Infekt) oder lymphozytäre Infiltrate und oft Metaplasien des Urothels (chronischer Infekt).
Bei einer Harnwegstuberkulose oder nach BCG-Therapie von Urothelkarzinomen kommt es zur Ausbildung charakteristischer Tuberkulosegranulome in der Schleimhaut.

Klinik
Die typischen Symptome eines Harnwegsinfekts sind Schmerzen beim Wasserlassen (Algurie) und sehr häufiger Harndrang (Pollakisurie). Es kann auch Blut im Urin (Hämaturie) auftreten.

Nephrolithiasis/Urolithiasis

Definition
Unter einer **Nephrolithiasis** versteht man eine Steinbildung in den Nierenbecken, unter einer **Urolithiasis** eine Steinbildung in den ableitenden Harnwegen.
Das Vorkommen ist sehr häufig und in den letzten Jahren stark gestiegen.

Ätiologie und Pathogenese
Ein Stein entsteht durch die Ausfällung von steinbildenden Substanzen (Kalzium, Phosphat, Oxalat, Urat, Ammoniak). Begünstigende Faktoren sind eine Erhöhung dieser Substanzen im Urin, Harnstauung, eine Beeinflussung der Löslichkeit der Substanzen durch eine Veränderung des pH-Werts und ein Mangel an Steinbildungsinhibitoren (z. B. Citrat oder Pyrophosphate). Da der Durchfluss des Harns im Nierenbecken am geringsten ist, kommt es dort am häufigsten zu einer Harnsteinbildung.
In 20 % der Fälle kann man die Steinbildung ätiologisch nachvollziehen, alle anderen Harnsteine sind idiopathisch.
Die verschiedenen Steinarten und ihre Ursachen sind:
- **Kalziumoxalat- und Kalziumphosphatsteine** (am häufigsten): bei Hyperkalziurie (z. B. im Rahmen eines Hyperparathyreoidismus) und bei Hyperoxalurie (z. B. bei einer erhöhten Zufuhr oxalathaltiger Lebensmittel)
- **Harnsäuresteine:** bei Hyperurikämie (z. B. bei erhöhter Zufuhr purinhaltiger Lebensmittel), begünstigt durch niedrigen pH
- **Infektsteine:** bei Harnwegsinfektionen durch die pH-Erhöhung (harnstoffspaltende Bakterien), bestehen aus Magnesiumammoniumphosphat und füllen das Nierenbecken oft vollständig aus („Ausgusssteine")
- **Zystinsteine** (selten): bei Zystinurie (angeborene Störung der tubulären Rückresorption).

> Ein Stein ist nur das Symptom einer Erkrankung!

Morphologie
Morphologisch verursachen Harnsteine oft kleine mechanische Schleimhautreizungen, die bluten können. Bei chronischer Reizung entwickelt sich daraus eine chronische Entzündung.

Klinik
Harnsteine sind oft symptomlos. Bei einer akuten Verlegung der Harnwege (v. a. der Ureteren) kommt es jedoch zu einer sehr schmerzhaften Steinkolik. Auch eine Hämaturie kann auftreten.

Komplikationen
Komplikationen sind rezidivierende Infektionen durch den Harnstau, Strikturen durch die mechanische Reizung und die Entstehung von Urothelkarzinomen.

Hydronephrose

Definition
Als Hydronephrose bezeichnet man eine **Harnstauungsniere.**

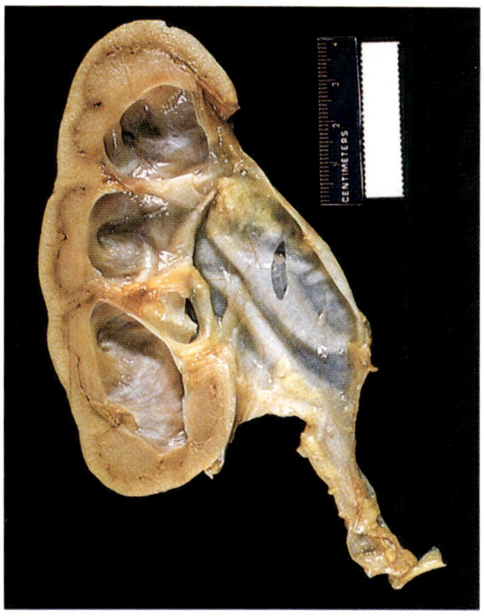

Abb. 1: Hydronephrose. [4]

Stadium	Ausbreitung
pTis	Carcinoma in situ
pTa	Nicht-invasives papilläres Ca
pT1	Invasion der Lamina propria
pT2	Invasion oberflächlicher Muskulatur
pT3a	Invasion tiefer Muskulatur
b	Invasion durch die Blasenwand
pT4	Invasion in angrenzende Organe

Tab. 1: TNM-Klassifikation des Urothelkarzinoms.

Ätiologie und Pathogenese

Die Ursache für einen Rückstau des Harns ist eine **Obstruktion der Harnwege.** Diese kann u. a. durch kongenitale Klappenbildung, Harnsteine, Narbenstrikturen, Entzündungen, Prostatahyperplasie/-karzinom oder Harnwegstumoren hervorgerufen werden.

Morphologie

Durch den chronischen Harnrückstau erweitern sich die prästenotischen Harnwege, Nierenbecken und Nierenkelche irreversibel. Es kommt zu einer Verdrängung und Druckatrophie des Nierenparenchyms (Abb. 1). Liegt die Harnabflussstörung in der Urethra, wird der Harn auch in die Harnblase rückgestaut. Aufgrund des erhöhten Miktionsdrucks hypertrophiert die innere Schicht der Blasenmuskulatur (Trabekel- oder Balkenblase).

Klinik und Komplikationen

Je nach Obstruktionsursache bestehen verschiedene Symptome wie Miktionsbeschwerden oder Koliken.
Komplikationen sind sekundäre Infektionen, Harnsteinbildung, Urämie und chronische Niereninsuffizienz.

Tumoren

Präkanzerosen

Urothelpapillom
Diese benigne blumenkohlartige Wucherung des Urothels kann auch invertiert wachsen. Hauptlokalisation ist die Harnblasenrück- und -seitenwand. Es besteht ein erhöhtes Risiko für das Auftreten eines Urothelkarzinoms.

Carcinoma in situ
Diese Neoplasien des Urothels erfüllen zwar alle Malignitätskriterien, aber durchbrechen die Basalmembran noch nicht. Der Übergang in ein invasives Urothelkarzinom kann stattfinden.

Urothelkarzinom

Karzinome der ableitenden Harnwege sind in 90 % der Fälle Urothelkarzinome. Ihr Häufigkeitsgipfel liegt zwischen dem 6. und 7. Lebensjahrzehnt.

Klassifikation

Die TNM-Klassifikation der Urothelkarzinome wird in Tabelle 1 dargestellt.

Ätiologie und Pathogenese

Für die Entstehung eines Urothelkarzinoms kennt man folgende Risikofaktoren:

- **Karzinogene:** Tabakrauch, aromatische Amine (Textil-, Farbindustrie), Phenazetin (v. a. Schädigung des Nierenbeckenurothels), Immunsuppressiva (Cyclophosphamid), Anilin, Benzidin
- **Risikoerkrankungen:** chronische Entzündungen, Harnsteine.

Morphologie

Die **häufigste Lokalisation** ist die **Harnblase,** da die Verweildauer der potentiellen Karzinogene dort am höchsten ist. Charakteristisch für ein Urothelkarzinom ist das gleichzeitige Auftreten von mehreren Tumoren (multizentrisches Auftreten).

Makroskopisch wächst der Tumor meist papillär invasiv (Entstehung aus einem Papillom). Auch ein solides Wachstumsmuster wird beobachtet.
Mikroskopisch unterscheidet man drei Differenzierungsgrade:

- G1 = gut differenziert
- G2 = mäßig differenziert
- G3 = schlecht differenziert.

Klinik

Bis auf eine schmerzlose Hämaturie (Leitsymptom!) ist das Urothelkarzinom ausgesprochen symptomarm.

Zusammenfassung

- **Fehlbildungen der ableitenden Harnwege** können Ureter (Ureter duplex, Ureter fissus), Harnblase (Harnblasenekstrophie, Urachusfistel) oder die Urethra (Klappenbildung, Hypospadie, Epispadie) betreffen.
- Ein **Harnwegsinfekt** entsteht meist durch eine Keimaszension über die Urethra. Blase und Urethra sind dann immer zuerst betroffen. Der häufigste Erreger ist E. coli.
- Unter einer **Nephrolithiasis** versteht man eine Steinbildung in den Nierenbecken, unter einer **Urolithiasis** eine Steinbildung in den ableitenden Harnwegen.
- Eine **Hydronephrose** ist eine irreversible Ausweitung des Nierenbeckens und der Nierenkelche mit Druckatrophie des umliegenden Parenchymgewebes. Ursache ist ein Rückstau des Harns durch eine Obstruktion der Harnwege.
- Die häufigste Lokalisation eines **Urothelkarzinoms** ist die Harnblase.

Erkrankungen von Vulva, Vagina und Penis

Erkrankungen der Vulva

Bartholin-Zyste

Eine Bartholin-Zyste entsteht durch **Verlegung oder Verklebung des Ausführungsgangs der Bartholin-Drüse.** Die Retention des Drüsensekrets führt zu einer 3–5 cm großen tumorartigen Vergrößerung. Lokalisiert ist die Zyste im Bereich der hinteren Labien.
Als Komplikation kann eine bakterielle Infektion auftreten.

Vulvitis

Ätiologie und Pathogenese

Risikofaktoren für eine Vulvitis sind das feuchte Scheidenmilieu, mangelhafte Intimhygiene und zu enge Kleidung.
Im Zusammenhang mit ihrer Entstehung wird die Vulvitis in endogene und exogene Vulvitiden unterteilt:
- **endogene Vulvitis:** bei Diabetes mellitus, Östrogenmangel
- **exogene Vulvitis:** bei allergenen Noxen (Seifen, Deodorants), mechanischen Reizen, **Infektion** (am häufigsten).

Morphologie

Morphologisch zeigt sich eine gerötete, ödematös geschwollene und druckempfindliche Vulva.
Bestimmte vorwiegend sexuell übertragene Erreger verursachen zusätzlich charakteristische Läsionen (▮ Tab. 1).

Klinik

Typische Symptome sind genitaler Juckreiz und Brennen, was oft noch vor der Rötung und Schwellung auftritt. Bei der Soorvulvitis besteht zusätzlich ein weißlicher Fluor (Ausfluss).

Erreger	Krankheitsbild	Morphologie
Herpes-simplex-Viren	Herpes genitalis	▸ Herpesbläschen ▸ z. T. oberflächliche Ulzerationen.
Candida albicans	Soorvulvitis/ -balanitis	▸ Grauweiß-gelbliche Beläge.
Chlamydia trachomatis	Lymphogranuloma venereum/ inguinale	▸ Kleine schmerzlose ulzerierende Bläschen als Primäraffekt ▸ Immer Übergang in eine eitrige einschmelzende inguinale Lymphadenitis, die häufig nach außen durchbricht.
Treponema pallidum	Syphilis (Lues)	▸ Schmerzloses Ulcus durum (runder, scharf begrenzter Ulkus) als Primäraffekt ▸ Condylomata lata (flache Papeln mit zentraler Eindellung) als Sekundäraffekt.
Haemophilus ducreyi	Ulcus molle	▸ Primärläsion ist ein Bläschen, das sich zu einem schmerzhaften und eitrigen Ulkus entwickelt ▸ Wiederholt Beteiligung der Lymphknoten, die verschmelzen und verbacken können (Bubonen).
HPV (16, 18)	Condylomata plana/bowenoide Papulose	▸ Rötliche, flache Papeln.
Poxvirus mollusci	Molluscum contagiosum	▸ Warzenähnliche Papeln mit zentraler Eindellung (Dellwarzen).

▮ Tab. 1: Erregerspezifische Läsionen der Vulva und des Penis.

Vulvadystrophie

Beide Formen der Dystrophie sind mit einem erhöhten Risiko für ein Vulvakarzinom behaftet, insbesonders die hyperplastische Dystrophie.

Atrophische Dystrophie (Lichen sclerosus, Craurosis vulvae)
Diese chronische Vulvitis tritt meist nach der Menopause auf. Als Ursache vermutet man einen Östrogenmangel. Morphologische Kennzeichen sind eine Epidermisatrophie und -sklerosierung mit Einengung des Introitus vaginae.
Die Patientinnen klagen häufig über quälenden Juckreiz.

Hyperplastische Dystrophie (Plattenepithelhyperplasie)
Für das Auftreten der hyperplastischen Dystrophie macht man chronische Reizzustände verantwortlich. Es sind bevorzugt Frauen zwischen 30 und 60 Jahren betroffen. Morphologisch kommt es zu einer Leukoplakie mit ausgeprägter Hyperkeratose (Verbreiterung der Hornschicht) und Akanthose (Verbreiterung des Stratum spinosum).

Tumoren

Das **häufigste Karzinom** der Vulva ist ein meist hoch differenziertes und verhornendes **Plattenepithelkarzinom.** Dieses entsteht in der Mehrzahl der Fälle auf einer VIN (vulväre intraepitheliale Neoplasie). Die VIN ist eine Sammelbezeichnung für verschiedene präkanzeröse Läsionen wie den M. Bowen, die bowenoide Papulose und die Queyrat-Erythroplakie.
Man unterteilt die VIN in VIN I (leichte Dysplasie), VIN II (mittelgradie Dysplasie) und VIN III (schwere Dysplasie, Carcinoma in situ).

Erkrankungen der Vagina

Fehlbildungen

Angeborene Fehlbildungen der Vagina können sein:
- vollständiges Fehlen der Vagina **(Aplasie)**
- septierte oder doppelt angelegte Vagina **(Vagina septa, Vagina duplex)**
- vollständiger Verschluss der Vagina durch das Jungfernhäutchen **(Hymenalatresie)**
- submuköse **Gartner-Gang-Zysten.**

Kolpitis

Definition

Als Kolpitis bezeichnet man eine Entzündung der Vagina.

Ätiologie und Pathogenese

Ursache ist eine aufsteigende Infektion, am häufigsten mit Trichomonas vaginalis, Candida albicans und Gardnerella vaginalis. Seltener sind Staphylokokken, Streptokokken und E. coli.
Risikofaktor für das Auftreten einer Kolpitis ist ein **Östrogenmangel,** der zu einem verminderten Glykogengehalt der vaginalen Epithelzellen führt. Die Döderlein-Bakterien (natürliche Besiedlung der Vagina) setzen dieses Glykogen normalerweise zu Milchsäure um und schützen so die Scheide gegen eine Besiedlung mit pathogenen Keimen.

Morphologie

Makroskopisch sieht man eine gerötete und teilweise ulzerierte Schleimhaut. Die Soorkolpitis (Candida albicans) imponiert durch grau-weißliche bröckelige Beläge, die Trichomonadeninfektion durch gelblichen Fluor.

In der Histologie erkennt man meist nur eine unspezifische Infiltration mit Entzündungszellen.
Mit Hilfe eines zytologischen Abstrichs kann man den Erreger entweder sofort nachweisen (Candida albicans, Trichomonaden), oder man muss ihn kulturell anzüchten. Bei der Aminkolpitis (durch Gardnerella vaginalis und Anaerobier) findet man im zytologischen Abstrich sog. **Clue cells** (von Bakterien umrahmte Epithelzellen).

Klinik

Klinisch treten verstärkter vaginaler Ausfluss (fischartiger Geruch bei Gardnerella-Infektion), Juckreiz, Brennen und Miktionsbeschwerden auf.

Tumorartige Veränderungen und Tumoren

Tumorartige Veränderungen sind u. a. Kondylome und eine Endometriose (s. S. 78/79).
Bei den bösartigen Tumoren der Vagina spielen v. a. das Plattenepithelkarzinom und Metastasen eine Rolle:

Plattenepithelkarzinom
Diese breiten sich früh per continuitatem auf das perivaginale Gewebe aus und metastasieren lymphogen in die iliakalen Lymphknoten. Selten geschieht eine hämatogene Metastasierung in die Lunge.
Klinische Symptome sind vaginaler Ausfluss und Blutungen.

Metastasen
Metastasen kommen häufiger vor als primäre Vaginalkarzinome. Der Primärtumor ist vorwiegend in Zervix, Vulva, Uterus, Blase und Rektum lokalisiert.

Erkrankungen des Penis

Phimose

Die Phimose ist eine **Verengung der Vorhaut.** Diese ist meist Folge einer Entzündung, kann aber in seltenen Fällen auch angeboren sein.
Bei Vorliegen einer Phimose kann die Vorhaut nicht mehr über die Glans zurückgezogen werden. Tut man es unter Anwendung von Gewalt dennoch (Paraphimose), kann es aufgrund von Durchblutungsstörungen zu einer Gangrän kommen.

Funktionsstörungen des Penis

Bei einer Funktionsstörung des Penis kann es sich entweder um Erektionsstörungen oder um einen Priapismus (schmerzhafte Dauererektion) handeln.

Erektionsstörungen haben häufig psychische, jedoch auch hormonelle, medikamentöse, vaskuläre und neurologische Gründe.
Die Ursache eines **Priapismus** ist eine mangelnde Blutentleerung aus den Schwellkörpern, meist durch eine Thrombose.

Balanitis, Posthitis

Als **Balanitis** bezeichnet man eine Entzündung der Glans penis, als **Posthitis** eine Entzündung der Penisvorhaut. Ist beides entzündet, spricht man von einer **Balanoposthitis.** Verursacht wird die Entzündung vorwiegend infektiös. Ein Risikofaktor ist mangelnde Intimhygiene (Smegmaretention).
Wie bei der Vulvitis treten bei bestimmten vorwiegend sexuell übertragenen Erregern charakteristische Läsionen auf (▮ Tab. 1).

Lichen sclerosus et atrophicus penis

Der Lichen sclerosus (Craurosis penis) des Penis entspricht dem der Vulva. Es kommt dabei zu einer sklerosierenden Verengung der Vorhaut, Leukoplakien auf der Glans und einer Schrumpfung des Frenulums. Die Patienten leiden unter quälendem Juckreiz. Das Risiko für das Auftreten eines Karzinoms ist erhöht.

Tumoren

Der häufigste maligne Tumor des Penis ist das **Plattenepithelkarzinom** (▮ Abb. 1).

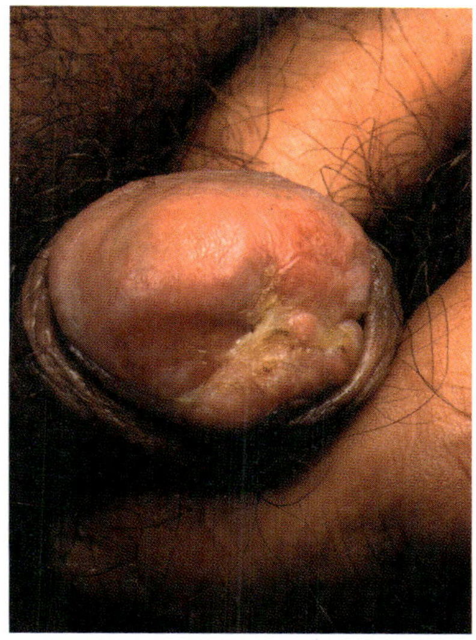

▮ Abb. 1: Plattenepithelkarzinom des Penis mit Verlegung des Meatus. [14]

Hauptursache für die Entstehung ist eine chronische Entzündung aufgrund von Smegmaretention. Auch HSV und HPV 16 und 18 werden im Karzinomgewebe vermehrt nachgewiesen.
Präkanzeröse Läsionen sind wie beim Vulvakarzinom intraepitheliale Neoplasien wie der M. Bowen, die bowenoide Papulose und die Queyrat-Erythroplasie.
Die Metastasierung erfolgt typischerweise beidseitig lymphogen in die inguinalen und iliakalen Lymphknoten.

Zusammenfassung

- Eine **Vulvitis** kann durch endogene Faktoren (Diabetes mellitus, Östrogenmangel) oder durch exogene Faktoren (allergene Noxen, mechanische Reize, Infektion) hervorgerufen werden.
- Die **Balanitis** und die **Posthitis** sind vorwiegend infektiös verursacht.
- Ursache einer **Kolpitis** ist eine aufsteigende Infektion, am häufigsten mit Trichomonas vaginalis, Candida albicans und Gardnerella vaginalis.
- Die häufigsten **malignen Tumoren der Vulva und des Penis** sind Plattenepithelkarzinome.
- Bei den **bösartigen Tumoren der Vagina** spielen v. a. das Plattenepithelkarzinom Metastasen eine Rolle.
- Die **Phimose** ist eine Verengung der Vorhaut, meist infolge einer Entzündung.

Erkrankungen der Cervix uteri

Reaktive Veränderungen im Bereich der Transformationszone

Ektopie

Ätiologie und Pathogenese

Zwischen dem mehrschichtigen Plattenepithel, das die Portiooberfläche bedeckt, und dem einschichtigen Zylinderepithel, das den Zervixkanal auskleidet, existiert eine Grenze. Diese wird Transformationszone genannt. Mit der Pubertät verschiebt sich die Grenze nach außen (Ektopie), ab den Wechseljahren dann wieder nach innen. Für dieses Phänomen werden die weiblichen Geschlechtshormone verantwortlich gemacht.

Morphologie

Makroskopisch imponiert eine Ektopie als eine kreisrunde Erythroplakie um den Muttermund (Portio).

Komplikationen

Eine Ektopie besitzt an sich keinen Krankheitswert. Das Zylinderepithel ist jedoch empfindlicher und mehr Reizen ausgesetzt. Dadurch können häufiger Entzündungen auftreten.

Plattenepithelmetaplasie

Das verletzliche ektope Zylinderepithel wird bei den meisten Frauen durch widerstandsfähigeres Plattenepithel ersetzt.

Ätiologie und Pathogenese

Das metaplastische Epithel geht von den Basalzellen des Zylinderepithels aus. Durch verschiedene Reize werden die Basalzellen zum Wachstum und zur Differenzierung angeregt. Die dadurch entstandene Zellschicht reift im Laufe der Zeit zu einem mehrschichtigen Plattenepithel aus.

Morphologie

Das Plattenepithel ist normalerweise unverhornt. Es kann auch verhornen, was makroskopisch dann als grau-weiße Auflagerung (Leukoplakie) sichtbar wird.
Mikroskopisch unterscheidet man drei Stadien der Metaplasie:

- die zwei- bis fünflagige **Reservezellhyperplasie,**
- die acht- bis zehnlagige undifferenzierte **unreife Plattenepithelmetaplasie** mit einem einschichtigen Zylinderepithel darüber
- die **reife Plattenepithelmetaplasie.**

Zervizitis

Eine Entzündung der Zervix ist häufig und kann akut oder chronisch verlaufen.

Ätiologie

Als Ursache kommen am häufigsten Erreger wie Chlamydien, Gonokokken, Trichomonaden oder Candida albicans in Frage. Seltener liegt eine Infektion mit Streptokokken, Staphylokokken oder Enterokokken vor. Auch chemische oder traumatische Reize können eine Zervizitis auslösen.

Morphologie

Bei der kolposkopischen Betrachtung erscheint die entzündete Zervixschleimhaut tiefrot und ödematös. Sie kann von fibrinös-eitrigen Auflagen bedeckt sein (▮ Abb. 1) und Erosionen aufweisen. Im Rahmen der Regeneration entstehen oft Epithelveränderungen, die einer zervikalen intraepithelialen Neoplasie (CIN) ähneln können.
Histologisch ist im Stroma ein neutrophiles Entzündungsinfiltrat zu beobachten. Das Epithel weist z. T. oberflächliche oder tiefergehende Defekte auf.

Klinik und Komplikationen

Patientinnen mit einer Zervizitis können über Schmerzen bei der Miktion und eitrigen Ausfluss klagen.
Hauptkomplikation der Zervizitis ist ein Aufsteigen der Entzündung in den Uterus.

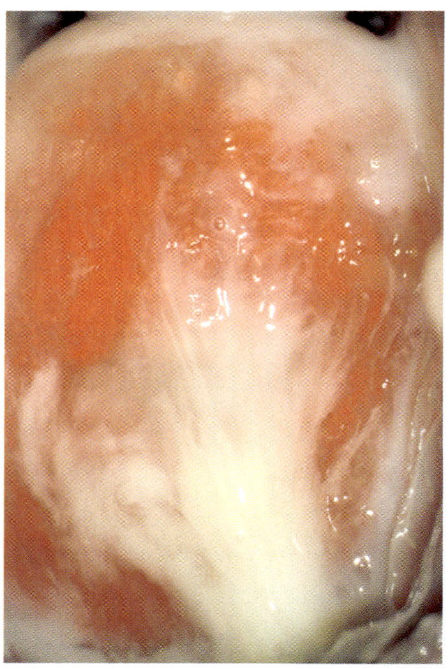

▮ Abb. 1: Zervizitis durch Chlamydien mit Rötung und eitrigem Sekret. [15]

Benigne tumorartige Veränderungen der Zervix

Retentionszysten (Ovula Nabothi)

Ovula Nabothi entstehen durch eine Verlegung der Ausführungsgänge der Zervixdrüsen. Das Sekret kann infolgedessen nicht austreten und sammelt sich in unterschiedlich großen Retentionszysten. Die Verlegung der Drüsenausgänge geschieht v. a. im Rahmen einer Plattenepithelmetaplasie.

Kondylome

Ätiologie und Pathogenese

Eine Infektion der zervikalen Plattenepithelzellen mit HPV ist die Ursache für Kondylome. Die Übertragung des Virus erfolgt durch sexuellen Kontakt. Für die benignen Kondylome macht man von den ca. 100 Subtypen hauptsächlich die Typen 6 und 11 verantwortlich. Kondylome mit präkanzerösen Veränderungen werden insbesondere durch die Typen 16 und 18 hervorgerufen.

Morphologie

Die meisten Kondylome haben einen flachen Aufbau.
Histologisch kann man eine HPV-Infektion an **Koilozyten** erkennen, die sich in den oberen Schichten der Schleimhaut finden. Sie sind durch eine perinukleäre Aufhellungszone und einen unregelmäßigen Zellkern gekennzeichnet. Zudem findet sich eine Verbreiterung des Plattenepithels mit Parakeratose.

Polypen

Zervixpolypen sind definiert als gutartige umschriebene Hyperplasien der Schleimhaut. Die Wachstumsart ist exophytisch und entweder gestielt oder breitbasig. Histologisch bestehen Polypen aus sehr gefäßreichem Epithel- oder Drüsengewebe, weswegen vaginale Blutungen auftreten können.

Zervikale intraepitheliale Neoplasie (CIN)

Die zervikale intraepitheliale Neoplasie ist die Vorstufe eines Plattenepithelkarzinoms der Zervix.

Ätiologie und Pathogenese

Für das Auftreten einer CIN existieren verschiedene Risikofaktoren. Dazu gehört an erster Stelle eine Infektion mit HPV (v. a. Typen 16, 18). Zudem sind früher Geschlechtsverkehr, Promiskuität, mangelnde Hygiene, chronische Entzündungen und Zigarettenrauchen für eine CIN prädisponierend.

Morphologie

Meistens liegen die Läsionen in der Transformationszone.

Histologische Einteilung

Man teilt die CIN in drei verschiedene Schweregrade ein (Tab. 1):

CIN	Grad der Dysplasie	Histologisches Korrelat
I	Leichte Dysplasie	Zellatypien nur im unteren Drittel des Plattenepithels
II	Mittlere Dysplasie	Zellatypien bis zur Hälfte des Plattenepithels
III	Schwere Dysplasie = Carcinoma in situ	Zellatypien im gesamten Plattenepithel, jedoch kein Durchbruch der Basalmembran

Tab. 1: CIN-Einteilung.

CIN III stellt eine **obligate Präkanzerose** dar, wobei bei CIN I und CIN II nur zu 20 % das Risiko maligner Entartung besteht **(fakultative Präkanzerose).**

Zytologische Einteilung

Zur Früherkennung des Zervixkarzinoms und seiner Vorstufen wird der **zytologische Abstrich nach Papanicolaou** verwendet. Das Ergebnis des Abstrichs kann in verschiedene Gruppen eingeteilt werden (Tab. 2) und korreliert je nach Qualität der Probenentnahme mit dem histologischen Befund.

PAP	Zytologischer Befund	Vermuteter histologischer Befund
0	Abstrich nicht beurteilbar	–
I	Normale Zytologie	Normal
II	Zellen mit reaktiven und entzündlichen Veränderungen	Entzündung, Plattenepithelmetaplasie
III	Zellen mit Verdacht auf Dysplasie	–
III D	Zellen mit leichter bis mäßiger Dysplasie	CIN I/II
IV A	Zellen mit schwerer Dysplasie oder eines Carcinoma in situ	CIN III
IV B	Zellen mit schwerer Dysplasie oder eines Carcinoma in situ, evtl. eines invasiven Ca	CIN III/mikroskopisch invasives Ca
V	Zellen eines invasiven Ca	Invasives Ca

Tab. 2: PAP-Klassifikation und Korrelation mit der Histologie.

Zervixkarzinom

Das invasive Zervixkarzinom ist der häufigste Tumor des weiblichen Genitaltrakts bei Frauen unter 50 Jahren. Das Plattenepithelkarzinom kommt zu 90 %, das Adenokarzinom zu 10 % vor.

Ätiologie und Pathogenese

Die Risikofaktoren für die Entstehung eines Plattenepithelkarzinoms sind dieselben wie bei der CIN. Aus einer CIN III entsteht mit Durchbruch der Basalmembran ein invasives Zervixkarzinom.
Für das Adenokarzinom ist ebenfalls eine HPV-Infektion (16, 18) Risikofaktor. Oft ist auch das Vorliegen von Infertilität, Adipositas, Diabetes mellitus und Hypertonie wegbereitend für die Entstehung eines Adenokarzinoms.

Morphologie

Lokalisation und Ausbreitung

Da sich das Plattenepithelkarzinom aus der CIN entwickelt, liegt es wie die CIN zu 90 % an der Transformationszone.
Je nach Tumorausbreitung unterscheidet man verschiedene Stadien nach der TNM-Klassifikation (Tab. 3).

Stadium	Ausbreitung
pT1a	Tumor auf die Zervix beschränkt, makroskopisch nicht sichtbar
pT1b	Tumor auf die Zervix beschränkt, makroskopisch sichtbar
pT2	Infiltration der proximalen zwei Drittel der Vagina und/oder des uterusnahen Parametriums
pT3	Infiltration des unteren Drittels der Vagina und/oder bis zur Beckenwand
pT4	Befall der Nachbarorgane (Harnblase, Rektum)

Tab. 3: TNM-Klassifikation.

Makroskopie

Das Plattenepithelkarzinom imponiert meist als exophytisch wachsender und z. T. auch ulzerierender Tumor.
Das Adenokarzinom wächst eher endophytisch.

Mikroskopie

Im Mikroskop kann man invasiv wachsende Karzinomzellen sehen. Plattenepithelkarzinomzellen können in verschiedenen Differenzierungsformen vorkommen.
Ein Adenokarzinom kann aus muzinösen, endometroiden oder adenosquamösen Zellen oder aus Zellen klarzelliger Differenzierung bestehen.

Metastasierung

Das Zervixkarzinom metastasiert frühzeitig lymphogen in die pelvinen und paraaortalen Lymphknoten, später auch hämatogen v. a. in die Lunge.

Klinik

In frühen Stadien ist das Zervixkarzinom symptomlos. Bei weiter fortgeschrittenen Tumoren können dann vaginale Blutungen und Schmerzen auftreten.

Zusammenfassung

- Eine **Ektopie** tritt ab der Pubertät auf und ist die Verschiebung der Transformationszone nach außen. Als Folge kann eine **Plattenepithelmetaplasie** auftreten.
- Ursache einer **Zervizitis** sind am häufigsten Chlamydien, Gonokokken oder Candida albicans.
- **Ovula Nabothi** entstehen durch die Verlegung von Drüsenausführungsgängen, **Kondylome** werden durch HPV verursacht, und **Polypen** sind umschriebene Schleimhauthyperplasien.
- **CIN I/II** sind fakultative Präkanzerosen, **CIN III** ist eine obligate Präkanzerose.
- Das häufigste **Zervixkarzinom** ist das Plattenepithelkarzinom, das aus einer CIN entsteht.

Erkrankungen des Corpus uteri

Fehlbildungen des Uterus

Fehlbildungen des Uterus entstehen durch eine Anlage- oder Verschmelzungsstörung der beiden Müller-Gänge.
Eine **Agenesie** (fehlende Anlage) oder **Aplasie** (fehlende Ausbildung der Anlage) des Uterus sind häufig mit einer Mutation des WT1-Gens assoziiert.
Verschmelzungsstörungen der Müllergänge können zu vielfältigen Fehlbildungen wie z. B. einem septierten Uterus (Uterus septus), einem doppelt angelegten Uterus (Uterus duplex) oder einem einhornigen Uterus (Uterus unicornis) führen.

Erkrankungen des Endometriums

Endometritis

Ätiologie und Pathogenese

Eine Endometritis entsteht meist durch eine aszendierende Infektion. Die häufigsten Erreger sind Staphylokokken, Streptokokken und E. coli. Seltener kommen auch Chlamydien oder Gonokokken vor.
Begünstigender Faktor für eine Keimaszension ist eine Schwächung der Zervixbarriere, z. B. bei Geburt, Abort, Intrauterinpessaren, Menstruation und iatrogenen Manipulationen.
Eine Störung der Endometriumstruktur, z. B. durch Atrophie in der Postmenopause oder bei Kontrazeption, fördert außerdem das Einnisten der Keime im Endometrium.
Eine Endometritis ist sehr selten, da sie hauptsächlich das Stratum functionale betrifft, das einmal im Monat abgestoßen und wieder erneuert wird. Meist wandern die Keime weiter zu den Adnexen.

Morphologie

Makroskopisch ist die Endometriumschleimhaut gerötet und geschwollen.
Mikroskopisch findet man bei einem akuten Verlauf granulozytäre Infiltrate und Mikroabszesse. Ein chronischer Verlauf ist hingegen durch lymphoplasmazelluläre Infiltrate gekennzeichnet.

Klinik

Die Hauptsymptome einer Endometritis sind **Fieber** und **Störungen im Menstruationszyklus.** Ist der Gebärmutterhals stenosiert, kann sich Eiter in der Gebärmutter ansammeln **(Pyometra).**

Endometriose

Definition

Von einer Endometriose spricht man bei einem Auftreten von funktionsfähigem Endometriumgewebe außerhalb des Uterus **(Endometriumektopie).**

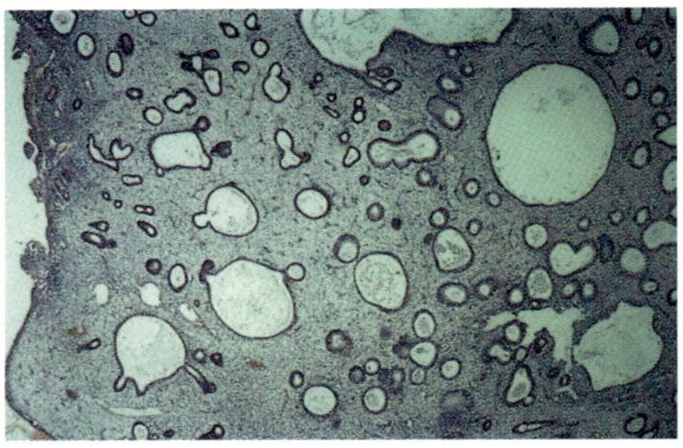

Abb. 1: Glandulär-zystische Hyperplasie des Endometriums. [13]

Ätiologie und Pathogenese

Für die Entstehung einer Endometriose existieren zwei Theorien.
Die metaplastische Theorie (Induktionstheorie) besagt, dass sich die Endometriose direkt aus embryonalem Gewebe, dem Zölomepithel, bildet. Dies soll durch genetische, endokrine, immunologische, physikalische und iatrogene Mechanismen induziert werden.
Bei der **Regurgitationstheorie** hingegen wird eine Verschleppung endometrialen Gewebes, das bei der Menstruation abgestoßen wurde, angenommen.

Morphologie

Je nach Lokalisation unterscheidet man folgende Formen:
- **Endometriosis genitalis interna:** Myometrium (Adenomyosis uteri), Tuben
- **Endometriosis genitalis externa:** Ovar, Douglas-Raum, Vagina, Vulva
- **Endometriosis extragenitalis** (sehr selten): Darm, Lunge, Blase.

Da sich die Endometriose während des Menstruationszyklus genauso verändert wie die normale Gebärmutterschleimhaut, entwickeln sich blutige Zysten (sog. Schokoladenzysten), v. a. bei der Endometriosis genitalis externa.

Klinik

Blutungen und dadurch verursachte Verwachsungen im Bauchraum können zu Regelschmerzen **(Dysmenorrhö),** Beckenschmerzen und Schmerzen beim Geschlechtsverkehr (Dyspareunie) führen.

Endometriumhyperplasie

Definition

Die Endometriumhyperplasie bezeichnet eine übermäßige Proliferation der Endometriumschleimhaut, meist in der Peri- und Postmenopause.

Ätiologie und Pathogenese

Sie ist das Resultat einer persistierenden Östrogenstimulation, die nicht durch Gestagene kompensiert wird.
Endogene Ursachen sind Follikelpersistenz, anovulatorische Zyklen, polyzystische Ovarien, Östrogen-produzierende Tumoren, Adipositas, frühe Menarche und späte Menopause.
Als **exogene Ursache** kommt eine Langzeitöstrogentherapie ohne Gestagengabe in Frage.

Morphologie

Morphologisch unterscheidet man:
- **einfache Hyperplasie** (glandulär-zystische Hyperplasie): gleichmäßige Vermehrung von Drüsen und Stroma, Drüsen zystisch dilatiert (Abb. 1)
- **komplexe Hyperplasie** (adenomatöse Hyperplasie): stärkere Vermehrung der Drüsen im Vergleich zum Stroma, Drüsen stark verzweigt
- **atypische Hyperplasie:** wie komplexe Hyperplasie, zusätzlich Zellatypien.

> Einfache Hyperplasien können in komplexe Hyperplasien übergehen. Atypische Hyperplasien gehen häufig in ein Endometriumkarzinom über (Präkanzerose).

Klinik

Klinische Symptome sind verstärkte, verlängerte und unregelmäßige Blutungen.

Endometriumpolypen

Endometriumpolypen sind benigne, polypös wachsende Endometriumproliferationen. Sie sind v. a. in der Postmenopause häufig anzutreffen.

Endometriumkarzinom

Nach dem Ovarialkarziom ist das Endometriumkarzinom der zweithäufigste Tumor der weiblichen Genitalien. Es tritt v. a. in der Postmenopause auf.

Stadium	Ausbreitung
pTis	Carcinoma in situ
pT1	Begrenzt auf Corpus uteri
pT2	Infiltration der Cervix uteri
pT3	Überschreitung der Organgrenzen, jedoch Beschränkung auf das kleine Becken
pT4	Infiltration von Nachbarorganen (Blase, Rektum)

Tab. 1: TNM-Klassifikation des Endometriumkarzinoms.

Klassifikation
Die TNM-Klassifikation des Endometriumkarzinoms ist in Tabelle 1 dargestellt.

Ätiologie und Pathogenese
Ein Endometriumkarzinom entwickelt sich meistens aus einer atypischen Endometriumhyperplasie (Typ-I-Endometriumkarzinom, Adenomkarzinom). Wie diese wird die Entstehung des Karzinoms durch eine persistierende Östrogenstimulation begünstigt (s. o.).
Das Typ-II-Endometriumkarzinom entsteht auf dem Boden einer atrophen Endometriumschleimhaut. Die genaue Pathogenese ist ungeklärt.

Morphologie
Beim Endometriumkarzinom handelt es sich meist um ein **drüsig differenziertes Adenokarzinom.**
Weitere histologische Typen sind: **adenosquamöses Karzinom** (drüsig differenziert mit atypischen plattenepithelialen Anteilen), **klarzelliges Karzinom, seröses Karzinom, papilläres Karzinom** und **Endometriumsarkom** (sehr selten).
Die Metastasierung erfolgt lymphogen v. a. in die pelvinen und paraaortalen Lymphknoten, hämatogen vorwiegend in die Lunge.

Klinik
Abnorme Blutungen können auf das Vorhandensein eines Endometriumkarzinoms aufmerksam machen.

Erkrankungen des Myometriums

Myometritis
Eine Myometritis tritt meist als fortgeleitete Entzündung aus dem Endometrium auf.

Leiomyom
Das Leiomyom ist ein häufiger gutartiger glattmuskulärer Tumor der Gebärmutter. Bei einem multiplen Auftreten von Myomen in der Gebärmutter spricht man von einem **Uterus myomatosus.**

Ätiologie und Pathogenese
Genetische Faktoren und vermehrter Östrogeneinfluss spielen bei der Entstehung eine Rolle.
Östrogene haben v. a. auf das Wachstum der Myome eine stimulierende Wirkung. Nach der Menopause können sich die Myome deshalb zum Teil zurückbilden.

Morphologie
Je nach Lokalisation unterscheidet man **intramurale, subseröse, intraligamentäre** und **submuköse Myome.**
Makroskopisch imponieren Myome als kugelige, scharf begrenzte Tumoren mit weißlicher Schnittfläche.
Im Mikroskop sieht man bündelförmig angeordnete Muskelfasern, die in kollagenfaserhaltiges Stroma eingebettet sind.

Klinik und Komplikationen
Klinisch können Blutungsstörungen und Schmerzen auftreten. Mechanischer Druck auf die Umgebung kann außerdem zu vermehrtem Harndrang, verminderter Blasenentleerung oder Obstipation führen. Komplikationen sind zum einen Ischämiezeichen (bei ausgeprägtem Wachstum und dadurch mangelnder Durchblutung). Zum anderen können Myome bei einer Schwangerschaft durch gestörte Plazentahaftung einen Spontanabort verursachen oder bei Lage in der Zervix ein Geburtshindernis darstellen.

Leiomyosarkom
Die sehr seltene maligne Variante des Leiomyoms ist das Leiomyosarkom.
Makroskopisch ist der Tumor unscharf begrenzt und zeigt eine bunte Schnittfläche mit Nekrosen und Blutungen.
Histologisch kann man das zellreiche Leiomyosarkom mit Hilfe von zellulären Atypien, Nekrosen und sehr zahlreichen Mitosen gegen das Leiomyom abgrenzen.

Zusammenfassung
- **Fehlbildungen des Uterus** entstehen durch eine Anlagestörung oder eine Verschmelzungsstörung der beiden Müller-Gänge.
- Eine **Endometritis** wird meist durch eine aszendierende Infektion mit Staphylokokken, Streptokokken und E. coli hervorgerufen.
- Von einer **Endometriose** spricht man bei einem Auftreten von Endometriumgewebe außerhalb des Uterus.
- Die **Endometriumhyperplasie** ist eine übermäßige Proliferation der Endometriumschleimhaut als Resultat einer persistierenden Östrogenstimulation.
- Bei einem **Endometriumkarzinom** handelt es sich meist um ein drüsig differenziertes Adenokarzinom, das sich vorwiegend aus einer atypischen Endometriumhyperplasie entwickelt.
- Das **Leiomyom** ist ein gutartiger glattmuskulärer Tumor der Gebärmutter. Je nach Lokalisation unterscheidet man intramurale, subseröse, intraligamentäre und submuköse Myome. Die sehr seltene maligne Variante des Leiomyoms ist das **Leiomyosarkom.**

Erkrankungen der Adnexe

Fehlbildungen der Adnexe

Fehlen die Adnexe, spricht man von einer **Agenesie** (keine Anlage) oder einer **Aplasie** (fehlende Ausbildung der Anlage).
Bei einer **Dysgenesie der Ovarien** entwickeln sich aus der Anlage keine Ovarien, sondern bindegewebige Stränge (Streak-Gonaden), z. B. beim Ullrich-Turner-Syndrom.
Isolierte Fehlbildungen der Tuben sind sehr selten. Es kann eine **Atresie** oder eine **Hypoplasie** vorkommen.

Kreislaufstörungen der Adnexe

Hämorrhagische Infarzierung

Bei einer Torsion des Ovars um die eigene Achse (Stieldrehung) ist der venöse Abfluss vor dem arteriellen Zufluss gestört. Daraus resultiert eine hämorrhagische Infarzierung mit Einblutungen und Nekrosen im Ovar.
Die Stieldrehung tritt häufig bei zystischen Ovarien oder Tumoren auf. Komplikationen sind eine bakterielle Infektion oder gar eine Ruptur.

Ovarielle Blutungen

Zu Blutungen des Ovars kommt es z. B. nach einer Ruptur von Follikeln oder Zysten. Der Blutverlust kann zu Kreislaufstörungen bis hin zum Schock führen.

Adnexitis

Eine Adenexitis tritt beidseitig auf und betrifft meist Tuben **(Salpingitis)** und Ovarien **(Oophoritis).**

Ätiologie und Pathogenese

Meist entsteht eine Adnexitis durch eine aszendierende Infektion mit Keimen wie E. coli, Staphylokokken, Streptokokken, Enterokokken oder Chlamydien **(eitrige Adnexitis).** Die Erreger der **tuberkulösen Adnexitis** hingegen finden ihren Weg zu den Adnexen hämatogen.

Morphologie

Eitrige Adnexitis

Makroskopisch fallen Schwellung und Rötung der Tubenschleimhaut und des Ovars auf. Auch Abszesse können vorkommen. Häufig ist das Peritoneum betroffen, das Ovar und Tube umgibt (Perioophoritis, Perisalpingitis). Die Serosa ist dann matt und von eitrigen Belägen überzogen.
Im Mikroskop sieht man ein Wandödem und neutrophile Granulozyteninfiltrate.

Tuberkulöse Adnexitis

Bei der tuberkulösen Adnexitis ist meist nur die Tube betroffen. Die Wand der aufgetriebenen Tube ist stark verdickt. Histologisch sieht man eine granulomatöse Entzündung mit den typischen verkäsenden Tuberkulosegranulomen.

Klinik und Komplikationen

Klinische Symptome sind Unterbauchschmerzen und Fieber.
Komplikationen sind:

- Ausbreitung der Entzündung auf Nachbarorgane des kleinen Beckens (Pelvic Inflammatory Disease = **PID**)
- **Tuboovarialabszess**
- **Tuboovarialzyste** durch Verwachsungen zwischen Ovar und Fimbrien
- **Konglomerattumor** durch Verwachsungen von Ovar, Tube und Nachbarorganen
- Aufstau von eitrigem Sekret **(Pyosalpinx),** später von serösem Sekret **(Hydrosalpinx)** durch Verklebung der Tuben
- **Extrauteringravidität** oder **Infertilität** bei Verwachsung der Tuben.

Extrauteringravidität (EUG)

Definition

Die Extrauteringravidität bezeichnet eine Implantation der befruchteten Eizelle außerhalb des Uterus. Sie findet zu 99 % in den Tuben und dort v. a. im ampullären Teil statt. Sehr seltene Lokalisationen sind das Ovar und die Bauchhöhle.

Ätiologie und Pathogenese

Ursachen für eine EUG sind Wanderungs- oder Nidationsstörungen. Diese werden begünstigt durch:

- Verwachsungen der Tube nach Salpingitis
- mechanische Barrieren wie Endometrioseherde oder Tumoren
- Intrauterinpessare (vermindern Tubenperistaltik und erhöhen das Risiko einer Salpingitis).

Klinik und Komplikationen

Wird die Eileiterschwangerschaft abgestoßen **(Tubarabort),** fällt die Frucht in die Bauchhöhle und wird dort i. d. R. resorbiert. Geschieht dies nicht, führt das Wachstum der Frucht zu einer Dehnung der Tube. Klinisch treten dann Schmerzen und Blutungen auf. Im Extremfall kommt es zu einer Tubenruptur, die lebensgefährliche Blutungen verursachen kann.

Ovarialzysten

Follikelzyste

Follikelzysten sind die häufigsten Ovarialzysten. Sie entstehen durch das Persistieren von „sprungbereiten" Graaf-Follikeln. Die durch Follikelepithel ausgekleideten Zysten sind mit seröser Flüssigkeit gefüllt. Manche Follikelepithelzysten bilden Östrogene, was eine Endometriumhyperplasie und anovulatorische Zyklen verursachen kann.

Syndrom der polyzystischen Ovarien (PCO)

Beim PCO treten multiple beidseitige Follikelzysten auf. Die Ovarien sind vergrößert, die Ovarialrinde ist fibrosiert. Als Ursache vermutet man eine hypothalamisch-hypophysäre Fehlfunktion. Klinisch kommt es zu Menstruationsstörungen, Infertilität, Adipositas und Hirsutismus.

Corpus-luteum-Zyste

Durch eine verlangsamte Rückbildung des Corpus luteum kommt es zu einer Corpus-luteum-Zyste. Die Zyste besteht aus Granulosaluteinzellen, die durch eine bindegewebige Schicht vom Zystenlumen abgegrenzt werden. Die Granulosaluteinzellen produzieren Progesteron, was zu Menstruationsstörungen führt.
Im Verlauf entsteht aus der Corpus-luteum-Zyste eine hormoninaktive Corpus-albicans-Zyste.

Endometriosezyste

Siehe Seite 78/79.

Parovarialzyste

Eine Parovarialzyste entsteht im peritonealen Überzug der Tube (Mesosalpinx) aus Resten des Müller- oder des Wolff-Gangs (▮ Abb. 1). Sie ist durch einreihiges kubisches Epithel ausgekleidet und enthält seröse Flüssigkeit.

Ovarialtumoren

Bei Ovarialtumoren liegt in ca. 10 % eine familiäre Häufung vor. Oft findet man wie beim Mammakarzinom eine Mutation des BRCA-1-Gens.
Die Einnahme von Ovulationshemmern, Multiparität und ein niedriger sozialer Status senken das Erkrankungsrisiko.

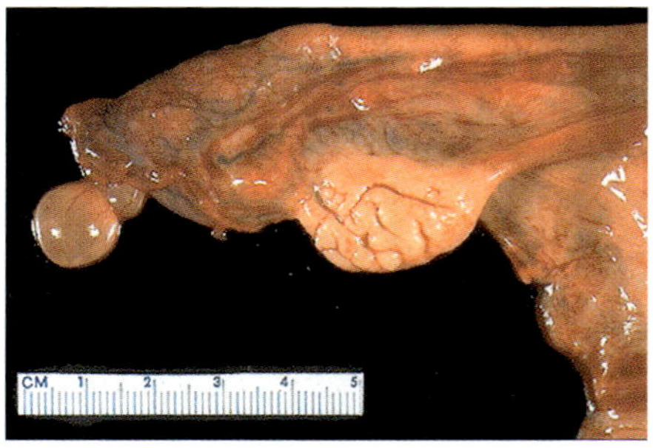

▮ Abb. 1: Parovarialzyste. [15]

Epitheliale Tumoren

Epitheliale Tumoren entstehen aus dem Oberflächenepithel (Müller-Epithel) und machen 60 % der Ovarialtumoren aus. Man unterscheidet benigne und maligne Tumoren und Tumoren unklarer Dignität (Borderline-Tumoren). Benigne Tumoren können häufig in Borderline-Tumoren und diese in maligne Tumoren übergehen.

Klassifikation

Die TNM-Klassifikation der epithelialen Ovarialtumoren ist in Tabelle 1 dargestellt.

Stadium	Ausbreitung
pT1	Begrenzung auf Ovarien
pT2	Ausbreitung innerhalb des kleinen Beckens
pT3	Ausbreitung über das kleine Becken hinaus
pT4	Fernmetastasen

Tab. 1: TNM-Klassifikation der epithelialen Ovarialtumoren.

Morphologie

Seröser Ovarialtumor

Seröse Ovarialtumoren treten häufig beidseitig auf.

- **seröses Zystadenom:** seröse Zysten, die durch ein einreihiges Zylinderepithel ausgekleidet werden
- **seröses Borderline-Karzinom:** Zysten, deren auskleidendes Epithel mehrreihige papilläre Proliferationen mit Atypien aufweist
- **seröses Zystadenokarzinom:** großer solid-zystischer Tumor mit Psammomkörperchen und Infiltration des ovariellen Stromas.

Muzinöser Ovarialtumor

Bei muzinösen Ovarialtumoren ist ein beidseitiges Auftreten selten.

- **muzinöses Zystadenom:** muzinöse Zysten, die durch ein einschichtiges schleimbildendes Epithel ausgekleidet werden
- **muzinöses Borderline-Karzinom:** Zyste, deren auskleidendes Epithel mehrschichtig ist und Atypien aufweist
- **muzinöses Zystadenokarzinom:** solid-zystischer Tumor mit zahlreichen Atypien und invasivem Wachstum.

Endometroider Ovarialtumor

Beidseitiges Auftreten ist auch bei endometroiden Ovarialtumoren eher selten.

- **benigner endometroider Ovarialtumor:** sehr selten
- **endometroides Borderline-Karzinom:** solid-zystischer Tumor, wobei die Zysten abgebaute Blutreste enthalten
- **endometroide Ovarialkarzinome** (am häufigsten): histologische Ähnlichkeit mit den Endometriumkarzinomen, öfter Assoziation mit einer Endometriose.

Brenner-Tumor

Der Brenner-Tumor ist fast immer gutartig. Er besteht aus urothelial differenzierten Epithelinseln, die in ein kollagenfaserreiches Stroma eingebettet sind.

Klarzelliges Karzinom

Das klarzellige Karzinom ist ein meist hoch maligner Tumor. Die Tumorzellen weisen ein helles Zytoplasma auf und wachsen in papillären Strukturen.

Klinik

Das epitheliale Ovarialkarzinom macht anfangs nur sehr unspezifische Symptome wie Druckgefühl oder Schmerzen im Unterbauch. Es wird deswegen oft erst sehr spät diagnostiziert.

Keimstrang-Stroma-Tumoren

Keimstrang-Stroma-Tumoren sind meist benigne. Sie entstehen entweder aus Gonadenmesenchym (Keimstränge) oder aus ovariellem Stroma.

- **Granulosazelltumoren:** Granulosazelltumoren entwickeln sich aus den Granulosazellen und produzieren häufig Östrogene.
- **Thekazelltumoren:** Thekazelltumoren entstehen aus Theka- und Theka-Luteinzellen. Sie produzieren ebenfalls häufig Östrogene.
- **Androblastome:** Androblastome leiten sich von den Sertoli-Leydig-Zellen ab und produzieren häufig Testosteron.
- **Fibrome:** Fibrome entwickeln sich aus ovariellen Stromazellen.

Aufgrund der Hormonproduktion der Tumoren können je nach Manifestationsalter typische Symptome wie z. B. Pubertas praecox, Amenorrhö oder postmenopausale Blutungen auftreten.

Keimzelltumoren

Die Keimzelltumoren des Ovars entsprechen den Keimzelltumoren des Hodens (s. S. 82/83).

Metastasen

Primärtumoren, die in die Ovarien metastasieren, liegen hautpsächlich im **Gastrointestinaltrakt,** im **Uterus** oder in der **Mamma.** Eine Sonderform ist das Siegelringkarzinom des Magens, das Abtropfmetastasen (sog. **Krukenberg-Tumor**) auf das Ovar setzt.

Tumoren und tumorartige Veränderungen der Tuben

Hydatiden

Diese kleinen Zysten an der Tubenoberfläche leiten sich vom Keimepithel ab.

Tumoren

Primäre Tumoren der Tube sind fast immer seröse Adenokarzinome.

Metastasen

Metastasen in der Tube sind häufiger als primäre Tumoren. Sie stammen vorwiegend von Primärtumoren in Uterus und Ovarien.

Zusammenfassung

- Eine **Torsion des Ovars** führt zu einer hämorrhagischen Infarzierung mit Einblutungen und Nekrosen.
- Zu **Blutungen** des Ovars kommt es z. B. nach einer Ruptur von Follikeln oder Zysten.
- Die **Adnexitis** entsteht meist durch eine aszendierende Infektion. Man unterscheidet die eitrige und die tuberkulöse Adnexitis.
- Eine **Extrauteringravidität** findet zu 99 % in den Tuben statt und beruht auf Wanderungs- oder Nidationsstörungen.
- Die häufigsten **Ovarialzysten** sind **Follikelzysten.**
- Bei **Ovarialtumoren** unterscheidet man **epitheliale Tumoren, Keimstrang-Stroma-Tumoren, Keimzelltumoren** und **Metastasen.**

Erkrankungen der Hoden und Nebenhoden

Angeborene Störungen der Hoden und Nebenhoden

Anorchie und Monorchie

Eine **Anorchie** bezeichnet das angeborene Fehlen beider Hoden. Bei einer **Monorchie** fehlt dagegen nur ein Hoden.

Kryptorchismus und Ektopie

Definition
Ist der Hoden nicht im Skrotum aufzufinden, liegt ein **Kryptorchismus** vor.
Bei einer **Hodenektopie** liegt der Hoden außerhalb des normalen Deszensuswegs, z. B. im Femoralkanal.

Ätiologie und Pathogenese
Die Ursache für einen Kryptorchismus ist ein **mechanisch oder hormonell bedingter Maldescensus testis.** Man findet den Hoden dann entlang des Deszensuswegs, häufig im Inguinalkanal. Im ersten Lebensjahr kann es häufig noch zum Deszensus kommen, weswegen man mit einer operativen Korrektur zunächst wartet.

Morphologie und Klinik
Der Hoden zeigt anfangs eine normale Morphologie. Im Verlauf werden die Spermatogonien durch die Einwirkung der Körperkerntemperatur irreversibel geschädigt, was zur **Infertilität** führt. Zudem ist das Risiko für die Entstehung eines **Keimzelltumors** erhöht.

Hermaphroditismus (Intersexualität)

Der **Hermaphroditismus verus** ist durch das gleichzeitige Vorliegen von Hoden und Ovarien gekennzeichnet.
Beim **Pseudohermaphroditismus** hingegen finden sich entweder Ovarien oder Hoden. Das genotypisch festgelegte Geschlecht stimmt jedoch nicht mit den vorhandenen Gonaden überein.

Gonadendysgenesie

Definition
Als **Gonadendysgenesie** bezeichnet man angeborene Störungen, bei denen statt Gonaden bindegewebige Stränge (Streaks) ausgebildet sind. Die äußeren Geschlechtsmerkmale sind nur undeutlich erkennbar.

Ätiologie
Ursachen können Y-chromosomale Defekte oder geschlechtshormonassoziierte Störungen sein (z. B. Androgenmangel, 5-α-Reduktase-Mangel).

Kreislaufstörungen

Hodentorsion

Ätiologie und Pathogenese
Bei der Drehung eines Hodens um die eigene Achse kommt es zur Abklemmung des Gefäßstiels. Je nach Dauer der Torsion entwickeln sich zunächst eine **venöse Stauung** und schließlich ein **hämorrhagischer Hodeninfarkt.**
Ursache ist meist eine abnorme Hodenbeweglichkeit.

Klinik
Klinisch tritt eine plötzliche schmerzhafte Schwellung des Hodens auf. Der Hoden muss so schnell wie möglich detorquiert werden, da er sonst irreversible Schäden davontragen kann.

Varikozele

Eine Varikozele ist eine meist auf der linken Seite lokalisierte variköse Ausweitung des Plexus pampiniformis. Sie entsteht infolge einer venösen Abflussstörung durch Venenklappeninsuffizienz oder ein mechanisches Abflusshindernis.
Die Stauung kann eine Temperaturerhöhung und dadurch eine Schädigung der Spermatogonien mit Infertilität verursachen.

Spermatozele, Hydrozele

Bei einer **Spermatozele** handelt es sich um eine zystische Ausweitung des Rete testis, des Nebenhodengangs oder der Ductuli efferentes. Sie entsteht aus einem Verschluss eines dieser Gänge und kann mit spermienhaltiger seröser Flüssigkeit gefüllt sein.
Eine **Hydrozele** ist eine Ansammlung von Flüssigkeit in der Tunica vaginalis testis. Sie ist entweder angeboren oder tritt als Begleiterscheinung von Traumen, Entzündungen oder Tumoren auf.

Orchitis und Epididymitis

Definition
Unter einer **Epididymitis** versteht man die Entzündung des Nebenhodens, unter einer **Orchitis** die Entzündung des Hodens. Beide Entzündungen liegen häufig kombiniert vor.

Ätiologie und Morphologie
Als Folge kann sich eine Sterilität entwickeln. Je nach Ursache unterscheidet man:

Eitrige Epididymitis und Orchitis
Die Infektion erfolgt meist kanalikulär aszendierend (D. deferens) oder lymphogen. Häufige Erreger sind Chlamydien, Staphylokokken, E. coli, Streptokokken, Proteus und Neisserien. Morphologisch sieht man granulozytäre Infiltrate und Abszesse. Bei einer Chronifizierung tritt ein lymphoplasmazelluläres Infiltrat auf.

Tuberkulöse Epididymitis
Sie entsteht meistens infolge einer Tuberkulose von Nieren oder Prostata. Ein Übergreifen auf die Hoden geschieht erst spät.

Mumpsorchitis
Bei Mumps im Erwachsenenalter kann wiederholt eine hämatogene Ausbreitung in einen oder beide Hoden auftreten. Mikroskopisch erkennt man eine Hyalinisierung der Hodenkanälchen und evtl. eine Reduktion der Keimzellen. Im schlimmsten Fall kommt es zu einer Hodenatrophie mit Fibrosierung.

Granulomatöse Orchitis
Die Ätiologie ist ungeklärt. Man vermutet autoaggressive Mechanismen. Morphologisch kommt es zur Granulombildung im Bereich der Tubuli.

Hypogonadismus

Definition
Als Hypogonadismus bezeichnet man eine **Unterfunktion des Hodens,** der zur **männlichen Infertilität** führt.

Ätiologie
Je nach der anatomischen Lokalisation der Ursache unterscheidet man:

Prätestikulärer Hypogonadismus
Diese Hypofunktion einer gesunden Gonade wird durch eine funktionelle Störung in der Hypophysen-Gonaden-Achse verursacht. Diese Störung kann durch eine Zerstörung der Hypophyse bedingt sein. Die Folge ist ein **Hypogonadotropismus** mit fehlender Ausreifung der Tubuli, der Spermatogenese und der Leydig-Zellen.
Eine andere Ursache ist ein endogen oder exogen verursachter Hormonüberschuss.

Testikulärer Hypogonadismus
Der testikuläre Hypogonadismus ist die häufigste Form des Hypogonadismus. Ursachen können chromosomale Störungen, Kryptorchismus, eine Varikozele (häufig), abgelaufene Entzündungen, Strahlenschäden oder Medikamentenschäden sein.

Posttestikulärer Hypogonadismus
Ein Verschluss der ableitenden Samenwege oder eine gestörte Motilität der Spermatozoen kann für einen posttestikulären Hypogonadis-

mus verantwortlich sein. Ein Verschluss der ableitenden Samenwege ist angeboren (Atresie) oder erworben (Entzündungen, Ligaturen). Motilitätsstörungen können bei abnormer Spermienstruktur, veränderter Zusammensetzung des Samenplasmas oder bei Spermienantikörpern auftreten.

Hodentumoren

Ätiologie

Gesicherte Risikofaktoren für Hodentumoren sind Kryptorchismus und Gonadendysgenesie **(fakultative Präkanzerosen).** Auch scheint es manchmal eine genetische Prädisposition zu geben.
Die **testikuläre intraepitheliale Neoplasie (TIN)** entspricht einem Carcinoma in situ und stellt eine **obligate Präkanzerose** für Keimzelltumoren dar.

Klinik

Klinisch auffällig ist immer eine einseitige schmerzlose Vergrößerung des Hodens. Betroffen sind meist jüngere Männer.

Keimzelltumoren

Morphologie

Die Keimzelltumoren sind die häufigsten Tumoren des Hodens. Man unterteilt sie grob in **Seminome** (beim Ovar Dysgerminom) und **Nicht-Seminome,** die auch gemischt vorkommen können.

Seminome

Seminome entstehen aus unreifen Keimzellen. Sie sind sehr strahlensensibel und haben eine gute Prognose.
Makroskopisch erscheinen sie als gut abgegrenzte grau-weiße Tumoren. Mikroskopisch unterscheidet man:

- **klassisches Seminom:** große rundliche Tumorzellen und lymphozytäre Stromainfiltration (Abb. 1)
- **spermatozytäres Seminom:** kleine spermatogonienähnliche Zellen und große Tumorzellen.

Nicht-Seminome

Nicht-Seminome sind nicht strahlensensibel und mit einer schlechteren Prognose als die Seminome behaftet. In der Hälfte der Fälle liegen Mischtumoren aus den verschiedenen nicht-seminomatösen Typen vor. Die verschiedenen Typen sind:

- **Teratom:** Dieser benigne Tumor wächst vorwiegend zystisch (Dermoidzyste). Ein reifes Teratom kann differenziertes Material aller drei Keimblätter enthalten, z. B. Haare und Zähne. Dahingegen setzt sich ein unreifes Teratom aus Gewebe der Embryonal- und Fetalperiode zusammen.

Abb. 1: Klassisches Seminom. [2]

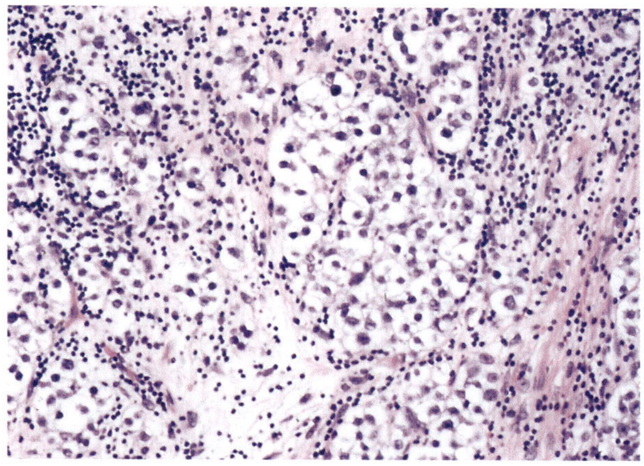

- **embryonales Karzinom:** Es entsteht aus Keimzellvorläuferzellen. Die epithelartigen Tumorzellen zeigen histologisch ein relativ ungeordnetes Wachstumsmuster und produzieren α-Fetoprotein und β-HCG.
- **Dottersacktumor:** Er entwickelt sich aus Keimzellen und ist der häufigste Hodentumor des Kindesalters. Makroskopisch ist der Tumor gelblich mit zystischer Schnittfläche. Histologisch sieht man perivaskuläre Epithelproliferationen, immunhistochemisch kann man α-Fetoprotein nachweisen.
- **Chorionkarzinom:** Die Ursprungszellen des Chorionkarzinoms sind ebenfalls Keimzellen. Morphologisch erinnert der Tumor an die Plazenta. β-HCG-positive Strukturen können nachgewiesen werden.

Stromatumoren

Die Stromatumoren des Hodens sind selten und meist benigne. Sie leiten sich von verschiedenen Zellen des gonadalen Stromas ab:

Leydig-Zell-Tumor

Dieser Tumor entsteht aus den Leydig-Zellen und wächst langsam. Er produziert im Kindesalter Östrogene und Testosteron, im Erwachsenenalter hauptsächlich Östrogene. Typische klinische Symptome sind eine Pubertas praecox und Hirsutismus bei Kindern und eine Gynäkomastie bei Erwachsenen.

Sertoli-Zell-Tumor

Der sich aus den Sertoli-Zellen entwickelnde Tumor kann ebenfalls Östrogen produzieren. Klinisch fällt auch er durch eine Gynäkomastie auf.

Granulosazelltumor

Überaus selten ist der den Granulosazellen entstammende Granulosazelltumor.

Keimzellen-Stroma-Mischtumoren

Sehr selten treten auch Keimzell-Stroma-Mischtumoren auf.

Zusammenfassung

- Die Ursache eines **Kryptorchismus** ist ein **Maldescensus testis.** Bei einer **Hodenektopie** liegt der Hoden außerhalb des normalen Deszensuswegs.
- Eine **Hodentorsion** ist durch die Drehung eines Hodens und konsekutive Abklemmung des Gefäßstiels gekennzeichnet.
- Eine **Varikozele** ist eine variköse Ausweitung der Venen des Plexus pampiniformis.
- **Epididymitis** und **Orchitis** liegen häufig kombiniert vor. Als Folge kann sich eine Sterilität entwickeln. Die Entzündung kann bakteriell, viral, durch Tuberkuloseerreger oder autoaggressiv verursacht sein.
- Ein **Hypogonadismus** bezeichnet eine Unterfunktion des Hodens mit Infertilität. Die Ursache ist prätestikulär, testikulär oder posttestikulär.
- Bei den **Hodentumoren** gibt es **Keimzelltumoren, Stromatumoren** und **Keimzell-Stroma-Mischtumoren.** Die Keimzelltumoren unterteilt man in **Seminome** und **Nicht-Seminome.**

Erkrankungen der Prostata

Prostatitis

Ätiologie und Morphologie

Je nach Ursache unterscheidet man verschiedene Formen der Prostatitis.

Akute eitrige Prostatitis

Diese **Infektion** mit Staphylokokken, E. coli, Trichomonaden, Chlamydien, Mykoplasmen oder Viren erfolgt meist **aszendierend** durch die Harnröhre bei Harnreflux oder instrumenteller Verschleppung von Keimen (z. B. bei Zystoskopie).
Im Mikroskop erkennt man granulozytäre und monozytäre Infiltrate in den ausgeweiteten Prostatagängen und im umliegenden Gewebe. Diese bilden oft Mikroabszesse aus, die auch zu größeren Abszessen konfluieren können.

Chronische Prostatitis

Diese am häufigsten vorkommende Form entsteht aufgrund eines **Sekretstaus** und wird meist durch eine bakterielle Mischinfektion verursacht.
Histologisch sieht man ein lymphoplasmazelluläres Entzündungsinfiltrat. Durch den Sekretstau können sich kleine braun-schwarze Körperchen (Corpora amylacea) bilden, die der entzündeten Prostata dann den Namen **„Schnupftabaksprostata"** verleihen.

Unspezifische granulomatöse Prostatitis

Sie entwickelt sich auf dem Boden einer **Sekretentleerung in das Interstitium.** Dies kann entweder bei einer Ruptur der Prostatagänge oder nach iatrogener mechanischer Manipulation der Fall sein. Es resultiert eine vermutlich autoaggressive Entzündung gegen Prostatasekretbestandteile.
Unter dem Mikroskop kann man eine granulomatöse Entzündung mit Schaumzellen (Histiozyten), Fremdkörperzellen, Langhans-Riesenzellen und sehr vielen eosinophilen Granulozyten erkennen. Die Entzündung spielt sich meist in der Umgebung der zerstörten Drüsenlichtungen ab.

Tuberkulöse Prostatitis

Sie ist meist die Folge einer Tuberkulose des oberen Harntrakts.
Im histologischen Präparat sieht man die typischen verkäsenden Tuberkulose-Granulome.

Klinik

Die Klinik ist immer ähnlich. Die Prostata ist vergrößert und druckdolent. Weiterhin kann Dysurie mit erhöhter Miktionsfrequenz oder reflektorischem Harnverhalt auftreten.
Bei der akuten eitrigen Prostatitis besteht zusätzlich häufig eine allgemeine Symptomatik mit Fieber und Schüttelfrost.

Abb. 1: Knoten bei benigner Prostatahyperplasie, der die Urethra komprimiert. [16]

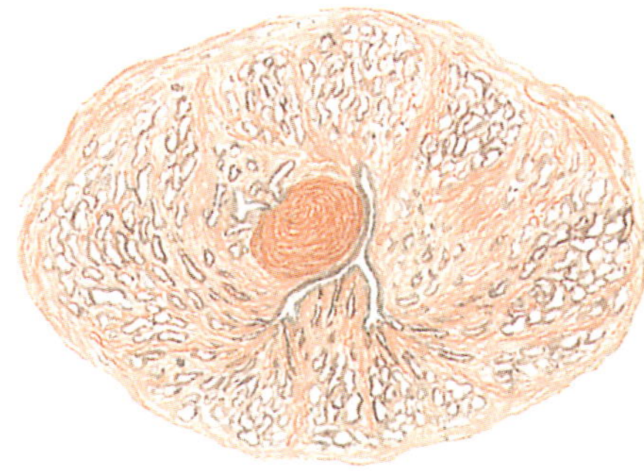

Zwischen der granulomatösen Prostatitis und dem Prostatakarzinom kann man aufgrund des Tastbefunds keine Unterscheidung treffen, sondern ist auf die histologische Untersuchung angewiesen.

Benigne Prostatahyperplasie (BPH)

Definition

Die benigne Prostatahyperplasie bezeichnet eine knotige Proliferation von Drüsen und Stroma der periurethralen **Prostatainnenzone** (Abb. 1), woraus eine Vergrößerung der Prostata resultiert.

Ätiologie und Pathogenese

Da die Entstehung mit dem Altersprozess verbunden ist, sind fast alle Männer jenseits der 70 von der BPH betroffen. Als Ursache vermutet man eine **hormonelle Dysbalance** von Östrogen und Testosteron. Dabei bewirkt ein erhöhter Östrogenspiegel die Hyperplasie der östrogenabhängigen Prostatainnenzone.

Morphologie

Makroskopisch liegt eine vergrößerte Prostata vor. Die Innenzone ist von zahlreichen Knoten durchsetzt, wohingegen die Außenzone nach außen gedrängt und druckatroph ist. Manchmal bildet sich ein Knoten direkt am Harnröhrenausgang (Home-Mittellappen) und verlegt diesen (Abb. 1).
Histologisch können die Knoten aus kollagenen Fasern, glatter Muskulatur und Drüsengewebe aufgebaut sein.

Klinik

Die Vergrößerung der Prostata stellt ein mechanisches Hindernis für den Harnabfluss dar. Symptome sind deswegen **Miktionsbeschwerden** wie verzögerter Miktionsbeginn, verminderter Miktionsdruck, Pollakisurie (häufiger Harndrang), Nykturie (nächtlicher Harndrang) und **Harnverhalt** mit Restharnbildung.

Komplikationen

Komplikationen sind:

- rezidivierende **bakterielle Infektionen** der Harnblase, Ureteren und Nieren (begünstigt durch Restharn)
- **Hydroureter** und **Hydronephrose** durch Harnrückstau
- **Balkenblase** (hypertrophierte Blasenmuskulatur) durch erhöhten Miktionsdruck
- **chronische Prostatitis** bei Sekretstau durch die hyperplastischen Knoten.

Die benigne Prostatahyperplasie ist keine Präkanzerose für das Prostatakarzinom!

Prostatische intraepitheliale Neoplasie (PIN)

Pathogenese

Die prostatische intraepitheliale Neoplasie ist eine **Präkanzerose** für das Prostatakarzinom. Sie entspricht einem intraduktal wachsenden Prostatakarzinom, das jedoch noch nicht invasiv ist.

Morphologie

Mikroskopisch sieht man eine papilläre Proliferation des Drüsenepithels mit zellulären Atypien und erhöhter Mitosezahl. Die Basalzellen des Drüsenepithels sind dabei im Gegensatz zum invasiven Prostatakarzinom noch vorhanden. Man unterscheidet die Low-grade-PIN (ohne Atypien) und die High-grade-PIN (mit Atypien).
Die High-grade-PIN muss regelmäßig kontrolliert werden, da sich daraus bei ca. 30 % der Patienten im Verlauf von zwei Jahren ein invasives Prostatakarzinom entwickelt.

Stadium	Ausbreitung
pT1	Weder tastbar noch sichtbar
pT2	Auf die Prostata begrenzt
pT3	Durchbruch der Prostatakapsel
pT4	Infiltration von benachbarten Strukturen

Tab. 1: TNM-Klassifikation des Prostatakarzinoms.

Gleason-Grad	Morphologie
Gleason 1	Dicht liegende, runde, einheitliche Drüsen mit regelmäßigem Abstand zueinander und scharfer Abgrenzung zur Umgebung
Gleason 2	Dicht liegende, runde, einheitliche Drüsen mit unregelmäßigem Abstand zueinander und unscharfer Abgrenzung zur Umgebung
Gleason 3	Kleine, ungleichmäßig geformte Drüsen mit diffuser Infiltration in das umgebende Gewebe
Gleason 4	Fusion der kleinen Drüsen miteinander (kribriformes Wachstumsmuster)
Gleason 5	= anaplastisches Karzinom; solides, strangförmiges oder diffuses Wachstum der Tumorzellen

Tab. 2: Gleason-Grade von Prostatakarzinomen.

Prostatakarzinom

Das Prostatakarzinom ist der häufigste Tumor des alten Mannes. Es entsteht im Gegensatz zur benignen Prostatahyperplasie in der androgensensiblen **Außenzone** der Prostata.
Das **latente Prostatakarzinom** bleibt klinisch unauffällig und wird erst bei der Autopsie entdeckt.
Ein **inzidentes Prostatakarzinom** macht ebenfalls keine Symptome und wird zufällig bei einer transurethralen Prostataresektion anderer Indikation (z. B. bei Prostatahyperplasie) gefunden.
Das **okkulte Prostatakarzinom** wird wiederum nicht durch den Primärtumor, sondern durch Metastasensetzung auffällig.

Klassifikation

Die TNM-Klassifikation des Prostatakarzinoms ist in Tabelle 1 aufgeführt.

Ätiologie und Pathogenese

Den wichtigsten Risikofaktor stellt das **Alter** dar. Man sagt, dass jeder Mann im Laufe seines Lebens an einem Prostatakarzinom erkrankt, er muss nur alt genug werden. Ein weiterer Risikofaktor ist eine genetische Prädisposition.
Erhöhte Androgenspiegel stimulieren das Karzinomwachstum, erhöhte Östrogenspiegel hingegen hemmen es.

Morphologie

Fast alle Prostatakarzinome sind Adenokarzinome.
Makroskopisch sieht man derbe, grau-gelbe und relativ scharf begrenzte Herde, die häufig **multizentrisch** auftreten.
Mikroskopisch sieht man dicht aneinanderliegende Drüsentubuli und helle Karzinomzellen. Das Wachstumsmuster ist sehr unterschiedlich und kann **hoch-** oder **niedrigdifferenziert glandulär, kribriform** (siebartig) oder **anaplastisch** sein. Kleine Karzinome wachsen eher hochdifferenziert und uniform, wohingegen große Karzinome häufig ein niedrigdifferenziertes pluriformes Wachstum (mehrere Wachstumsformen nebeneinander) an den Tag legen.
Man teilt das Wachstumsmuster der Prostatakarzinome in fünf **Gleason-Grade** ein (Tab. 2).
Mit Hilfe dieser Gleason-Grade errechnet man den **Gleason-Score.** Man addiert den am höchsten differenzierten mit dem am niedrigsten differenziert vorkommenden Gleason-Grad. Bei einem einheitlichen histologischen Bild wird der Gleason-Grad einfach verdoppelt. Der Score hilft dabei, die Aggressivität der Prostatakarzinome zu beurteilen. Bei einem Score ≤ 6 spricht man von **Low grade** (relativ gute Prognose), bei ≥ 7 von **High grade** (schlechte Prognose).

Metastasierung

Eine Metastasierung kann lymphogen in die retroperitonealen Lymphknoten erfolgen. Hämatogen setzt das Prostatakarzinom bevorzugt Knochenmetastasen, v. a. in Lendenwirbelsäule, Becken und Femur.

Klinik

Da das Prostatakarzinom in der Außenzone der Prostata liegt und langsam wächst, ist es klinisch sehr lange unauffällig. Im Verlauf kann es dann zu Miktionsbeschwerden und Harnverhalt kommen. Bei Metastasierung in die Knochen treten z. B. Rückenschmerzen und pathologische Frakturen auf.

Zusammenfassung

- Je nach Ursache unterscheidet man verschiedene Formen der **Prostatitis:** die **akute eitrige Prostatitis** (aszendierende Infektion), die **chronische Prostatitis** (Sekretstau), **die unspezifische granulomatöse Prostatitis** (Sekretentleerung ins Interstitium) und die **tuberkulöse Prostatitis.**
- Die **benigne Prostatahyperplasie (BPH)** ist eine knotige Proliferation von Drüsen und Stroma der periurethralen, östrogensensiblen Prostatainnenzone. Als Ursache vermutet man eine hormonelle Dysbalance von Östrogen und Testosteron mit einem Überschuss von Östrogenen.
- Die **prostatitische intraepitheliale Neoplasie (PIN)** ist eine **Präkanzerose** für das Prostatakarzinom. Sie entspricht einem intraduktalen nicht-invasiven Prostatakarzinom.
- Der wichtigste Risikofaktor für ein **Prostatakarzinom** ist das Alter. Es entsteht in der androgensensiblen Außenzone der Prostata und tritt häufig multizentrisch auf.

Erkrankungen der Mamma

Entwicklungsstörungen und Hypertrophien

Angeborene Fehlbildungen der Mamma sind zusätzliche Brustwarzen **(Polythelie)** oder zusätzliche Mammae **(Polymastie).** Die Brust kann auch fehlen **(Amastie)** oder hypoplastisch **(Mikromastie)** ausgebildet sein. Eine Hypertrophie der Brustdrüse **(Makromastie)** kann bei Neugeborenen **(infantile Makromastie),** während der Pubertät oder in der Schwangerschaft vorkommen. Ursache ist eine erhöhte Sensibilität gegenüber hormonellen Reizen. Bei Neugeborenen und nach der Schwangerschaft bildet sich die Hypertrophie wieder zurück.
Als **Gynäkomastie** (Fibrosis mammae virilis) bezeichnet man eine Vergrößerung der männlichen Brustdrüse. Sie wird entweder durch eine erhöhte Östrogenkonzentration oder eine erhöhte Östrogenrezeptoransprechbarkeit hervorgerufen.

Mastitis

Definition

Eine Mastitis ist eine Entzündung der Brustdrüse.

Ätiologie und Pathogenese

Je nach Ursache unterscheidet man die Mastitis puerperalis und die Mastitis nonpuerperalis.
Die **Mastitis puerperalis** betrifft fast immer Frauen in der Stillperiode. Sie entsteht durch eine Infektion, entweder kanalikulär oder über Rhagaden der Mamille. Erreger sind häufig Staphylokokken, die aus dem Rachenbereich des Kindes, des Pflegepersonals oder der Mutter selbst stammen.
Eine **Mastitis nonpuerperalis** ist selten und tritt außerhalb des Wochenbetts auf. Ursache ist ein Sekretstau in den Milchgängen.

Morphologie

Bei der **Mastitis puerperalis** kommt es zu einer phlegmonösen oder abszedierenden Entzündung mit granulozytären Infiltraten.
Die Morphologie der **Mastitis nonpuerperalis** ist durch ein periduktales lymphoplasmazelluläres Infiltrat gekennzeichnet. Im Verlauf der Entzündung kann eine Vernarbung und Verödung der Milchgänge auftreten.

Klinik

Die entzündete Brust ist geschwollen, gerötet und druckschmerzhaft. Bei einer Mastitis puerperalis tritt zusätzlich hohes Fieber mit Schüttelfrost auf.

Mastopathie

Definition

Unter dem Begriff Mastopathie versteht man verschiedene Umbauprozesse der Brustdrüse.

Ätiologie und Pathogenese

Betroffen sind meist Frauen zwischen 40 und 50 Jahren. Man nimmt an, dass erhöhte Östrogenspiegel und auch eine Hyperprolaktinämie zu den Umbauprozessen führen.

Morphologie

Lokalisiert sind die Veränderungen v. a. im Bereich der TDLE (terminalen dukto-lobulären Einheit).
Folgende Veränderungen können auftreten:
- zystische Erweiterung der Azini
- Fibrosen des inter- und intralobulären Bindegewebes
- Proliferation des Gangepithels **(Adenose).**

Häufig kommt es bei einer Mastopathie auch zu Mikroverkalkungen.
Die Einteilung nach Prechtel unterscheidet die Mastopathie unter Berücksichtigung auftretender Epithelproliferationen und Kernatypien (Tab. 1).

Klinik

In der Klinik fällt eine Mastopathie durch prämenstruelle Spannungsgefühle und eine Schwellung der Brust auf. Außerdem sind knotige Verhärtungen v. a. im oberen Quadranten der Mamma tastbar.

Gutartige Tumoren der Mamma

Fibroadenom

Definition

Das Fibroadenom ist der häufigste gutartige Tumor der Mamma. Es betrifft hauptsächlich Frauen zwischen 20 und 40 Jahren.

Morphologie

Makroskopisch imponiert es als scharf begrenzter und gut verschieblicher Knoten, der bis zu 5 cm groß werden kann.
Mikroskopisch setzt sich der Tumor aus Stroma und Drüsengewebe zusammen. Man unterscheidet perikanalikuläre und intrakanalikuläre Fibroadenome. Bei den intrakanalikulären Fibroadenomen werden die Drüsen durch das proliferierende Stroma komprimiert.

Phylloidestumor

Eine Sonderform des Fibroadenoms ist der bis zu 10 cm große Phylloidestumor. Dieser Tumor kann auch maligne sein und metastasieren. Morphologisch sieht man zungenförmige Ausläufer des Tumorgewebes, die zur Hautoberfläche durchbrechen können.

Intraduktales Papillom

Pathogenese

Bei einem intraduktalen Papillom kommt es zu einer Proliferation des Gangepithels mit papillärem Aufbau. Das Papillom befindet sich in zystisch erweiterten Drüsen und kann entweder solitär oder multipel (Papillomatose) auftreten. Bei der multiplen Form besteht ein höheres Entartungsrisiko.

Morphologie

Morphologisch ist eine Zweischichtung von Drüsenepithel und Myoepithelzellen typisch.

Klinik

Mögliches klinisches Symptom ist eine serösblutige Mamillensekretion.

Mammakarzinom

Das Mammakarzinom stellt den häufigsten Tumor der Frau dar. Laut Statistik wird jede achte Frau im Laufe ihres Lebens an einem Mammakarzinom erkranken. Der Häufigkeitsgipfel liegt zwischen dem 50. und 60. Lebensjahrzehnt.
Mammakarzinome gehen entweder von den Drüsengängen (duktales Mammakarzinom)

Grad nach Prechtel	Häufigkeit	Beschreibung	Karzinomrisiko
Grad I	70 % der Mastopathien	Fibrosierung und Zystenbildung ohne Epithelproliferationen **(fibrozystische Mastopathie)**	Nicht erhöht
Grad II	20 % der Mastopathien	Epithelproliferationen ohne Kernatypien	Gering erhöht
Grad III	10 % der Mastopathien	Epithelproliferationen mit Kernatypien	Stark erhöht (Präkanzerose)

Tab. 1: Einteilung der Mastopathie nach Prechtel.

oder von den Drüsenläppchen (lobuläres Mammakarzinom) aus.

Klassifikation

Die TNM-Klassifikation des Mammakarzinoms ist in Tabelle 2 dargestellt.

Ätiologie und Pathogenese

U. a. folgende Risikofaktoren tragen zur Entstehung eines Mammakarzinoms bei:

- **Alter**
- **genetische Prädisposition:** Gene, deren Mutation das Risiko für ein Mammakarzinom erhöht, sind v. a. BRCA1 und BRCA2, aber auch p53, bcl-2 und c-myc.
- **Östrogene:** Bei früher Menarche und später Menopause wird das Brustgewebe besonders lange der Einwirkung von Östrogenen ausgesetzt.

Ein erhöhter Östrogenspiegel kann bei exogener Östrogenzufuhr oder vermehrter endogener Produktion (z. B. bei Adipositas) auftreten.

Morphologie

Die Hälfte aller Mammakarzinome sind im **äußeren oberen Brustquadranten** lokalisiert.

Makroskopisch tastet man einen unscharf begrenzten derben Knoten.

Mikroskopisch unterteilt man die Mammakarzinome nach Invasivität (Carcinoma in situ, invasives Karzinom) und nach Lokalisation (duktal, lobulär).

Nicht-invasive Mammakarzinome

Duktales Carcinoma in situ (DCIS, intraduktales Karzinom)

Das DCIS entwickelt sich aus dem Drüsenepithel der TDLE. Es wächst intraduktal und breitet sich segmental in den Drüsengängen aus. Die Basalmembran ist noch intakt. Man sieht eine Ausweitung des Gangsystems durch eine Auskleidung mit neoplastischen Epithelproliferationen. Die Tumorzellen können ein solides, papilläres oder drüsenähnliches Wachstum aufweisen.

Lobuläres Carcinoma in situ (LCIS)

Das LCIS entsteht ebenfalls aus dem Drüsenepithel der TDLE. Es wächst häufig multizentrisch in mehreren Lobuli. Man erkennt solide Proliferationen von Tumorzellen in den Azini eines oder mehrerer Läppchen, die die Basalmembran nicht überschreiten (Abb. 1).

Im Gegensatz zum kohäsiv wachsenden DCIS liegen beim LCIS die Tumorzellen sehr locker nebeneinander (Verlust des Zellzusammenhangs).

Invasive Mammakarzinome

Man geht davon aus, dass sich die invasiven Karzinome meist aus dem entsprechenden In-situ-Karzinom entwickeln.

Stadium	Ausbreitung
pTis	Carcinoma in situ
pT1	Tumor ≤ 2 cm
pT2	Tumor > 2 cm und ≤ 5 cm
pT3	Tumor > 5 cm
pT4	Tumor jeder Größe mit Ausdehnung auf Haut oder Brustwand
pN0	Keine Lymphknoten befallen
pN1	Befall ipsilateraler beweglicher Lymphknoten
pN2	Befall ipsilateraler verbackener Lymphknoten
pN3	Befall ipsilateraler Lymphknoten entlang der A. mammaria interna

Tab. 2: TNM-Klassifikation des Mammakarzinoms.

Invasives duktales Karzinom

Das invasive duktale Karzinom ist mit > 80 % die häufigste histologische Variante des Mammakarzinoms. Man sieht kohäsive Tumorzellgruppen, deren Wachstumsmuster sehr unterschiedlich sein kann („nicht mehr spezifizierbares" invasives duktales Mammakarzinom).

Seltene Sonderformen des duktalen Mammakarzinoms sind das medulläre, das tubuläre, das papilläre, das muzinöse, das adenoid-zystische und das inflammatorische Karzinom. Beim **inflammatorischen Karzinom** breiten sich die Tumorzellen in die Lymphspalten der Mamille aus und führen zu einer Schwellung und Rötung der Mamille.

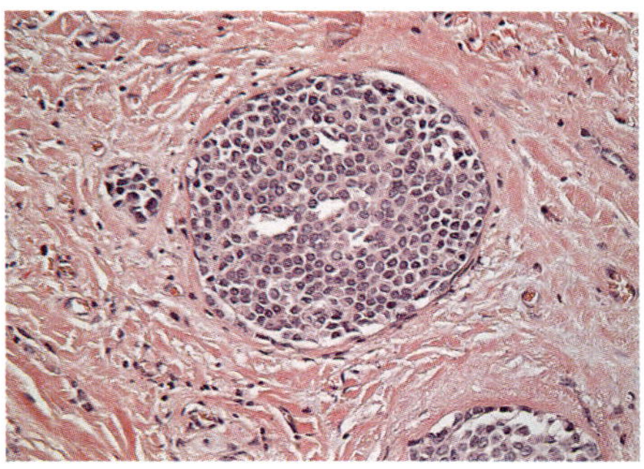

Abb. 1: Lobuläres Carcinoma in situ. [2]

Invasives lobuläres Karzinom

Im Gegensatz zum invasiven duktalen Karzinom kann man beim invasiven lobulären Karzinom typische Wachstumsmuster erkennen. Die dissoziiert liegenden Tumorzellen können zum einen das sog. „Gänsemarschmuster" ausbilden (Tumorzellen liegen wie aufgereiht hintereinander). Zum anderen beobachtet man beim „Schießscheibenmuster" eine kreisförmige Ummauerung der Ausführungsgänge durch die Tumorzellen.

Mestastasierung

Das Mammakarzinom metastasiert lymphogen v. a. in axilläre, retrosternale und supraklavikuläre Lymphknoten.

Hämatogen erfolgt eine Streuung häufig in Knochen, Lunge und Leber.

Klinik

Klinisch wird das Mammakarzinom als tastbarer Knoten in der Brust auffällig.

Zusammenfassung

- Die **Mastitis** wird je nach Ursache in die **Mastitis puerperalis** (während der Stillperiode) und die **Mastitis nonpuerperalis** (außerhalb der Stillperiode) unterteilt.
- Bei einer **Mastopathie** treten verschiedene Umbauprozesse der Brustdrüse auf. Als Ursache vermutet man erhöhte Östrogenspiegel und eine Hyperprolaktinämie.
- **Gutartige Tumoren** der Mamma sind das **intraduktale Papillom,** das **Fibroadenom** und der **Phylloidestumor.**
- Das **Mammakarzinom** ist der häufigste maligne Tumor der Frau. Es ist häufig im äußeren oberen Quadranten lokalisiert. Man unterteilt die Mammakarzinome nach Invasivität (Carcinoma in situ, invasives Karzinom) und nach Lokalisation (duktal, lobulär).

Erkrankungen während der Schwangerschaft

Störungen der Differenzierung und des embryonalen Wachstums

Grundlagen

Primäre Fehlbildungen sind genetisch bedingt. **Sekundäre Fehlbildungen** entstehen durch die Einwirkung exogener Noxen (z. B. Medikamente, Infektionen, Alkohol) auf das ungeborene Kind.

Einzelfehlbildungen
- **Agenesie:** vollständiges Fehlen der Organanlage
- **Aplasie:** fehlende Organausbildung bei vorhandener Organanlage
- **Dysgenesie:** Fehlentwicklung eines Organs aufgrund einer fehlerhaften Organanlage
- **Dysplasie:** Fehlentwicklung eines Organs aufgrund einer fehlerhaften Differenzierung
- **Hypoplasie:** Unterentwicklung eines Organs
- **Stenose:** angeborene oder erworbene Einengung der Mündung oder der Lichtung eines Hohlorgans
- **Atresie:** angeborener Verschluss der Mündung oder der Lichtung eines Hohlorgans
- **Dysrhaphie:** Spaltbildung aufgrund einer Verschlussstörung des Neuralrohrs.

Mehrfachfehlbildungen
- **Felddefekt:** mehrere Fehlbildungen aufgrund eines isolierten Entwicklungs- oder Anlagedefekts
- **Fehlbildungssequenz:** eine Fehlbildung als Ausgangspunkt und Ursache für weitere Fehlbildungen
- **Fehlbildungssyndrom:** mehrere Fehlbildungen aufgrund einer gemeinsamen Störung, die sich jedoch auf mehrere Entwicklungsfelder/Organsysteme auswirkt.

Gametopathien

Unter Gametopathien versteht man Fehlbildungen, die aufgrund von **numerischen** oder **strukturellen Chromosomenaberrationen** entstehen.
Das bekannteste Beispiel für eine numerische Chromosomenaberration ist die Trisomie 21 (Down-Syndrom). Ein Beispiel für eine strukturelle Chromosomenaberration ist die Deletion des kurzen Arms von Chromosom 5 (Cri-du-chat-Syndrom).

Blastopathien

Blastopathien sind Fehlbildungen, die in den Zeitraum der Blastogenese fallen (von der Befruchtung an 15 Tage). Häufig enden solche Fehlbildungen in einem Abort.
Die Trennung in zwei Zellhaufen in diesem Zeitraum führt zu **Zwillingen** (Gemini). Ist die Trennung unvollständig, entwickeln sich **siamesische Zwillinge.**

Embryopathien

In der Embryonalphase (3.–8. Woche nach der Befruchtung) erfolgt die Organogenese. Deshalb kommt es durch schädigende Einflüsse in dieser Zeit zu **Fehlbildungen der Organe** (Embryopathien).
Welche Organe wie stark betroffen sind, hängt zum einen von der schädigenden Noxe, zum anderen vom Schädigungszeitpunkt ab. Jedes Organ hat seine „sensible" Phase, in der es besonders anfällig für Schädigungen ist.
Beispiele für Embryopathien sind die Rötelnembryopathie, die Thalidomid-Embryopathie (Contergan-Kinder) und die alkoholtoxische Embryopathie.

Fetopathien

Die Fetalperiode folgt auf die Embryonalperiode und dauert bis zur Geburt. Schädigungen in diesem Zeitraum führen zu **Wachstums- und Reifungsstörungen.**
Beispiele sind die Fetopathia diabetica, die Fetopathia toxoplasmotica und der Morbus haemolyticus neonatorum.

Erkrankungen der Plazenta

Implantationsfehler

Bei einer **Placenta accreta** fehlt die trennende Dezidua zwischen Uterusmuskulatur und Chorionzotten. Reichen die Chorionzotten in die Uterusmuskulatur hinein, spricht man von einer **Placenta increta.** Der Durchbruch von Chorionzotten durch die Uteruswand heißt **Placenta percreta.** Diese drei Implatationsfehler verhindern bei der Geburt die spontane Plazentaablösung.
Eine teilweise über dem Zervixkanal liegende Plazenta bezeichnet man das als **Placenta praevia.** In der Folge kann es bei der Geburt zur Zerreißung fetaler Blutgefäße in der Plazenta und zur Verblutung des Fetus kommen.

Kreislaufstörungen

Plazentainfarkt
Wird die mütterliche arterielle Blutzufuhr unterbrochen, kommt es zu einem Plazentainfarkt. Diese Unterbrechung kann im Rahmen von hypertensiven Schwangerschaftserkrankungen, Diabetes mellitus oder Nikotinabusus auftreten.
Nur ausgedehnte massive Infarkte beeinträchtigen die ausreichende Sauerstoffversorgung des Fetus.

Nabelschnurkomplikationen
Eine Nabelschnurumschlingung des fetalen Halses und echte Nabelschnurknoten führen zu einer fetalen Durchblutungsstörung.
Falsche Nabelschnurknoten werden durch eine Gefäßvarikose hervorgerufen und beeinträchtigen die Durchblutung nicht.

Vorzeitige Plazentalösung
Löst sich die Plazenta vor der Geburt, ist die kindliche Mortalität aufgrund der mangelnden Sauerstoffversorgung sehr hoch. Es bildet sich ein **retroplazentares Hämatom** aus.

Entzündungen

Ätiologie und Pathogenese
Eine aszendierende Infektion mit Staphylokokken, Streptokokken, E. coli oder Gardnerella vaginalis befällt zuerst die Eihäute **(Chorioamnionitis)** und greift dann auf die Plazenta über **(Plazentitis).**
Begünstigt wird die aszendierende Infektion durch einen vorzeitigen Blasensprung oder einen verlängerten Geburtsverlauf.
Seltenere Ursachen für eine Plazentitis sind hämatogene Infektionen (Toxoplasma gondii, Rötelnvirus) oder eine deszendierende Infektion (bei Adnexitis).

Morphologie
Makroskopisch sieht man eine grünliche Verfärbung des Fruchtwassers und der Eihäute (stressbedingter Mekoniumabgang des Fetus).
Im Mikroskop sieht man granulozytäre Infiltrate als Zeichen einer eitrigen Entzündung.

Klinik

Die klinischen Symptome werden unter dem Begriff **Amnioninfektionssyndrom** zusammengefasst. Es kommt zu Entzündungszeichen bei Mutter (Fieber, Leukozytose) und Kind (Tachykardie).
Da es sich bei der Chorionamnionitis um eine **lebensgefährliche Situation** für Mutter und Kind handeln kann, sollte so schnell wie möglich eine Entbindung erfolgen.

Tumorartige Veränderungen und Tumoren

Chorangiom

Das Chorangiom ist ein gutartiger Gefäßtumor der Chorionzotten. Morphologisch entsprechen Chorangiome Hämangiomen.

Blasenmole

Die Blasenmole ist gekennzeichnet durch eine bläschenförmige Degeneration der Chorionzotten und eine primär gutartige Trophoblastenproliferation. Dafür verantwortlich ist eine Fehlbefruchtung der Eizelle. Das Risiko einer malignen Entartung ist erhöht.
Bei einer kompletten Blasenmole ist kein Embryo vorhanden (▮ Abb. 1), bei einer partiellen Blasenmole kann man evtl. einen dystrophen Embryo nachweisen. Von einer invasiven Blasenmole spricht man, wenn die Blasenmole in das Myometrium hineinwächst.

Chorionkarzinom (Chorionepitheliom)

Beim Chorionkarzinom handelt es sich um eine bösartige Neoplasie der Trophoblastzellen. Etwa die Hälfte aller Chorionkarzinome gehen aus einer Blasenmole hervor. Der Rest tritt nach einem Abort oder einer ansonsten unauffälligen Schwangerschaft auf. Mikroskopisch sieht man große mehrkernige Zellen.
Es kommt zu einer Infiltration des Myometriums und einer frühzeitigen Metastasierung (v. a. in Lunge, Vagina, Gehirn und Leber).

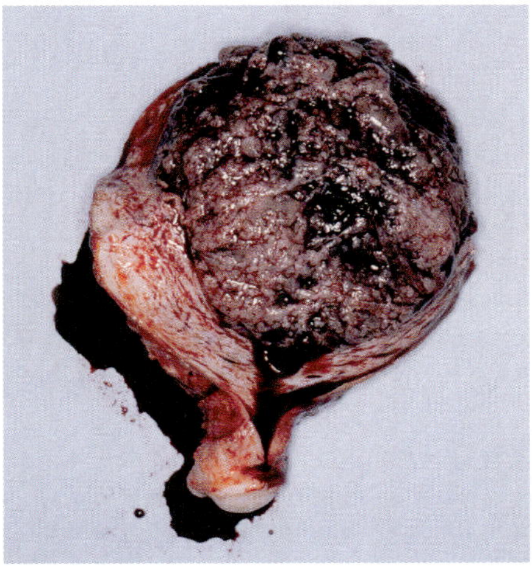

▮ Abb. 1: Komplette Blasenmole. [1]

Abort

Definition

Ein **Abort** (Fehlgeburt) bezeichnet die vorzeitige Beendigung einer Schwangerschaft durch das Ausstoßen einer abgestorbenen Fruchtanlage.
Nach der 24. Schwangerschaftswoche oder wenn bei der Geburt Lebenszeichen vorliegen, spricht man von einer **Frühgeburt.**

Ätiologie und Pathogenese

Als Ursachen für einen Abort kommen in Frage:

- **iatrogene Ursachen:** Schwangerschaftsabbruch durch Kürettage, Medikamente, Strahlung
- **mütterliche Ursachen:** Zervixinsuffizienz, Uterustumor, Infektionen
- **fetoplazentare Ursachen:** chromosomale Anomalien, Einnistungs- und Befruchtungsstörungen.

Morphologie

Die fünf Formen des Aborts sind:

- **Abortus imminens:** drohender Abort mit leichten Blutungen und vitalem Fetus
- **Abortus incipiens:** beginnender Abort mit stärkeren Blutungen, geöffnetem Zervikalkanal und z. T. schon fehlenden Vitalitätszeichen
- **Abortus incompletus:** abgegangener Fetus mit im Uterus zurückgebliebenen Plazentateilen
- **Abortus completus:** kompletter Abgang
- **Missed abortion:** abgestorbene, aber nicht ausgestoßene Frucht.

Schwangerschaftsspezifische Erkrankungen der Mutter (Gestosen)

Hypertensive Schwangerschaftserkrankungen

Während der Schwangerschaft kann gelegentlich eine **Hypertonie** auftreten. Wird die Hypertonie von Proteinurie begleitet, spricht man von einer **Präeklampsie.** Bei einer **Eklampsie** kommt es zusätzlich zu epileptischen Anfällen.
Das **HELLP-Syndrom** ist außer durch die Symptome einer Präeklampsie durch **H**ämolyse, erhöhte Leberwerte (**E**levated **L**iver) und niedrige Thrombozytenzahlen (**L**ow **P**latelets) gekennzeichnet.
Typisch für die hypertensiven Schwangerschaftserkrankungen sind ein vermindertes Plazentawachstum und Plazentainfarkte durch einen verminderten Blutzufluss.

Gestationsdiabetes

Während der Schwangerschaft kann sich ein Diabetes mellitus manifestieren, der nach der Schwangerschaft wieder verschwindet.
Die Ursachen für einen Gestationsdiabetes sind eine **periphere Insulinresistenz,** die um eine Stunde **verzögerte Insulinsekretion** bei Schwangeren und die **antiinsulinäre Wirkung von Östriol, Progesteron** und **Kortisol.**
Folgen für die Mutter sind ein erhöhtes Risiko für Harnwegsinfektionen und Präeklampsie. Für das Kind besteht ein höheres Risiko für Aborte, Fehlbildungen und das Auftreten einer diabetischen Fetopathie.

Zusammenfassung

- Je nach Zeitpunkt der Fruchtschädigung spricht man von **Gametopathien, Blastopathien, Embryopathien** und **Fetopathien.**
- Ein **Plazentainfarkt** kann im Rahmen von hypertensiven Schwangerschaftserkrankungen, Diabetes mellitus oder Nikotinabusus auftreten.
- Eine Entzündung der Plazenta wird meist über eine aszendierende Infektion verursacht, die zuerst die Eihäute befällt **(Chorioamnionitis)** und dann auf die Plazenta übergreift **(Plazentitis).**
- Gutartige Tumoren der Plazenta sind das **Chorangiom** und die **Blasenmole.** Die Blasenmole kann entarten und in ein **Chorionkarzinom** übergehen.
- Ein **Abort** (Fehlgeburt) bezeichnet die vorzeitige Beendigung einer Schwangerschaft durch das Ausstoßen einer abgestorbenen Fruchtanlage.
- Schwangerschaftsspezifische Erkrankungen der Mutter sind **hypertensive Schwangerschaftserkrankungen** (Präeklampsie, Eklampsie, HELLP-Syndrom) oder der **Gestationsdiabetes.**

Fehlbildungen und Entwicklungsstörungen des ZNS

Dysrhaphien

Unter Dysrhaphien versteht man Fehlbildungen, die aufgrund einer **fehlenden Schließung des Neuralrohrs** entstehen. Als Ursachen für die Schließungsstörungen diskutiert man genetische und exogene Faktoren wie z. B. Folsäuremangel.

Anenzephalie

Die Anenzephalie ist mit dem Leben nicht vereinbar, da die **Großhirnhemisphären und die Schädelkalotte** ganz oder teilweise **fehlen.** Der Gesichtsschädel ist abgeflacht und die Augen stehen hervor (sog. „Froschkopf").
Pränatal kann die Diagnose durch erhöhtes α-Fetoprotein in der Amnionflüssigkeit gestellt werden.

Enzephalozele

Bei einer Enzephalozele kommt es zu einer **Vorwölbung von Haut, Hirnhäuten und Teilen des Großhirns durch eine angeborene Schädelspalte** (Kranioschisis). Lokalisiert ist sie meist okzipital.
Häufig ist die Enzephalozele mit anderen schwerwiegenden Fehlbildungen des Gehirns wie z. B. Migrationsdefekten kombiniert.

Spina bifida

Eine **Verschlussstörung des Neuralrohrs** im Bereich der Wirbelsäule führt zu einer Spina bifida. Die Lokalisation ist hauptsächlich **lumbal.**

Spina bifida occulta

Bei dieser liegt ein unvollständiger Verschluss der hinteren Wirbelbogen vor, der von Haut überdeckt wird.
Das gleichzeitige Auftreten von Lipomen oder Teratomen im Bereich des Defekts und eines Tethered cord syndrome (Verdickung des Filum terminale) ist häufig.

Spina bifida aperta

Auch hier sind die hinteren Wirbelbogen nicht vollständig fusioniert. Der Defekt wird jedoch nicht von Haut überdeckt, wodurch es zu einem Vorfall der Rückenmarkshäute und evtl. des Rückenmarks kommt. Die Gefahr einer Infektion ist sehr hoch.
Sind nur die Rückenmarkshäute vorgestülpt, spricht man von einer **Meningozele.** Enthält die Ausstülpung außerdem Rückenmarksanteile, bezeichnet man das als **Myelomeningozele.** Klinisch ist eine Myelomeningozele meist mit einem Querschnittssyndrom assoziiert.
Als **Dermalsinus** bezeichnet man eine kleine epithelausgekleidete Hautöffnung. Bei einer Fistelbildung mit dem Subarachnoidalraum kann auch der Dermalsinus Eintrittspforte für Infektionen des Nervensystems sein.

Telenzephale Entwicklungsstörungen

Holoprosenzephalie

Defnition

Die Holoprosenzephalie ist eine unvollständige Ausbildung des Großhirns.

Ätiologie

Ursachen sind genetisch oder exogen, z. B. durch Diabetes mellitus, Infektionen oder Alkoholgenuss der Mutter.

Morphologie

Die Holoprosenzephalie kann verschieden stark ausgeprägt sein. In ihrer vollsten Ausprägung ist sie gekennzeichnet durch:

- eine **fehlende Trennung der Großhirnhemisphären** (kein Balken, kein Septum pellucidum, ein großer Ventrikelraum)
- eine **fehlende Anlage des Riechhirns** (Arhinenzephalie)
- eine **fehlende Trennung des Gesichtsschädels** mit Zyklopie.

Balkenmangel

Ein Balkenmangel kann durch eine fehlende Anlage oder eine Hypoplasie der Kommissurenfasern entstehen. Sind keine weiteren Fehlbildungen vorhanden, ist die Funktion des Nervensystems kaum beeinträchtigt.

Migrationsstörungen

Definition

Während der Großhirnentwicklung bilden sich in der subventrikulären Matrixzone Neuroblasten, die im Verlauf nach außen wandern und sich zu den Zellen der grauen Substanz ausdifferenzieren. Ist diese Wanderung gestört, spricht man von einer Migrationsstörung.

Morphologie

Man unterscheidet verschiedene Formen:

- **Mikrodysgenesie, Heterotopie:** Bei einer Mikrodysgenesie treten vereinzelte Zellen der grauen Substanz, bei einer Heterotopie ganze Zellinseln grauer Substanz im Marklager auf.
- **Pachygyrie, Agyrie:** Als Pachygyrie bezeichnet man eine mangelhafte Ausbildung der Gyri (Gehirnwindungen), wobei sich diese vergrößert und verplumpt darstellen. Bei einer Agyrie (Lissenzephalie) fehlen die Gyri vollständig.
- **Polymikrogyrie:** Eine zahlenmäßige Vermehrung und Verkleinerung der Gyri nennt man Polymikrogyrie. Die Schichtung der Gyri ist meist fehlerhaft.

Zerebelläre Entwicklungsstörungen

Arnold-Chiari-Syndrom

Beim Arnold-Chiari-Syndrom kommt es zu einer **Verlagerung von Kleinhirnwurm und Kleinhirntonsillen** durch das Foramen magnum **in den zervikalen Spinalkanal.** Häufige begleitende Fehlbildungen sind eine Myelomeningozele, ein Hydrocephalus internus und eine Syringomyelie.

Dandy-Walker-Syndrom

Das Dandy-Walker-Syndrom entsteht durch eine Fehlanlage des Kleinhirnwurms. Morphologisch ist es durch eine **Hypoplasie des Kleinhirnwurms,** eine **zystische Vergrößerung des IV. Ventrikels** und eine **Anhebung des Tentoriums** gekennzeichnet. Folge ist eine Liquorzirkulationsstörung mit Hydrocephalus internus.

Syringomyelie, Hydromyelie

Definition

Der Begriff **Syringomyelie** bezeichnet eine **intramedulläre Höhlenbildung,** die sich meist über mehrere Segmente des Rückenmarks erstreckt. Die Höhle liegt in der Nähe des Zentralkanals des Rückenmarks und kann mit diesem auch kommunizieren.
Bei einer einfachen **Erweiterung des Zentralkanals** spricht man von einer **Hydromyelie.**

Ätiologie und Pathogenese

Ursachen einer Syringomyelie und einer Hydromyelie sind Liquorzirkulationsstörungen, die entweder auf angeborenen Fehlbildungen beruhen oder erworben sein können (z. B. im Rahmen von Traumen, Entzündungen oder Tumoren).

Morphologie

Makroskopisch kann man die kommunizierende Syringomyelie schlecht von einer Hydromyelie unterscheiden.
Im histologischen Präparat ist die Syringomyelie von faserreichen Gliazellen umrandet. Dagegen ist die Hydromyelie wie der Zentralkanal mit Ependymzellen ausgekleidet.

Klinik

Klinisch ist eine dissoziierte Sensibilitätsstörung (gestörtes Temperatur- und Schmerzempfinden, ungestörtes Berührungsempfinden) typisch.

Hydrozephalus

Definition

Die Erweiterung der inneren Liquorräume bezeichnet man als **Hydrocephalus internus** (Abb. 1).
Sind die äußeren Liquorräume erweitert, spricht man von einem **Hydrocephalus externus.** Eine Kombination beider Formen nennt man **Hydrocephalus communicans.**

Ätiologie und Pathogenese

Hydrocephalus internus

Ursache ist eine Verklebung oder Verlegung der physiologischen Ventrikelengstellen (Aquädukt, Foramina) durch Fehlbildungen, Tumoren, Entzündungen oder Blutungen.

Hydrocephalus externus

Auch „falscher Hydrozephalus“, da die Erweiterung der externen Liquorräume auf einer Veränderung des Gehirn-Liquor-Verhältnisses durch Hirnatrophie (z. B. beim M. Alzheimer) beruht.

Hydrocephalus communicans

Je nach Ursache unterscheidet man beim Hydrocephalus communicans drei Formen:

- **Hydrocephalus hypersecretorius:** bei verstärkter Liquorproduktion (z. B. durch Plexuspapillom oder entzündliche Plexusreizung)
- **Hydrocephalus aresorptivus:** bei mangelnder Liquorresorption durch Verklebung der Pacchioni-Granulationen (z. B. bei Entzündungen oder Blutungen)
- **Hydrocephalus e vacuo:** bei generalisierter Hirnatrophie oder fokalem Gewebeuntergang (z. B. durch Infarkte oder Blutungen)

Morphologie

Wenn die Schädelnähte noch nicht geschlossen sind, vergrößert und verformt sich der kindliche Schädel durch die Volumenzunahme. Nach Verschluss der Schädelnähte kommt es zu Druckatrophien des Gehirns.

Klinik

Der akute Hydrozephalus im Erwachsenenalter (geschlossene Schädelnähte!) führt zu einer Steigerung des Hirndrucks mit den typischen Hirndruckzeichen (Kopfschmerzen, Erbrechen, Stauungspapille).

Hirnschädigungen durch fetale und perinatale Asphyxie

Fetale Asphyxie

Hydranenzephalie (Blasenhirn)

Ein pränataler Karotisverschluss ist die Ursache für eine Hydranenzephalie. Die daraus resultierende Nekrose des Großhirns lässt große, mit liquorähnlicher Flüssigkeit gefüllte Zysten zurück.

Porenzephalie

Bei der Porenzephalie treten große umschriebene Höhlen im Hirngewebe auf, die mit den Liquorräumen in Verbindung stehen. Diese Höhlen sind Residuen großräumiger Infarkte bei schwerer Hypoxie.

Perinatale Asphyxie

Nekrose weißer Substanz (periventrikuläre Leukomalazie)

Eine länger andauernde perinatale Asphyxie verursacht v. a. bei unreifen Neugeborenen eine nekrotische Erweichung der periventrikulären weißen Substanz.

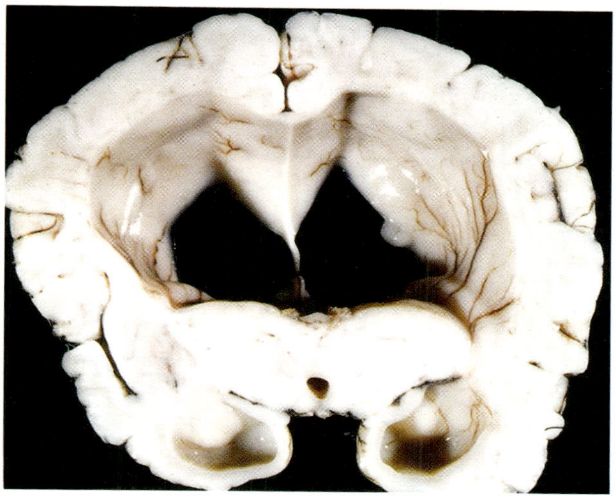

Abb. 1: Hydrocephalus internus mit massiver Erweiterung der Seitenventrikel. [4]

Nekrose grauer Substanz

Zu einer Nekrose der grauen Substanz kommt es v. a. bei einer perinatalen Asphyxie reifer Neugeborener. Morphologisch beobachtet man einen Status marmoratus (Narbenbildung der Stammganglien) und eine Ulegyrie (narbige Rindenschrumpfung).

Subependymale Blutung

Beim unreifen Neugeborenen kommt es häufig zu einer Blutung in die subependymale Matrixzone der Seitenventrikel. Die Hypoxie als Ursache ist umstritten. Man vermutet eine multifaktorielle Genese.

Zusammenfassung

- Fehlbildungen und Entwicklungsstörungen des zentralen Nervensystems können in **Dysrhaphien, telenzephale Entwicklungsstörungen, Migrationsstörungen** und **zerebelläre Entwicklungsstörungen** unterteilt werden.
- Eine **Syringomyelie** ist eine intramedulläre Höhlenbildung, die meist mit dem Zentralkanal des Rückenmarks kommuniziert. Bei einer einfachen Erweiterung des Zentralkanals spricht man von einer **Hydromyelie.** Ursachen sind Liquorzirkulationsstörungen.
- Eine Erweiterung der inneren Liquorräume nennt man **Hydrocephalus internus,** die Erweiterung der äußeren Liquorräume **Hydrocephalus externus** und eine Kombination beider Formen **Hydrocephalus communicans.**
- In der fetalen Periode kann eine **Asphyxie** zu Hydranenzephalie oder Porenzephalie führen. Typische Schädigungen bei einer perinatalen Asphyxie sind die periventrikuläre Leukomalazie und eine Nekrose der grauen Substanz.

Zerebrovaskuläre Erkrankungen und Schädel-Hirn-Trauma

Hirninfarkt

Ischämischer Hirninfarkt

Ätiologie und Pathogenese

Je nach Ursache unterteilt man den ischämischen Hirninfarkt in verschiedene Formen:

Territorialinfarkt

Ein Territorialinfarkt entsteht typischerweise bei einem Gefäßverschluss durch eine **Thrombembolie.** Der Thrombus stammt dabei meist aus dem linken Herzen. Das Infarktgebiet entspricht dem Versorgungsgebiet der verschlossenen Arterie (▌Abb. 1). Eine Übersicht über die Territorialinfarkte bietet ▌Tabelle 1.

> Bei einem Territorialinfarkt ist am häufigsten die A. cerebri media verschlossen.

Lakunärer Infarkt

Ursachen für einen lakunären Infarkt sind **arteriosklerotische oder entzündliche Schädigungen kleiner Gefäße,** z. B. bei arterieller Hypertonie, Diabetes mellitus oder Vaskulitiden. Lakunäre Infarkte sind Mikroinfarkte mit < 1,5 cm Durchmesser. Bevorzugte Lokalisation ist der Bereich der Stammganglien. Beim Auftreten multipler abgelaufener Mikoinfarkte (Pseudozysten) spricht man von einem **Status lacunaris.**

Grenzzoneninfarkt

Zu einem Grenzzoneninfarkt kommt es bei **hochgradigen proximalen Gefäßstenosen oder nach plötzlichem Blutdruckabfall.** Es resultiert ein Perfusionsabfall mit Ischämien an den Grenzzonen der verschiedenen Stromgebiete (Prinzip der „letzten Wiese").
Die Lokalisation ist am häufigsten parieto-okzipital (zwischen A. cerebri media und posterior) oder frontoparietal (zwischen A. cerebri media und anterior).

Morphologie

Morphologisch durchläuft der ischämische Hirninfarkt drei verschiedene Stadien (▌Tab. 2).

Klinik

Klinisch unterscheidet man je nach Zeitdauer und Entwicklung der zerebralen Ischämien:

- **TIA** (**t**ransitorische **i**schämische **A**ttacke): vollständige Rückbildung der Symptome innerhalb von 24 h, häufig Amaurosis fugax (vorübergehende Blindheit) und Drop attack (Sturzanfall)
- **PRIND** (**p**rolonietes **r**eversibles **i**schämisches **n**eurologisches **D**efizit): vollständige Rückbildung der Symptome innerhalb einiger Tage
- **Progressive stroke:** zunehmende Symptomatik
- **Complete stroke:** keine oder nur teilweise Rückbildung der Symptome.

Die Symptome sind vielfältig und hängen vom betroffenen Hirnareal ab.

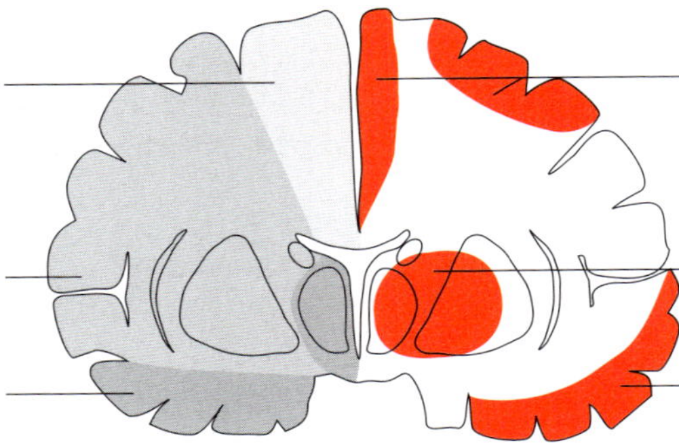

▌Abb. 1: Versorgungsgebiete der großen Arterien und Lokalisation venöser Stauungen. [1]

Verschlossenes Gefäß	Leitsymptome
A. carotis interna	Kontralaterale Hemiparese und Hemianästhesie Motorische und sensorische Aphasie.
A. cerebri media	Kontralaterale brachio-fazial betonte Hemiparese und Hemianästhesie Motorische Aphasie.
A. cerebri anterior	Kontralaterale beinbetonte Hemiparese und Hemianästhesie Kontralaterale Apraxie.
A. cerebri posterior	Kontralaterale Hemianopsie.
A. basilaris	Tetraparese Evtl. Koma.
A. vertebralis und A. cerebelli inferior posterior	Wallenberg-Syndrom (homolaterale Hirnnervenausfälle, kontralaterale Paresen, Sensibilitätsstörungen) Ataxie.

▌Tab. 1: Territorialinfarkte und ihre Leitsymptome.

Hämorrhagischer Hirninfarkt

Ätiologie

Ursachen des hämorrhagischen Hirninfarkts sind entweder sekundär arteriell oder venös:

- **sekundär arteriell:** In ein primär ischämisch infarziertes Hirnareal kann es sekundär einbluten. Dies kann entweder durch Reperfusion oder über Kollateralen geschehen.
- **venös:** Venöse Ursachen für einen hämorrhagischen Hirninfarkt sind eine Hirnvenen- oder eine Sinusvenenthrombose mit daraus resultierender venöser Stauung. Betroffene Gefäße sind häufig der Sinus sagittalis superior, der Sinus transversus und die Vena cerebri magna (▌Abb. 1).

Morphologie

Beim hämorrhagischen Hirninfarkt ist das nekrotische Areal zunächst dunkelrot verfärbt und enthält massenhaft Erythrozyten.
Im Verlauf kommt es wie beim ischämischen Hirninfarkt zu einer Resorption und Organisation der Nekrose mit Lipidmakrophagen (▌Tab. 2). Zusätzlich findet man noch Siderophagen (enthalten Hämosiderin), die dem Infarktareal eine bräunlich-gelbe Farbe geben.

Stadium	Makroskopie	Mikroskopie	Zeit
I (frische Nekrose)	Erweichung des betroffenen Hirngewebes (Enzephalomalazie)	Ganglienzellschaden (eosinophile Degeneration der Neurone mit ödematösem Randsaum)	1. – 5. Tag
II (Resorption der Nekrose)	Verflüssigung der Nekrose (Kolliquationsnekrose)	Einwanderung von Mikroglia, die das nekrotische Gewebe abräumt (Lipidmakrophagen)	Ab 6. Tag
III (Endzustand)	Narben- und Pseudozystenbildung	Glianarbe (Fasergliose)	Nach Monaten bis Jahren

▌Tab. 2: Morphologische Stadien des ischämischen Hirninfarkts.

Name	Lokalisation	Betroffene Gefäße	Häufige Ursache	Klinik
Subduralhämatom (SDH)	Zwischen Dura mater und Arachnoidea	Brückenvenen	Stürze, häufig bei alten Menschen	▸ **Akuter Verlauf:** progrediente Bewusstseinstrübung ▸ **Chronischer Verlauf:** unspezifische Beschwerden wie Kopfschmerzen und psychoorganische Symptome.
Epiduralhämatom (EDH)	Zwischen Dura mater und Schädelknochen	A. meningea media	Trauma	Typischer 3-phasiger Verlauf: ▸ Kurze Bewusstlosigkeit ▸ Freies Intervall ▸ Erneute Eintrübung mit Anisokorie und Halbseitensymptomatik.
Subarachnoidalblutung (SAB)	Zwischen Arachnoidea und Pia mater	Hirnbasisarterien (Circulus arteriosus)	Angeborenes Aneurysma	▸ Plötzlicher Vernichtungsschmerz ▸ Übelkeit und Erbechen ▸ Eintrübung.

Tab. 3: Extrazerebrale intrakranielle Blutungen.

Klinik

Die klinischen Symptome variieren je nach Lokalisation der Schädigung.

Intrakranielle Blutungen

Intrazerebrale Blutung

Ätiologie und Pathogenese

Hypertone Massenblutung

Die häufigste Ursache einer intrazerebralen Blutung ist **eine chronische arterielle Hypertonie** mit Mikroangiopathie. Die so „spröde" gewordenen Gefäße können bei akutem Blutdruckanstieg reißen und eine hypertone Massenblutung hervorrufen.
Typische Lokalisationen sind Stammganglien, Thalamus, Pons und Kleinhirn („typische Massenblutung").

Intrazerebrales Hämatom

Die **Ruptur eines Hirnbasisaneurysmas** kann zur Ausbildung eines intrazerebralen Hämatoms und außerdem zu einer Subarachnoidalblutung (s. u. „Extrazerebrale intrakranielle Blutungen") führen.
Weiterhin können die Ruptur von Gefäßmalformationen (Angiome), Tumorblutungen oder Traumata Ursachen für ein intrazerebrales Hämatom sein.

Purpura cerebri

Der Begriff Purpura cerebri steht für intrazerebrale petechiale Blutungen. Ursachen sind systemische **Gerinnungsstörungen** oder lokale **Gefäßschädigungen.**

Klinik

Klinisch können je nach Lokalisation und Ausmaß der Blutung psychische und neurologische Symptome sowie Bewusstseinseintrübung/-verlust auftreten.

Extrazerebrale intrakranielle Blutungen

Die extrazerebralen intrakraniellen Blutungen werden in Tabelle 3 dargestellt.

Schädel-Hirn-Trauma (SHT)

Definition

Von einem SHT spricht man bei einer Kopfverletzung durch direkte oder indirekte Gewalteinwirkung.
Kommt es zu einer Schädigung des Gehirns, unterscheidet man den **primären Hirnschaden** (Gewebskompression, Gewebszerreißung, diffuse axonale Schädigungen, Blutung) von **sekundären Hirnschäden** (Hirnödem, Ischämie, Entzündung).

Geschlossenes SHT

= Dura mater intakt

Ätiologie

Ursache ist die Einwirkung von stumpfer Gewalt, z. B. durch einen Schlag oder Sturz.

Pathogenese und Morphologie

Commotio cerebri (Gehirnerschütterung)

Bei der Gehirnerschütterung tritt keine Hirnparenchymschädigung auf, sondern lediglich eine reine vorübergehende Funktionsstörung des Gehirns. Posttraumatisch kommt es zu einer kurzen Bewusstlosigkeit.

Contusio cerebri (Gehirnprellung)

Die Contusio cerebri ist durch eine Schädigung des Hirnparenchyms in Form einer hämorrhagischen Nekrose gekennzeichnet. Typischerweise beobachtet man diese Schädigung direkt an der Stelle der Gewalteinwirkung durch einen Aufprall des Kortex auf die Schädeldecke **(Coup).** Weiterhin kann das sich nach vorne bewegende Gehirn einen Sog verursachen, der zu einer Schädigung des Kortex am gegenüberliegenden Pol führt **(Contrecoup).**

Blutungen

EDH, SDH und SAB (Tab. 3).

Offenes SHT

= Dura mater durchstoßen

Ätiologie

Ursache ist die Einwirkung von scharfer Gewalt (z. B. Schussverletzungen).

Morphologie

Schädelfraktur, Blutungen und evtl. Kortexschädigungen stehen im Vordergrund.

Klinik

Akute Komplikationen sind Infektionen (Meningitis, Hirnabszess), Liquorrhö, Massenblutung, Luftembolie und Hirnödem. Verwachsungen von Dura und Kortex können für Epilepsien verantwortlich sein.

Zusammenfassung

- Bei einem **ischämischen Hirninfarkt** unterscheidet man je nach Ursache den Territorialinfarkt, den lakunären Infarkt und den Grenzzoneninfarkt.
- Ein **hämorrhagischer Hirninfarkt** entsteht entweder sekundär arteriell oder venös.
- **Intrazerebrale Blutungen** sind die hypertone Massenblutung, das intrazerebrale Hämatom und die Purpura cerebri.
- **Extrazerebrale intrakranielle Blutungen** sind SDH, EDH und SAB.
- Ein **Schädel-Hirn-Trauma (SHT)** entsteht durch stumpfe (geschlossenes SHT) oder durch scharfe (offenes SHT) Gewalteinwirkung.

Toxische und metabolische Störungen des ZNS, MS

Toxische Störungen des ZNS

Alkoholtoxische Enzephalopathie

Alkoholabusus kann das ZNS entweder direkt toxisch oder sekundär, z. B. durch alkoholbedingte Avitaminosen und Proteinmangel, schädigen.
Eine akute Alkoholtintoxikation führt initial zu einem Hirnödem und einer vorübergehenden Psychose.
Chronischer Alkoholabusus kann folgende Auswirkungen auf das ZNS haben:

Hirnatrophie
Die Hirnatrophie wird auf direkt toxische Wirkungen des Alkohols zurückgeführt.
Bei **Großhirnatrophie** kann man einen Hydrocephalus internus e vacuo beobachten. Klinisch treten Demenzerscheinungen auf.
Die häufigere **Kleinhirnatrophie** verursacht Symptome wie Gang- und Standunsicherheit, Rumpfataxie und Tremor.

Wernicke-Enzephalopathie
Die Wernicke-Enzephalopathie beruht auf einer sekundären Schädigung durch **Vitamin-B_1-Mangel.** Sie ist durch ödematöse Schwellungen, petechiale Blutungen, Kapillareinsprossungen und Atrophie in folgenden Strukturen gekennzeichnet: Corpora mamillaria, Kerngebiet um den III. Ventrikel, Lamina tecti und präaquäduktaler Bereich.
Die klassische Symptomentrias besteht aus Psychosyndrom, ophthalmologischen Symptomen (Augenmuskelparesen, Nystagmus) und Ataxie.

Zentrale pontine Myelinolyse
Ursachen der zentralen pontinen Myelinolyse sind **alkoholische Sekundärschäden** und eine **akute Störung des Elektrolythaushalts** (Hyponatriämie).
Mikroskopisch kann man im Pons eine Zellschwellung, eine Astrozytenproliferation und eine Demyelinisierung erkennen. Die Demyelinisierung kann im Verlauf auf Medulla und Kleinhirn übergreifen.
Klinisch treten Bewusstseinsstörungen, eine zunehmende Tetraparese und Hirnstammfunktionsstörungen (z. B. Augenbewegungsstörungen) auf.

Marchiafava-Bignami-Syndrom
Das seltene Marchiafava-Bignami-Syndrom wird sekundär durch **Avitaminosen** hervorgerufen. Es kommt es zu einer meist bilateralen symmetrischen Demyelinisierung von mittelliniennahen Strukturen des Großhirns (z. B. Balken, Chiasma opticum).
Symptome können Bewusstseinsstörungen, Sprach- und Bewegungsstörungen, epileptische Anfälle und neuropsychologische Störungen sein.

Intoxikation mit Metallen

Eine Vergiftung mit Metallen wie Arsen, Blei, Quecksilber, Mangan und Thallium kann verschiedene ZNS-Schädigungen verursachen.
Eine akute Vergiftung führt zu einem Hirnödem und einer Purpura cerebri.
Liegt eine chronische Vergiftung vor, sieht man eher Nervenzelldegenerationen und spongiforme Gewebsauflockerungen in Arealen mit hohem Sauerstoffumsatz. Bei Mangan-Intoxikation degenerieren Nerven in der Substantia nigra.

Metabolische Störungen des ZNS

Leukodystrophien

Ätiologie und Pathogenese
Leukodystrophien entstehen im Rahmen von **lysosomalen Speichererkrankungen,** die eine pathologische Speicherung von Lipiden und ihren Abbauprodukten nach sich ziehen.
Meist werden die lysosomalen Speichererkankungen autosomal-rezessiv vererbt und beruhen auf Enzymdefekten.
Beispiele für die Speichererkankungen mit ZNS-Beteiligung werden in ▮ Tabelle 1 aufgeführt.

Morphologie
Die Anhäufung von Abbauprodukten führt v. a. im Marklager des Großhirns und des Kleinhirns zu einer progredienten Demyelinisierung. Histologisch kann man diffus verteilte Entmarkungsherde beobachten.

Klinik
Die neurologischen Symptome der Leukodystrophie sind geistige Retardierung, Paresen, Ataxie und Sehstörungen.

Mitochondriale Enzephalomyopathien

Mutationen der mitochondrialen DNA können u. a. Störungen der Atmungskette verursachen. Bei Beteiligung von Gehirn und Muskeln spricht man von einer mitochondrialen Enzephalomyopathie. Beispiele sind:
- **Kearns-Sayre-Syndrom:** Es kommt zu einer Ophthalmoplegie, einer Kardiomyopathie und Pigmentstörungen der Netzhaut.
- **MERRF:** Das MERRF ist durch eine **M**yoklonus-**E**pilepsie mit einer **R**agged-**r**ed-**f**ibres-Myopathie (charakteristische rote Anfärbung der defekten Mitochondrien in den Muskelzellen) gekennzeichnet.
- **MELAS** steht für **M**yopathie, **E**nzephalopathie, **L**aktat-**A**zidose und **S**troke-like episodes.
- **Leigh-Syndrom:** Es liegt eine infantile **subakute nekrotisierende Enzephalomyopathie** vor. Symptome sind v. a. psychomotorische Verlangsamung, Ataxie, Sehstörungen und Augenmuskellähmungen.

Hepatische Enzephalopathie

Pathogenese
Eine akute oder chronische Leberinsuffizienz führt aufgrund einer mangelnden Entgiftungsleistung zu einer **Akkumulation neurotoxischer Stoffwechselprodukte** (z. B. **Ammoniak,** Bilirubin).

Speichererkrankung	Defekt
β-Glucocerebrosidase	β-Glucocerebrosidase
β-Galaktosidase	Cerebrosid-β-Galaktosidase
α-Galaktosidase	α-Galaktosidase
M. Niemann-Pick	Sphingomyelinase
GM_1-Gangliosidose	β-Galaktosidase
GM_2-Gangliosidose (M. Tay-Sachs)	Hexosaminidase
Metachromatische Leukodystrophie	Cerebrosidsulfatase
Adrenoleukodystrophie	Peroxisomendefekt

▮ Tab. 1: Lysosomale Speichererkankungen mit ZNS-Beteiligung.

Morphologie
Makroskopisch liegt ein Hirnödem vor. Im Mikroskop kann man spongiöse Gewebsauflockerungen und Nekrosen v. a. in den Stammganglien, im Kortex und im Hirnstamm beobachten.

Klinik
Klinisch treten Bewusstseinsstörungen, Desorientiertheit, Gedächtnisstörungen, Ataxie und Tremor auf.

Nephrogene Enzephalopathie

Pathogenese
Bei Urämie aufgrund einer dekompensierten Niereninsuffizienz kommt es zu einer **Retention harnpflichtiger Substanzen** im Blut. Diese verursachen höchstwahrscheinlich die klinische Symptomatik (wie Persönlichkeitsveränderungen, Konzentrationsschwierigkeiten, Koma, psychomotorische Unruhe, Tremor).

Morphologie
Die Morphologie wird vermutlich durch Begleiterkrankungen wie Hypertonie oder Diabetes mellitus hervorgerufen: Makroskopisch sieht man ein Hirnödem und evtl. eine Purpura cerebri. Zum Teil kann man auch histologische Veränderungen wie perivaskuläre Nekrosen, Demyelinisierungen und eine hypertone Mikroangiopathie nachweisen.

Avitaminosen

Auch ein Vitaminmangel kann eine Schädigung des ZNS verursachen. Häufig entsteht der Vitaminmangel im Rahmen einer Mangelernährung bei Alkoholabusus. Zu einem Vitamin-B_{12}-Mangel kommt es auch oft bei einer chronischen Gastritis (Intrinsic-factor-Mangel) Wichtige Beispiele sind:

- **Vitamin-B_{12}-Mangel:** Es kommt zu einer spongiösen Demyelinisierung und Degeneration der Hinterstränge, Kleinhirnseitenstränge und Pyramidenbahnen im Rückenmark **(funikuläre Myelose).** Neurologische Symptome sind Paresen, Sensibilitätsstörungen und Ataxie. Es tritt außerdem eine megaloblastäre Anämie auf.
- **Vitamin-B_2-Mangel:** Man beobachtet eine Hinterstrang- und Pyramidenbahndegeneration.
- **Vitamin-B_1-Mangel:** Eine Wernicke-Enzephalopathie (s. o. „Alkoholtoxische Enzephalopathie") und eine Polyneuropathie können auftreten.

Multiple Sklerose (MS)

Definition
Die multiple Sklerose wird auch als **Enzephalomyelitis disseminata** bezeichnet. Sie ist eine schubhaft verlaufende Entmarkungskrankheit, die mit multiplen Entzündungsherden in der zentralnervösen weißen Substanz einhergeht.

Ätiologie und Pathogenese
Die Ätiologie der MS ist unklar. Man vermutet, dass evtl. Virusinfektionen eine autoimmune Entzündung auslösen.
Pathogenetisch kommt es zu einer T-Zell-vermittelten Entzündung der weißen Substanz, woraus eine **Demyelinisierung** resultiert. Im Laufe der Abheilung entsteht eine umschriebene Fasergliose (Sklerose).

Morphologie
Typische Lokalisationen der Entmarkungsherde sind periventrikulär, subkortikal an der Rinden-Mark-Grenze, im Hirnstamm, im Kleinhirn und im Rückenmark.
Makroskopisch sind die frisch entzündlichen Entmarkungsherde rötlich, aufgelockert und geschwollen. Mikroskopisch entspricht das einem unscharf begrenzten lymphozytären Infiltrat.
Das zerstörte Myelin wird im Verlauf phagozytiert, und es treten Lipidmakrophagen auf. Die darauf folgende Fasergliose führt zu makroskopisch scharf abgegrenzten, verhärteten Herden mit grauer Farbe (Sklerose-plaques, Abb. 1).

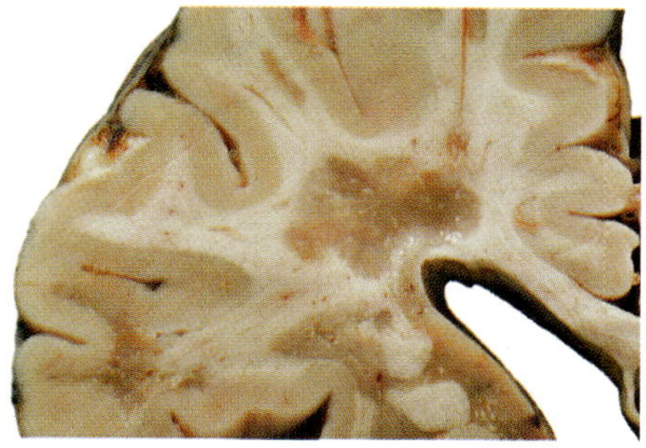
Abb. 1: Multiple graue Entmarkungsherde in der linken Großhirnhemisphäre, typischerweise periventrikulär lokalisiert. [5]

> Im Liquor sind ein erhöhtes IgG (oligoklonale Banden bei der Auftrennung) und eine lymphozytäre Pleozytose ein typischer Befund.

Klinik
Klinische Symptome sind Paresen, Sensibilitätsstörungen, vorübergehende Sehstörungen (Neuritis nervi optici), psychische Störungen und Koordinationsbeschwerden. Die typische **Charcot-Trias** besteht aus **Nystagmus, skandierender Sprache** und **Tremor.**
Der Verlauf ist meist schubweise mit wechselnder Symptomatik, kann jedoch auch chronisch progredient sein.

Zusammenfassung

- Eine **akute Alkoholintoxikation** verursacht ein Hirnödem mit vorübergehender Psychose. Bei **chronischem Alkoholabusus** kann es zu Hirnatrophie, Wernicke-Enzephalopathie, zentraler pontiner Myelinolyse oder zum Marchiafava-Bignami-Syndrom kommen.
- Auch eine **Metallintoxikation** (z. B. mit Arsen, Blei, Quecksilber, Mangan) kann ZNS-Schädigungen hervorrufen.
- **Leukodystrophien** gehen mit progredienter Demyelinisierung des Marklagers einher. Sie entstehen im Rahmen von lysosomalen Speichererkrankungen.
- Weitere metabolische Erkrankungen, die ZNS-Störungen verursachen, sind Mitochondriopathien, Leberinsuffizienz, Niereninsuffizienz und Avitaminosen.
- Die **multiple Sklerose** ist eine schubhaft verlaufende Entmarkungskrankheit, die durch multiple Entzündungs- und Entmarkungsherde in der zentralnervösen weißen Substanz gekennzeichnet ist.

Neurodegenerative Erkrankungen, Prionerkrankungen

Neurodegenerative Erkrankungen

Morbus Parkinson

Definition
Der Morbus Parkinson ist eine mit Hypokinese, Rigor und Tremor einhergehende neurodegenerative Erkrankung.

Ätiologie und Pathogenese
Ätiologisch unterscheidet man den **idiopathischen Morbus Parkinson** vom **symptomatischen Parkinson-Syndrom** (z. B. bei Drogenabhängigen, bei hypoxischen oder traumatischen Hirnschäden oder bei Hirntumoren).
Pathogenetisch kommt es zu einem Verlust dopaminerger Neurone in der Substantia nigra, wodurch die inhibitorischen dopaminergen Einflüsse der Substantia nigra auf das Striatum ausfallen. Demnach überwiegen stimulierende cholinerge Einflüsse auf das Striatum.

Morphologie
Makroskopisch beobachtet man eine Abblassung und Depigmentierung der Substantia nigra (▮ Abb. 1).
Histologisch kann man einen ausgeprägten Verlust der melaninhaltigen Neuronen und intraneuronale eosinophile Einschlusskörperchen **(Lewy-Körperchen)** erkennen.

Klinik
Die klassische Symptomentrias des Morbus Parkinson besteht aus **Hypo-/Akinese, Rigor** (Tonuserhöhung) und **Ruhetremor.** Die Symptome verschlimmern sich progredient. Wiederholt tritt bei den Patienten im Verlauf auch eine Demenz auf.

Chorea Huntington

Die Chorea Huntington ist durch eine Neurodegeneration v. a. im Striatum gekennzeichnet und fällt klinisch durch Bewegungsstörungen und Demenz auf.

Ätiologie und Pathogenese
Ursache der Erkrankung ist eine autosomal-dominant vererbte Genmutation auf dem kurzen Arm von Chromosom 4. Die Mutation führt zu einer **Trinukleotidexpansion** von CAG, die für die Erweiterung des kodierten Proteins um einen Polyglutamin-Schwanz verantwortlich ist.
Pathogenetisch kommt es höchstwahrscheinlich durch eine intranukleäre Ausfällung dieses Polyglutaminproteins zu einer **Degeneration der inhibitorischen GABAergen Neurone im Striatum.**
Das mittlere Erkrankungsalter ist zwischen 30 und 40 Jahren. Je größer die Anzahl der expandierten Trinukleotide ist, desto früher manifestiert sich die Erkrankung.

Morphologie
Makroskopisch sieht man eine ausgeprägte Atrophie des Nucleus caudatus, wodurch eine konvexe Erweiterung der Seitenventrikel entsteht.
Im Mikroskop kann man im Nucleus caudatus, im Putamen und im Pallidum eine Degeneration von Nervenzellen mit reaktiver Gliose erkennen.

Klinik
Klinische Symptome sind fortschreitende choreatische Hyperkinesien, Demenz und neuropsychiatrische Symptome.

Friedreich-Ataxie (spinozerebelläre Ataxie)

Ätiologie und Pathogenese
Die autosomal-rezessiv vererbte Friedreich-Ataxie tritt meist im zweiten Lebensjahrzehnt auf und stellt die **häufigste erbliche Ataxie** dar. Der verantwortliche Gendefekt liegt auf Chromosom 9 und verursacht eine GAA-Trinukleotid-Expansion.

Morphologie
Morphologisch kommt es im Rückenmark zu einer Degeneration der Hinterstränge und der Kleinhirnseitenstränge. Außerdem kann eine Degeneration der Kleinhirnrinde, der Hirnnervenkerne und des kardialen Reizleitungssystems auftreten. Im peripheren Nervensystem beobachtet man einen Verlust markhaltiger Axone.

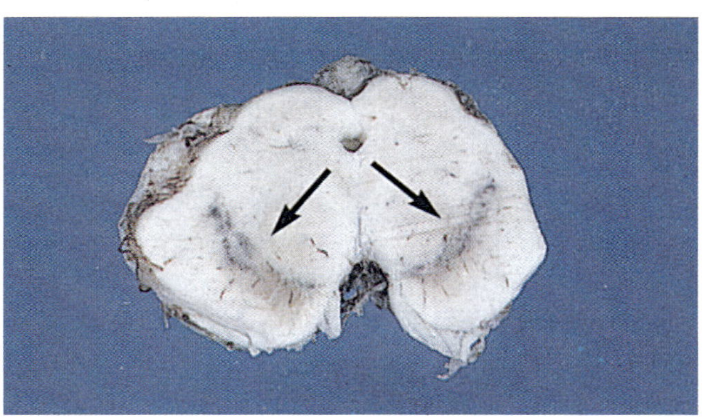

▮ Abb. 1: Morbus Parkinson; Pfeile = depigmentierte Substantia nigra. [16]

Klinik
Klinische Symptome sind eine progrediente zerebelläre Ataxie, eine Störung der Tiefensensibilität und distale Muskeldystrophien. Bei den meisten Patienten findet man zudem eine Kardiomyopathie.

Morbus Alzheimer

Der Morbus Alzheimer ist eine neurodegenerative Erkrankung, die bei ca. 5 – 10 % der > 65-Jährigen auftritt. Es kommt zu einer langsam fortschreitenden Beeinträchtigung geistiger Fähigkeiten **(Demenz).**

Ätiologie und Pathogenese
Die Ursache der Erkrankung ist unklar. Pathogenetisch wird derzeit die **Amyloidkaskade-Hypothese** favorisiert. Nach dieser Theorie ist die **abnorme vermehrte Bildung und Ablagerung des Aβ-Peptids** (β-Amyloid) primäres pathologisches Ereignis. Alle weiteren Manifestationen der Alzheimer-Erkrankung sollen auf einem Ungleichgewicht zwischen Aβ-Bildung und -Abbau beruhen.

Morphologie
Makroskopisch kann man in fortgeschrittenen Stadien eine Hirnatrophie des gesamten Kortex beobachten.
Im Mikroskop sieht man die typische Trias:
- **senile Plaques:** β-Amyloid-Ablagerungen im Neuropil v. a. des Hippokampus und des Kortex, die von degenerierenden Neuriten umgeben werden
- **Alzheimer-Fibrillen:** Zytoskelettaggregate aus verdrillten Neurofibrillen im Perikaryon von Neuronen
- **kongophile Angiopathie:** Amyloidablagerungen in kleinen leptomeningealen und kortikalen Gefäßen.

Klinik
Klinisch tritt eine fortschreitende Störung der höheren Hirnfunktionen (v. a. Gedächtnis und kognitive Funktionen) auf, die mit Antriebsarmut und Depressionen einhergehen kann. Im Verlauf entwickelt sich eine schwere Demenz.

Morbus Pick

Ätiologie und Pathogenese
Wie der Morbus Alzheimer ist der seltenere Morbus Pick eine neurodegenerative Erkran-

kung, die mit einer **fortschreitenden Demenz** einhergeht. Über die genaue Ursache und Entstehung ist jedoch nichts bekannt.

Morphologie

Makroskopisch kommt es ebenfalls zu einer Hirnatrophie, die hier v. a. im Frontal- und im Temporallappen lokalisiert ist.
Mikroskopisch sieht man im betroffenen Kortex eine Neuronendegeneration. Die residualen Neurone sind häufig aufgetrieben und enthalten runde Einschlusskörperchen in Zellkernnähe **(Pick-Körperchen).**

Klinik

Frühe Symptome des Morbus Pick sind v. a. Persönlichkeitsveränderungen (Frontallappensyndrom). Die kognitiven Funktionen bleiben relativ lange erhalten. Im Verlauf kommt es jedoch wie beim Morbus Alzheimer zu einer schweren Demenz. Klinisch ist dann keine sichere Unterscheidung der beiden Erkrankungen mehr möglich.

Amyotrophe Lateralsklerose (ALS)

Ätiologie und Pathogenese

Die ALS entsteht durch eine ätiologisch unklare **Degeneration des ersten und zweiten Motoneurons.**
In den meisten Fällen tritt die Erkrankung sporadisch auf und manifestiert sich zwischen dem sechsten und siebten Lebensjahrzehnt. In einigen Fällen kann sie jedoch auch autosomal-dominant vererbt werden.

Morphologie

Der Befall des ersten Motoneurons äußert sich durch eine Atrophie und Demyelinisierung des Gyrus praecentralis und der Pyramidenbahn.
Kennzeichen für den Befall des zweiten Motoneurons sind eine Ganglienzelldegeneration in den motorischen Hirnnervenkernen und eine Degeneration von α-Motoneuron-Gruppen in den spinalen Vorderhörnern. Aus der Degeneration resultiert eine **neurogene Muskelatrophie** der betroffenen Skelettmuskulatur.

Klinik

Die Symptome der ALS sind fortschreitende Muskellähmungen, Faszikulationen und gesteigerte Reflexe. Die Lebenserwartung beträgt durch die im Verlauf eintretende Atemmuskulatur- und Zwerchfelllähmung nur zwei bis drei Jahre.

Prionerkrankungen

Spongiforme Enzephalopathien sind seltene neurodegenerative Erkrankungen, die durch Prionen hervorgerufen werden.
Beim Menschen auftretende spongiforme Enzephalopathien sind die übertragbare (sporadische) oder familiäre **Creutzfeldt-Jakob-Erkrankung,** die erbliche Gerstmann-Sträussler-Krankheit und die letale familiäre Insomnie.
Auch bei Tieren sind solche Erkrankungen bekannt, wie Scrapie (Traberkrankheit) bei Schafen oder **BSE** (**b**ovine **s**pongiforme **E**nzephalopathie).

Ätiologie und Pathogenese

Prion steht für **Proteinaceous infectious agent.** Bei dem infektiösen Protein handelt es sich um das auch bei gesunden Menschen nachweisbare Transmembranprotein PrP^{C}. Die pathogene Variante PrP^{CJD} unterscheidet sich von PrP^{C} lediglich durch eine andere Tertiärstruktur. PrP^{CJD} kann PrP^{C} mit Hilfe eines ungeklärten Mechanismus in die eigene pathologische Form umwandeln.
Bei der Creutzfeldt-Jakob-Erkrankung ist eine Übertragung dieser Prionen bei neurochirurgischen Operationen, Hornhauttransplantationen oder Injektionen humaner Wachstumshormone bekannt.
Bei einer erblichen spongiformen Enzephalopathie liegt eine Mutation des für PrP^{C} kodierenden Gens vor.

Morphologie

Die **Creutzfeldt-Jakob-Krankheit** ist makroskopisch durch eine diffuse Rindenatrophie und eine Ventrikelerweiterung gekennzeichnet.
Mikroskopisch beobachtet man eine spongiforme Gewebsauflockerung der grauen Substanz und eine Neuronendegeneration. Es kommt außerdem zu einer massiven Astrozytenproliferation bis zur Fasergliose.

Klinik

Die sporadische Creutzfeldt-Jakob-Erkrankung manifestiert sich meist im höheren Erwachsenenalter. Typisch ist ein kurzer klinischer Verlauf (ca. fünf Monate), wobei es zu progressiven neuropsychiatrischen Symptomen, vollständiger Demenz und letztendlich zum Tod kommt. Die erblichen spongiformen Enzephalopathien treten früher auf, die Symptome variieren in Schwere und Verlauf.

Zusammenfassung

- **Neurodegenerative Erkrankungen** gehen mit einer z. T. ätiologisch unklaren Degeneration verschiedener neuronaler Regionen einher:
  - **Morbus Parkinson:** Degeneration dopaminerger Neurone in der Substantia nigra
  - **Chorea Huntington:** Neurodegeneration v. a. im Striatum
  - **Friedreich-Ataxie:** Degeneration v. a. der Hinterstränge und der Kleinhirnseitenstränge des Rückenmarks, evtl. auch der Kleinhirnrinde
  - **Morbus Alzheimer:** Hirnatrophie und Neurodegeneration im gesamten Kortex durch vermehrte Bildung und Ablagerung von β-Amyloid
  - **Morbus Pick:** Hirnatrophie und Neurodegeneration v. a. im Frontal- und im Temporallappen
  - **amyotrophe Lateralsklerose (ALS):** Degeneration des ersten und zweiten Motoneurons
- **spongiforme Enzephalopathien** sind seltene neurodegenerative Erkrankungen, die durch Prionen (infektiös übertragbare Proteine) hervorgerufen werden. Beim Menschen ist v. a. die **Creutzfeldt-Jakob-Erkrankung** wichtig.

Infektiös-entzündliche Erkrankungen des ZNS

Bakterielle Entzündungen

Grundsätzlich können bakterielle Erreger **hämatogen aus der Peripherie,** durch **hämatogene regionale Fortleitung** oder bei einem **offenen Schädel-Hirn-Trauma** in das zentrale Nervensystem gelangen.

Bakterielle Meningitis

Ätiologie und Pathogenese

Die häufigsten Erreger einer bakteriellen Meningitis sind je nach Alter

- **Pneumokokken** bei Erwachsenen
- **Meningokokken** (Neisseria meningitidis) bei Jugendlichen
- **Haemophilus influenzae** bei Kindern.

Als typische Infektionsquellen kommen Pneumonien, extrazerebrale abszedierende Entzündungen und Endokarditiden in Frage.

Morphologie

Makroskopisch sieht man eine hyperäme, verdickte und getrübte Leptomeninx (weiche Hirnhaut), wodurch das kortikale Windungsrelief nicht mehr erkennbar ist. Im Subarachnoidalraum findet sich eitriges Exsudat, das bevorzugt fronto-parietal lokalisiert ist (**„Haubenmeningitis“**, ▮ Abb. 1).
Histologisch erkennt man eine massive granulozytäre Infiltration der Leptomeninx und im Subarachnoidalraum. Zwischen den Infiltraten findet sich Fibrin.

> Bei der bakteriellen Meningitis ist der Liquor trüb und zeigt eine überwiegend granulozytäre Pleozytose (Zellvermehrung). Der Glukosegehalt ist erniedrigt, Eiweiß und Laktat sind erhöht.

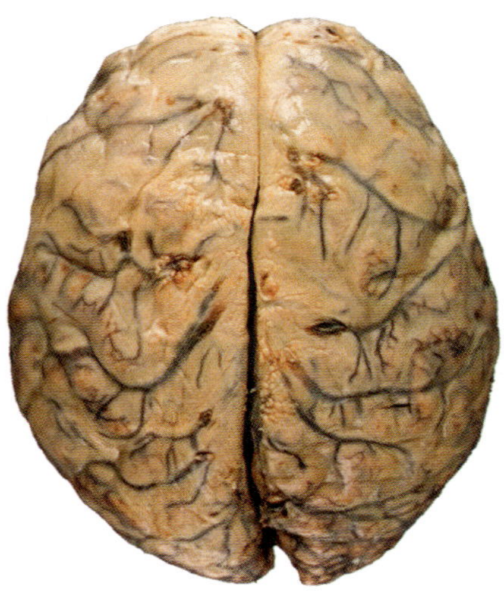

▮ Abb. 1: Eitrige Meningitis über beiden Großhirnhemisphären. [5]

Klinik und Komplikationen

Die charakteristischen Symptome einer eitrigen Meningitis sind akut hohes Fieber, Kopfschmerzen und Nackensteifigkeit (Meningismus).
Komplikationen sind ein zytotoxisches Hirnödem, Thrombosen bei Übergriff der Entzündung auf leptomeningeale Gefäße und eine Ausbreitung der Entzündung auf den Kortex (Meningoenzephalitis).

Tuberkulöse Meningitis

Ätiologie und Pathogenese

Durch eine hämatogene Streuung von Tuberkelbakterien (häufig im Rahmen einer Miliartuberkulose) kann es zu einer tuberkulösen Meningitis kommen.

Morphologie

Lokalisiert ist die tuberkulöse Meningitis hauptsächlich im Bereich der Hirnbasis **(„Basalmeningitis“).**
Makroskopisch erscheinen die Meningen durch ein fibrinhaltiges Exsudat getrübt. Im Mikroskop sieht man subarachnoidal Tuberkulosegranulome und ein lymphozytäres Infiltrat. Häufig ist ein Übergreifen der Entzündung auf die subarachnoidalen Gefäße und den angrenzenden Kortex, wodurch es zu einer Meningoenzephalitis kommt.

> Bei der tuberkulösen Meningitis ist der Liquor klar und zeigt eine leichte lymphozytäre Pleozytose. Wie bei der bakteriellen Meningitis ist der Glukosegehalt erniedrigt, Eiweiß und Laktat sind erhöht.

Klinik

Der Verlauf der tuberkulösen Meningitis ist eher schleichend. Es treten subfebrile Temperaturen und Kopfschmerzen auf.

Eitrige Ependymitis

Ätiologie

Die häufigste Ursache für eine eitrige Ependymitis ist der Transport von bakteriellen Erregern über den Liquor ins Ventrikelsystem.

Morphologie

Es kommt zu einer Ansammlung von Eiter im Ventrikelsystem (Pyozephalus) und häufig zu toxischen periventrikulären Randblutungen.

Klinik

Ependymitis und Pyozephalus enden für die komatösen Patienten meist tödlich.

Hirnabszess

Definition

Ein Hirnabszess ist eine umschriebene infektiöse Einschmelzung von Hirngewebe.

Ätiologie und Pathogenese

Die häufigsten Erreger sind Streptokokken, Staphylokokken, E. coli, Pseudomonas und Proteus. Selten ist ein tuberkulöser Abszess.
Je nach Entstehung unterscheidet man verschiedene Abszessformen:

- **Frühabszess:** wenige Tage nach offenem Schädel-Hirn-Trauma
- **Spätabszess:** Monate bis Jahre nach offenem Schädel-Hirn-Trauma
- **fortgeleiteter Abszess** (am häufigsten): hämatogene Fortleitung bei Entzündungen im HNO-Bereich
- **metastastischer Abszess:** hämatogene Streuung, z. B. aus Pneumonien und Endokarditiden (multiple Mikroabszesse).

Morphologie

Makroskopisch stellt ein Abszess einen gelblichen Nekroseherd dar, der mikroskopisch durch entzündliches Infiltrat und Zelldetritus gekennzeichnet ist. Die Nekrose wird durch ein kapillarreiches Granulationsgewebe vom umgebenden Hirnparenchym abgegrenzt.
Im Verlauf wandelt sich das Granulationsgewebe in eine feste, bindegewebige Kapsel um.

Klinik und Komplikationen

Symptome sind Fieber und Kopfschmerzen. Außerdem kann sich ein Hirnabszess durch die lokale Raumforderung oder Hirndruckzeichen bemerkbar machen.
Komplikationen sind:

- ein Einbruch in das Ventrikelsystem (Pyozephalus)
- eine Perforation des Abszesses mit diffuser Ausbreitung auf das umgebende Hirnparenchym (eitrige Markphlegmone)
- eine Ausbreitung auf die Meningen (Meningoenzephalitis).

Neurosyphilis/Neurolues

Die Syphilis wird durch das Bakterium Treponema pallidum hervorgerufen, das durch Geschlechtsverkehr übertragen wird. In ihren verschiedenen Stadien kann die Syphilis u. a. auch das ZNS befallen, wobei folgende Manifestationen möglich sind:

- **meningovaskuläre Syphilis:** chronische Meningitis (Sekundärstadium) mit Übergreifen auf die meningealen Arterien (Tertiärstadium)

- **progressive Paralyse:** chronische Enzephalitis mit Atrophie des frontalen Kortex (Quartärstadium)
- **Tabes dorsalis:** sekundäre Degeneration der Rückenmarkshinterstränge nach Entzündung der Rückenmarkshinterwurzeln (Quartärstadium).

Virale Entzündungen

Häufigster viraler Infektionsweg des ZNS ist eine **hämatogene Streuung** bei Virämie. Ein anderer Infektionsweg ist bei speziellen Erregern wie HSV oder dem Tollwutvirus der axonale Transport.

Virale Meningitis

Viren, die häufig eine virale Meningitis verursachen, sind Enteroviren und Herpesviren.
Morphologisch beobachtet man eine lymphozytäre Infiltration **(lymphozytäre Meningitis).**
Der klinische Verlauf ist milder als der einer bakteriellen Meningitis.

Bei der lymphozytären Meningitis ist der Liquor klar und zeigt eine leichte lymphozytäre Pleozytose. Glukose, Eiweiß und Laktat sind normal.

Herpes-simplex-Enzephalitis

Ätiologie und Pathogenese

HSV (meist Typ 1) persistiert nach Erstinfektion dauerhaft in Ganglien des peripheren Nervensystems, in der Regel im Ganglion Gasseri des N. trigeminus. Bei einer Reaktivierung kann sich das Virus bei schlechter Abwehrlage auf das ZNS ausbreiten und eine nekrotisierende Enzephalitis hervorrufen.
Bei Kindern ist noch ein anderer Infektionsweg vom Nasen-Rachen-Raum aus über den Bulbus olfactorius möglich.

Morphologie

Die nekrotisierende Enzephalitis manifestiert sich vorwiegend im Temporallappen und breitet sich in Richtung Frontallappen aus.
Es liegt eine v. a. perivaskuläre lymphozytäre Meningoenzephalitis vor, die von ausgedehnten Nekrosen und Blutungen begleitet wird. Typisch sind die sog. **Cowdry-Einschlusskörperchen** in den befallenen Nervenzellen.

Klinik

Die Klinik der Herpes-simplex-Enzephalitis ist hochakut. Es treten hohes Fieber, Kopfschmerzen und psychoorganische Symptome auf.

Poliomyelitis (Kinderlähmung)

Ätiologie und Pathogenese

Erreger der Poliomyelitis sind die Polioviren. Es kommt zu einer lympho- und granulozytären Entzündung des Rückenmarks (v. a. Vorderhörner), die eine Nekrose und Phagozytose der dort liegenden α-Motoneurone verursacht.

Morphologie und Klinik

Im Spätstadium findet man eine gliöse Vernarbung und Atrophie der Rückenmarksvorderhörner und eine neurogene Muskelatrophie.
Klinisch können schlaffe Lähmungen auftreten, die oft als Residuen zurückbleiben.

Rabies (Tollwut)

Ätiologie und Pathogenese

Eine Infektion mit dem Rabiesvirus erfolgt meist durch einen Fuchs- oder Hundebiss. Das Virus wird über einen retrograd-axonalen Transport zum Rückenmark und von dort aus ins Gehirn transportiert.

Morphologie und Klinik

Es kommt zu einer Enzephalitis mit perivaskulären lymphozytären Infiltraten. Es treten außerdem charakteristische Negri-Einschlusskörperchen in den betroffenen Nervenzellen auf.
Die schwere Entzündung hat, wenn sie das Gehirn erreicht, häufig einen tödlichen Ausgang.

Postinfektiöse Enzephalitis

Ätiologie und Pathogenese

Als Spätkomplikation einer viralen Infektion mit z. B. Masern, Mumps oder Röteln kann es zu einer postinfektiösen Enzephalitis kommen.
Als Ursache vermutet man eine T-Zell-vermittelte Autoimmunreaktion.

Klinik

Nach einer Maserninfektion z. B. kann nach Tagen bis Wochen eine **Enzephalomyelitis** oder nach 10–15 Jahren eine **subakute sklerosierende Panenzephalitis (SSPE)** auftreten.

Opportunistische ZNS-Infektionen

Bei einer Immunschwäche, z. B. im Rahmen einer AIDS-Erkrankung, kann es zu opportunistischen Infektionen des ZNS kommen. Unter anderem können folgende Erreger dafür verantwortlich sein:
- Zytomegalievirus (subependymale CMV-Enzephalitis)
- JC-Virus (progressive multifokale Leukenzephalopathie)
- Toxoplasmen (zerebrale Toxoplasmose)
- Pilze, z. B. Candida albicans, Aspergillen, Kryptokokken.

Zusammenfassung

- Die häufigsten Erreger einer **bakteriellen Meningitis** sind Pneumokokken, Meningokokken und Haemophilus influenzae. Sie ist bevorzugt frontoparietal lokalisiert („Haubenmeningitis").
- Die **tuberkulöse Meningitis** dagegen befindet sich vorwiegend basal („Basalmeningitis").
- Häufige **virale** Erreger einer **Meningitis** sind Entero- und Herpesviren.
- Ein **Hirnabszess** ist eine fokale infektiöse Einschmelzung von Hirngewebe. Erreger sind häufig Streptokokken und Staphylokokken.

Periphere Neuropathien

Grundlagen

Definition

Unter Neuropathien versteht man sämtliche Erkrankungen der peripheren Nerven:

- Von einer **Mononeuropathie** spricht man, wenn einzelnen Nerven betroffen sind, und von einer **Polyneuropathie,** wenn viele Nerven betroffen sind.
- Sind mehrere nicht benachbarte Nerven sprunghaft und wechselnd befallen, liegt eine **Mononeuritis multiplex** vor. Sie ist z. B. bei Vaskulitiden der Vasa nervorum typisch.
- Als **Neuritis** bezeichnet man Nervenerkrankungen mit entzündlicher Komponente.

Ätiologie und Pathogenese

Neuropathien können **angeborene** oder **erworbene** Ursachen haben.

Hereditäre Neuropathien

Angeborene Neuropathien können zum einen im Rahmen von **Stoffwechselerkrankungen** (z. B. Leukodystrophien, Mitochondriopathien, Lipidosen) auftreten.
Zum anderen gibt es auch eine Reihe **hereditärer Neuropathien,** bei denen **kein Stoffwechseldefekt** bekannt ist. Zu diesen zählen

- **HMSN** (**h**ereditäre **m**otorische und **s**ensible **N**europathien)
- **HSAN** (**h**ereditäre **s**ensible und **a**utonome **N**europathien)
- hereditäre Neuropathie mit der Neigung zu Druckläsionen.

Diese Einteilung erfolgt lediglich nach klinischen und histologischen Gesichtspunkten, wobei die primäre Ursache nicht immer dieselbe ist.

Erworbene Neuropathien

Die Ursachen erworbener Neuropathien sind äußerst vielfältig:

- **toxisch:** durch Alkohol, Blei, Arsen
- **metabolisch:** Diabetes mellitus, Urämie
- **entzündlich:** Guillain-Barré-Syndrom (s. u.), Bannwarth-Syndrom (bei Lyme-Borreliose)
- **paraneoplastisch:** z. B. bei Bronchialkarzinom
- **ischämisch:** z. B. bei Vaskulitiden der Vasa nervorum
- **traumatisch.**

> Die häufigsten Ursachen für eine Neuropathie sind in Europa chronischer Alkoholabusus und Diabetes mellitus.

Morphologie

Je nachdem, wie die Schädigung aussieht, hat der periphere Nerv bestimmte Reaktionsmuster (Abb. 1).

Waller-Degeneration

Kommt es zu einer **Kontinuitätsunterbrechung** von Axon und umschließender Markscheide, reagiert der Nerv akut mit einem **kompletten Nervenfaserzerfall.**
Ist das Perineurium erhalten, kann sich der durchtrennte Nerv bis zu einem gewissen Maße regenerieren. Die Schwann-Zellen proliferieren und bilden die **von-Hanken-Büngner-Bänder** aus, die dem regenerierenden Axon als Leitstruktur dienen.
Gelingt keine Regeneration, bilden die proliferierenden Schwann-Zellen ein sog. **Narbenneurom** aus (Abb. 2).
Ursachen für die Kontinuitätsunterbrechung können eine traumatische Durchtrennung des Axons, ein viraler Infekt oder eine ischämische oder toxische Schädigung des Axons sein.

Primäre axonale Degeneration

Bei der axonalen Degeneration kann die Nervenzelle die Struktur des Axons nicht mehr erhalten. Es geht zunächst nur das Axon unter, wobei die Myelinscheide anfangs noch erhalten bleibt. Charakteristischerweise fängt die Degeneration am distalen Ende des Axons an und setzt sich dann in Richtung Zellkörper fort **(„Dying back").** Im Verlauf gehen auch die Myelinscheiden der betroffenen Axonabschnitte zugrunde.
Mögliche Ursachen für eine axonale Degeneration sind v. a. metabolische, toxische oder genetische Störungen der Nervenzelle.

Primäre segmentale Demyelinisierung

Bei der segmentalen Demyelinisierung kommt es zunächst nur zu einem Untergang der Myelinscheide. Das Axon degeneriert nur bei lang dauerndem Verlauf. Bei chronischer Demyelinisierung proliferieren die Schwann-Zellen und legen sich **zwiebelschalenartig** um die Axone der betroffenen Nervenabschnitte.

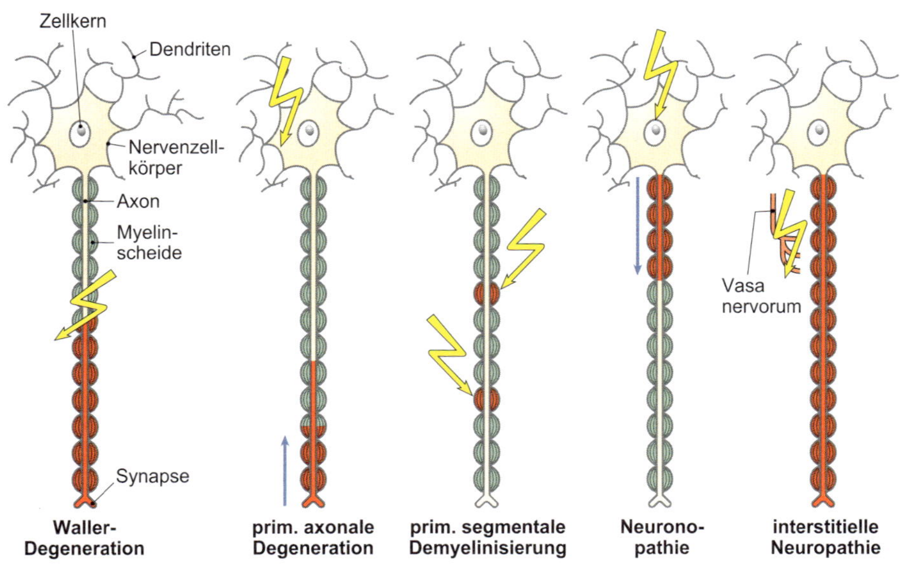

Abb. 1: Schädigungsorte und -mechanismen des peripheren Nervs; Blitz = Ort der Schädigungseinwirkung, farbig markierte Stellen = geschädigte Stellen des Nervs, Pfeil = Richtung der Schädigungsausbreitung.

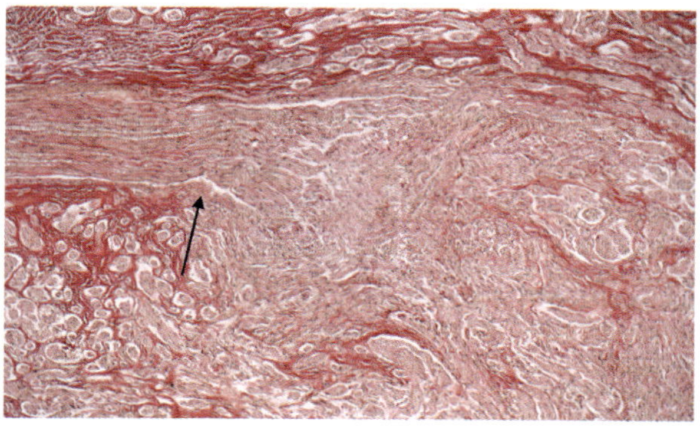

Abb. 2: Traumatisches Narbenneurom; Pfeil = Übergang zwischen intaktem Neuron und Neuromgewebe. [9]

Die Ursachen für eine segmentale Demyelinisierung sind zum einen metabolische und genetische Störungen des Protein- und Lipidstoffwechsels. Zum anderen kann auch eine entzündliche Reaktion gegen das Myelin für die Demyelinisierung verantwortlich sein.

Neuronopathie

Wird primär der Zellkörper der Nervenzelle geschädigt, spricht man von einer Neuronopathie. Infolge der Schädigung degeneriert das Axon nach distal.
Die Schädigung entsteht z. B. bei Intoxikation durch Zytostatika oder Quecksilber. Ein bekanntes Beispiel für eine idiopathische Neuronopathie ist die amyotrophe Lateralsklerose.

Interstitielle Neuropathie

Für interstitielle Neuropathien verantwortlich sind Veränderungen der Vasa nervorum, die mit einer Ischämie einhergehen (Vaskulitiden, Arteriosklerose, Gefäßamyloidose).
Durch die Diffusionsstörung kommt es zu einer Schädigung des Epi-, Peri- und Endoneuriums. Die Nervenfasern degenerieren und das interstitielle Bindegewebe vernarbt. Durch die Vernarbung entsteht wiederum eine Ernährungsstörung der Nervenfasern.

Entzündliche Neuropathien

Erregerbedingte Neuritis

Ätiologie und Pathogenese

Erreger, die eine entzündliche Neuropathie auslösen können, sind z. B. der Varicella-Zoster-Virus (VZV), Borrelia burgdorferi (Lyme-Borreliose) und das Mycobacterium leprae. Die Neuritis durch VZV (Herpes zoster) ist am häufigsten. Sie wird bei Immunschwäche durch die Reaktivierung des in sensiblen Spinalganglien persistierenden Virus hervorgerufen.

Morphologie

Bei **VZV** kann man Nekrosen der infizierten Ganglienzellen, umgebende lymphoplasmazelluläre Infiltrate und eine Markscheidendegeneration beobachten. Im zugehörigen Dermatom tritt eine vesikulöse Dermatitis auf.

Klinik

Die **VZV-Neuritis** ist klinisch häufig sehr schmerzhaft. Die Schmerzen können auch nach Abheilung der Neuritis persistieren.

Immunassoziierte Neuritis

Definition

Bei den immunassoziierten Neuritiden soll speziell das Guillain-Barré-Syndrom besprochen werden: Das **Guillain-Barré-Syndrom (Polyradikuloneuritis)** ist eine Entzündung peripherer Nerven, die zu einer Demyelinisierung führt.

Ätiologie und Pathogenese

Die Neuritis wird durch eine Autoimmunreaktion gegen Myelinbestandteile hervorgerufen. Man nimmt an, dass körperfremde myelinähnliche Antigene (z. B. Oberflächenantigene des Campylobacter jejuni) eine Kreuzreaktion gegen das körpereigene Myelin auslösen.

Morphologie

Im Mikroskop kann man endoneurale lymphoplasmazelluläre und histiozytäre Infiltrate beobachten. Diese reichen von den motorischen Spinalnerven- und Hirnnervenwurzeln bis in die Peripherie. Man sieht außerdem eine segmentale periphere Demyelinisierung.

Klinik

Klinisch kommt es zunächst distal zu Parästhesien und schlaffen Lähmungen. Im Verlauf breiten sich die Lähmungen nach proximal aus. Eine Atemlähmung ist lebensbedrohlich.

Zusammenfassung

- Unter **Neuropathien** versteht man sämtliche Erkrankungen der peripheren Nerven. Sie können angeborene oder erworbene Ursachen haben.
- Je nach Schädigung besitzt der periphere Nerv bestimmte Reaktionsmuster:
  - **Waller-Degeneration:** kompletter Nervenfaserzerfall nach Kontinuitätsunterbrechung
  - **primäre axonale Degeneration:** distal beginnende und nach proximal fortschreitende Degeneration des Axons („Dying back") durch Störung der Nervenzelle
  - **primäre segmentale Demyelinisierung:** Untergang der Myelinscheide nach direkter Schädigung
  - **Neuronopathie:** proximal beginnende und nach distal fortschreitende Degeneration des Axons nach Schädigung der Nervenzelle
  - **interstitielle Neuropathie:** Schädigung des Epi-, Peri- und Endoneuriums durch Veränderungen der Vasa nervorum, die mit einer Ischämie einhergehen.
- **Entzündliche Neuropathien** können durch Erreger (Varicella-Zoster-Virus, Borrelia burgdorferi und das Mycobacterium leprae) oder durch immunpathologische Vorgänge hervorgerufen werden.
  Die wichtigste immunpathologische Neuritis ist das **Guillain-Barré-Syndrom (Polyradikuloneuritis).**

Tumoren des Nervensystems

Tumoren des Nervensystems werden nach je nach Malignität in die WHO-Grade I–IV eingeteilt (▮ Tab. 1): Grad I steht für benigne, Grad II für niedrigmaligne, Grad III für maligne und Grad IV für hochmaligne. Bei WHO-Grad I beträgt die mittlere Überlebenszeit > 5 Jahre, bei WHO-Grad IV < 1 Jahr.

> Auch benigne Tumoren führen im Verlauf aufgrund der Raumforderung zu einem Hirnödem mit lebensbedrohlichen intrakraniellen Massenverschiebungen!

Hirntumoren

Die Klinik der Hirntumoren hängt von der Lokalisation und der Tumorart ab. Häufige Symptome sind Kopfschmerzen, Hirndruckzeichen, psychische Veränderungen, neurologische Herdzeichen und epileptische Anfälle.

Astrozytome

Astrozytome leiten sich von Astrozyten ab.

Lokalisation und Morphologie

Man unterscheidet **vier WHO-Grade:**

Pilozytisches Astrozytom (Grad I)
Dieses ist v. a. in der Umgebung der **Mittellinie** lokalisiert (z. B. Nervus und Tractus opticus, Hypothalamus, Kleinhirn, Rückenmark). Makroskopisch ist der Tumor knollig umschrieben und zystisch. Mikroskopisch sieht man zellarmes, faserreiches Tumorgewebe. Die Tumorzellen sind länglich und besitzen kolbenförmige eosinophile Zytoplasmaausläufer, die sog. **Rosenthal-Fasern.**

Diffus-infiltrierendes Astrozytom (Grad II)
Es geht häufig in ein **anaplastisches Astrozytom (Grad III)** über. Die Tumoren wachsen relativ langsam. Lokalisiert sind sie typischerweise **fronto-temporal,** weswegen klinisch häufig Persönlichkeitsveränderungen auftreten.
Makroskopisch sind die zystischen Tumoren unscharf begrenzt und infiltrieren diffus die Umgebung. Deshalb ist eine vollständige operative Entfernung meist nicht möglich und die Rezidivrate sehr hoch. Histologisch unterscheidet man zwei Typen: das **fibrilläre Astrozytom** (wenige, kleine runde Tumorzellen) und das **gemistozystische Astrozytom** (große Tumorzellen in faserreicher Matrix).

Glioblastome (Grad IV)
Sie entstehen entweder primär oder sekundär aus niedriggradigeren Astrozytomen, weshalb sie ebenfalls bevorzugt **fronto-temporal** lokalisiert sind. Der Tumor infiltriert relativ rasch das umliegende Gewebe. Typisch ist eine **„schmetterlingsförmige"** Ausbreitung auf die gegenüberliegende Großhirnhemisphäre. Makroskopisch sieht man eine „bunte" Schnittfläche mit Nekrosen, Zysten und Blutungen. Im Mikroskop kann man ein zellreiches, von Nekrosen durchsetztes, polymorphes Tumorgewebe erkennen. Die Tumorzellen sind meist entdifferenziert und weisen viele Mitosen auf. Typischerweise treten mehrkernige Riesenzellen, girlandenförmige Gefäßproliferate und eine palisadenförmige Anordnung der Tumorzellen um Nekrosen auf.

Oligodendrogliome

Lokalisation und Morphologie

Oligodendrogliome entstehen aus entarteten Oligodendrogliazellen. Sie wachsen sehr langsam und sind fast immer im Großhirn (v. a. Basalganglien und Thalamus) lokalisiert.
Makroskopisch sind die Oligodendrogliome gut abgegrenzt. Auf der Schnittfläche sieht man Verkalkungen, Nekrosen und Blutungen. Mikroskopisch sind die Tumoren sehr zellreich. Die Tumorzellen besitzen eine deutlich sichtbare Zellmembran und einen hellen Zytoplasmasaum (sog. Honigwabenstruktur).

Klinik

Klinisch äußern sich Oligodendrogliome häufig durch epileptische Anfälle.

Ependymom

Die Ursprungszellen des Ependymoms sind die ventrikelauskleidenden Ependymzellen. Meist sind die Seitenventrikel oder der IV. Ventrikel betroffen.
Der scharf abgegrenzte Tumor wächst exophytisch in den Ventrikelraum hinein und kann dadurch Liquorabflussstörungen verursachen. Histologisch sind kernfreie Rosetten um die Tumorgefäße auffällig (perivaskuläre Pseudorosetten).

Gangliozytom

Gangliozytome sind hochdifferenzierte neuronale Tumoren. Bevorzugte Lokalisation ist der Temporallappen. Die Wachstumstendenz ist gering.
Makroskopisch ist der Tumor gut abgegrenzt. Histologisch sieht man ungeordnete dysplastische und z. T. mehrkernige Ganglienzellen.

Medulloblastom, PNET

Das Medulloblastom ist ein **hochmaligner embryonaler Tumor** des **Kleinhirns.** Selten sind Medulloblastome außerhalb des Kleinhirns lokalisiert. Man nennt sie dann **PNET** (**p**rimitive **n**euro**e**ktodermale **T**umoren).
Makroskopisch breitet sich das Medulloblastom infiltrativ-expansiv in der hinteren Schädelgrube aus. Histologisch besteht der zellreiche Tumor aus undifferenzierten Zellen des Neuroektoderms. Die neuroblastischen Tumorzellen können sich typischerweise in sog. Homer-Wright-Rosetten anordnen.
In ca. 30 % der Fälle kommt es über den Liquor zu sog. Abtropfmetastasen entlang des Rückenmarks.

Meningeom

Meningeome sind meist gutartig. Sie leiten sich von den Zellen der Arachnoidea ab. Makroskopisch imponieren sie als abgekapselte Tumoren, die fest an der Dura mater haf-

Ursprungsgewebe	Tumor	WHO-Grad	Bevorzugtes Manifestationsalter
Neuronen	Gangliozytom	I	Kinder und junge Erwachsene
	Medulloblastom	IV	
Astrozyten	Pilozytisches Astrozytom	I	Kinder und junge Erwachsene
	Diffus infiltrierendes Astrozytom	II	Erwachsene
	Anaplastisches Astrozytom	III	Erwachsene
	Glioblastom	IV	Ältere Erwachsene
Oligodendroglia	Oligodendrogliom	II	Erwachsene
	Anaplastisches Oligodendrogliom	III	
Ependymzellen	Ependymom	II	Junge Erwachsene
	Anaplastisches Ependymom	III	
Meningen	Meningeom	I	Ältere Erwachsene
	Atypisches Meningeom	II	
	Anaplastisches Meningeom	III	
Schwann-Zellen	Neurinom (Schwannom)	I	Erwachsene

▮ Tab. 1: WHO-Klassifizierung der Tumoren des Nervensystems.

ten. Häufige Lokalisationen sind u. a. die Parasagittalregion der Großhirnhemisphären, Falx, Tentorium und Keilbein.
Histologisch sind **zwiebelschalenartig** angeordnete Tumorzellen typisch, die auch verkalken können **(Psammonkörperchen).** Zwischen den Einrollungsfiguren befinden sich Bindegewebs- und Tumorzellstränge.

Kraniopharyngeom

Lokalisation und Morphologie

Das Kraniopharyngeom entsteht aus Resten des embryonalen Hypophysengangs (Rathke-Tasche). Es befindet sich meist am Hypophysenstiel.
Makroskopisch enthält der langsam wachsende Tumor oft zystische Veränderungen und Verkalkungen. Im Mikroskop sieht man häufig netzförmig angeordnete Tumorzellen.

Klinik

Klinische Symptome sind aufgrund der Nachbarschaft zur Hypophyse und zum Chiasma opticum häufig hypophysärer Minderwuchs und eine bilaterale Hemianopsie.

Plexuspapillom

Das Plexuspapillom ist ein gutartiger Tumor, der vom Plexus choroideus der Seitenventrikel oder des IV. Ventrikels ausgehen kann. Der blumenkohlartig wachsende Tumor kann das gesamte Ventrikellumen ausfüllen und so die Ursache für Liquorabflussstörungen mit Hydrozephalus sein. Zusätzlicher Risikofaktor für einen Hydrozephalus ist die häufige Liquorproduktion des Tumors.

Metastasen

Metastasen sind die häufigsten Tumoren des Gehirns. Sie sind bevorzugt subkortikal lokalisiert und stammen häufig aus **Bronchialkarzinomen** und **Mammakarzinomen.**

Tumoren des peripheren Nervensystems

Neurinom/Schwannom

Definition

Das Neurinom ist ein gutartiger Tumor, der sich von den Schwann-Zellen des peripheren Nervensystems ableitet.

Lokalisation und Morphologie

Bevorzugte Lokalisationen sind Kleinhirnbrückenwinkel **(Akustikusneurinom)** und die dorsalen Wurzeln der Spinalnerven **(Sanduhrneurinom).**
Makroskopisch sieht man einen derben gut abgrenzbaren Knoten. Histologisch unterscheidet man zwei Formen:

- Bei der **Antoni-A-Formation** ist das Tumorgewebe faserreich. Es enthält längliche Tumorzellen mit zigarrenförmigem Kern, die sich in Zügen, Wirbeln und Palisaden anordnen (Abb. 1).
- Die **Antoni-B-Formation** ist durch faserarmes, retikuläres Tumorgewebe gekennzeichnet, das oft regressive Veränderungen wie Verfettung aufweist.

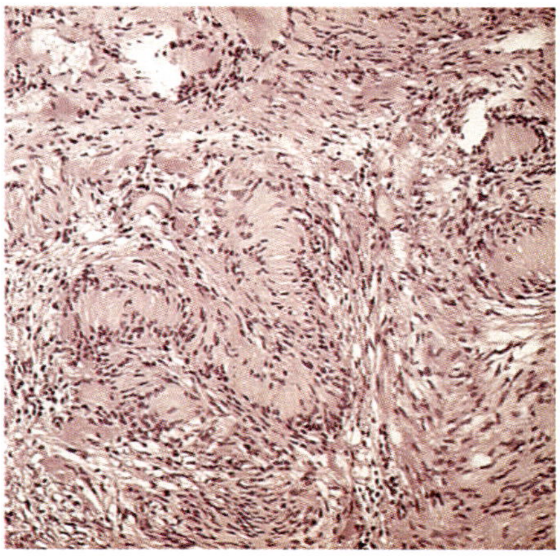

Abb. 1: Neurinom. [9]

Klinik

Beim Akustikusneurinom tritt eine typische Klinik mit einseitiger Innenohrschwerhörigkeit und Tinnitus auf.

Phakomatosen

Die Phakomatosen sind meist **autosomal-dominant** vererbte **Tumorsyndrome,** die u. a. mit Neoplasien von Haut, Nervensystem und Retina einhergehen können.
Die wichtigsten Phakomatosen sind in Tabelle 2 dargestellt.

Phakomatose	Morphologie
Tuberöse Sklerose (Morbus Bourneville-Pringle)	**Nervensystem:** kortikale Gliawucherungen, periventrikuläre pilozytische Astrozytome **Haut:** Angiofibrome im Gesicht (Adenoma sebaceum), Depigmentierungen („White spots") **Sonstige Organe:** Rhabdomyome des Herzens.
Li-Fraumeni-Syndrom	**Nervensystem:** Astrozytome, Medulloblastom **Sonstige Organe:** Mammakarzinom, Nebennierenrindenkarzinom, Leukämie, Sarkom.
Von-Hippel-Lindau-Syndrom	**Nervensystem:** Kleinhirnangioblastom **Auge:** Angiomatose der Retina **Sonstige Organe:** Nierenzellkarzinom, Phäochromozytom, Nieren- und Pankreaszysten.
Retinoblastom	**Auge:** Retinoblastom **Sonstige Organe:** Mammakarzinom, Osteosarkom.
Neurofibromatose Typ I (Morbus von Recklinghausen)	**Nervensystem:** Neurofibrome, pilozytische Astrozytome **Haut:** Café-au-lait-Flecken **Sonstige Organe:** Irishamartome (Lisch-Knötchen), Phäochromozytom, Skelettdeformitäten, Katarakt.
Neurofibromatose Typ II	**Nervensystem:** bilaterale Akustikusneurinome, spinale Neurinome, Meningeome **Haut:** Café-au-lait-Flecken.

Tab. 2: Phakomatosen.

Zusammenfassung

- Tumoren des Nervensystems werden je nach Malignität in die WHO-Grade I–IV eingeteilt.
- Zu den **Hirntumoren** gehören Astrozytom, Oligodendrogliom, Ependymom, Gangliozytom, Medulloblastom, Meningeom, Kraniopharyngeom und Plexuspapillom. **Metastasen** sind die häufigsten Tumoren des Gehirns. Sie stammen oft aus Bronchialkarzinomen und Mammakarzinomen.
- Das **Neurinom** ist ein gutartiger **Tumor des peripheren Nervensystems.**
- **Phakomatosen** sind hereditäre Tumorsyndrome, die u. a. mit Neoplasien von Haut, Nervensystem und Retina einhergehen können.

Erkrankungen der Schilddrüse

Fehlbildungen der Schilddrüse

Die Schilddrüse kann entweder nicht angelegt **(Agenesie)** oder nicht entwickelt sein **(Aplasie).**
Eine **Thyreoglossuszyste** (mediane Halszyste) ist ein Überbleibsel des Ductus thyreoglossus. Sie liegt in der Mittellinie des Halses vor der Trachea.
Einer **Ektopie der Schilddrüse** liegt eine Fehlmigration der Schilddrüsenanlage zugrunde. Die häufigste Lokalisation der Ektopie ist am Zungengrund (Zungengrundstruma).

Funktionsstörungen der Schilddrüse

Zu einer **Unterfunktion (Hypothyreose)** oder einer **Überfunktion (Hyperthyreose)** der Schilddrüse kann es entweder durch eine Störung auf hypophysärer Ebene oder durch verschiedene Erkrankungen der Schilddrüse (s. u.) kommen.
▮ Tabelle 1 stellt die wichtigsten Symptome einer Hyper- und Hypothyreose gegenüber.

Hyperthyreose	Hypothyreose
▸ Gewichtsverlust	▸ Gewichtszunahme
▸ Verminderte Wärmetoleranz	▸ Kälteintoleranz
▸ Tachykardie	▸ Bradykardie
▸ Diarrhö	▸ Obstipation
▸ Warme und feuchte Haut	▸ Myxödem mit trockener, teigiger Haut
▸ Psychomotorische Unruhe (Nervosität) mit feinschlägigem Fingertremor	▸ Antriebsarmut.
▸ Myopathie.	

▮ Tab. 1: Gegenüberstellung der wichtigsten Symptome von Hyper- und Hypothyreose.

Struma

Definition
Unter einer Struma („Kropf") versteht man **jede Vergrößerung der Schilddrüse.** Die Vergrößerung kann diffus oder knotig sein.

Euthyreote Struma (Jodmangelstruma)

Die euthyreote Struma stellt die häufigste Strumaform dar. Bei ihr besteht eine normale Hormonproduktion.

Ätiologie und Pathogenese
Die Ursache einer euthyreoten Struma ist ein **Jodmangel.** Dieser kann durch verminderte Zufuhr (z. B. in Jodmangelgebieten) oder erhöhten Bedarf (z. B. in der Pubertät oder in der Schwangerschaft) entstehen.
Pathogenetisch kommt es aufgrund des Jodmangels zu einer verminderten Produktion von Thyroxin und dadurch zu einer Erhöhung des TSH-Spiegels. Das TSH verursacht wiederum eine Hypertrophie und Hyperplasie der Follikelepithelzellen mit vermehrter Thyroxinproduktion.

Morphologie
Morphologisch liegt zunächst eine **diffuse Struma** vor. Die Schilddrüse ist durch die Hypertrophie und Hyperplasie diffus vergrößert und weist kleine Follikel mit wenig Kolloid auf.
Früher oder später geht die diffuse Struma in eine irreversible **knotige Struma** über. Es kommt zu einer Kolloidakkumulation und Follikelepithelzellatrophie. Die entstehenden Knoten können regressive Veränderungen wie Verkalkungen, Zysten und Blutungen aufweisen (▮ Abb. 1).

Klinik
Eine starke Vergrößerung der Schilddrüse kann durch lokale Verdrängung klinische Symptome wie Dysphagie und inspiratorischen Stridor hervorrufen.

Hypothyreote Struma

Hypothyreote Strumen beruhen z. B. auf einer Hashimoto-Thyreoiditis. Sie können jedoch auch bei einem genetischen Defekt der Schilddrüsenhormonsynthese und dadurch kompensatorisch erhöhtem TSH-Spiegel vorkommen.

Hyperthyreote Struma

Eine hyperthyreote Struma tritt bei einem „heißen Knoten" oder im Rahmen eines Morbus Basedow auf (s. u.).

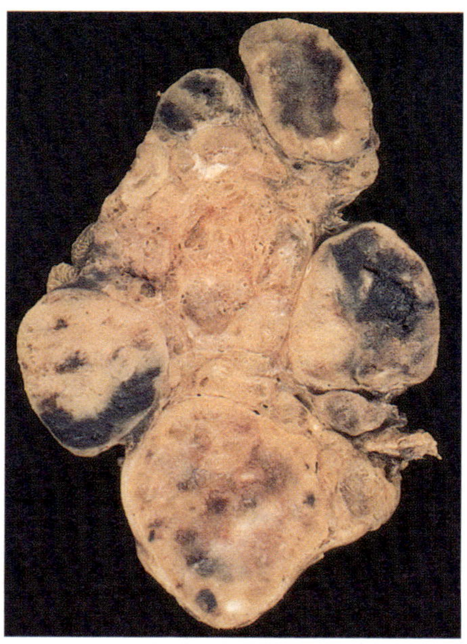

▮ Abb. 1: Knotige Struma mit Einblutungen. [9]

Thyreoiditis

Thyreoiditis de Quervain

Definition
Die Thyreoiditis de Quervain ist eine ätiologisch ungeklärte **granulomatöse Schilddrüsenentzündung.**

Morphologie und Klinik
Makroskopisch ist die Schilddrüse asymmetrisch und knotig vergrößert. Mikroskopisch sieht man Riesenzellgranulome und eine lokale Parenchymzerstörung.
Das klinische Bild ist akut durch Fieber und eine schmerzhafte Schilddrüsenschwellung gekennzeichnet, wobei die Entzündung meist selbstlimitierend ist.

Hashimoto-Thyreoiditis

Definition und Ätiologie
Die Hashimoto-Thyreoiditis ist eine **chronisch-lymphozytäre Entzündung** der Schilddrüse. Sie wird autoimmun verursacht (Antikörper z. B. gegen Thyreoglobulin) und ist bei Frauen 10-mal häufiger als bei Männern.

Morphologie und Klinik
Makroskopisch kann man eine knotig vergrößerte Schilddrüse erkennen. Histologisch sieht man eine ausgeprägte Zerstörung der Follikel, dichtes lymphozytäres Infiltrat mit Ausbildung von Lymphfollikeln und eine frühe Fibrose.
Klinisch ist die Hashimoto-Thyreoiditis **häufigste Ursache einer Hypothyreose.**

Thyreoiditis Riedel

Definition
Die sehr seltene und ätiologisch ungeklärte Thyreoiditis Riedel ist eine **chronische Entzündung,** die mit **schwerer Fibrosierung** einhergeht (eisenharte Struma Riedel).

Morphologie und Klinik
Makroskopisch sieht man eine derbe, vergrößerte Schilddrüse, die durch Ausbreitung der Entzündung auf das perithyreoidale Gewebe fest mit der Umgebung verwachsen ist. Im Mikroskop fällt neben der Parenchymdestruktion und der Fibrose eine Durchsetzung mit lympho-histiozytärem Infiltrat auf.
Klinische Komplikationen sind eine Hypothyreose und durch die lokale Ausbreitung evtl. Rekurrensparesen oder Trachealstenosen.

Morbus Basedow

Pathogenese
Beim Morbus Basedow kommt es durch **Autoantikörper gegen den TSH-Rezeptor** (TRAk) zu einer Stimulation des Schilddrüsen-

wachstums und der Hormonausschüttung. Dadurch entsteht eine Hyperthyreose. Betroffen sind v. a. Frauen.

Morphologie

Makroskopisch fällt eine diffuse Vergrößerung der Schilddrüse (diffuse Struma) auf.
Im Mikroskop beobachtet man eine Follikelhyperplasie, einen verminderten Kolloidgehalt ein lymphozytäres Infiltrat und Resorptionsvakuolen.

Klinik

Klinisch treten die Symptome einer **Hyperthyreose** auf (häufigste Ursache). Bei den meisten Patienten fällt außerdem ein **Exophthalmus** auf (durch eine begleitende Autoimmunerkrankung, die gegen die Augenmuskeln gerichtet ist).

Schilddrüsentumoren

Ätiologie

Grundsätzlich sind Frauen häufiger von Schilddrüsentumoren betroffen als Männer. Ätiologisch gesicherte Faktoren sind Jodmangel (erhöhte Inzidenz von follikulären Adenomen und Karzinomen in Jodmangelgebieten) und radioaktive Strahlung (vermehrtes Auftreten papillärer Karzinome).

Klinik

Klinisch fällt meist ein langsam wachsender **schmerzloser solitärer Knoten** auf.
80–90 % dieser Knoten sind Adenome, nur 10–20 % Karzinome. Je nach Größe und lokaler Infiltration können Schluckbeschwerden, inspiratorischer Stridor, eine Rekurrensparese, ein Horner-Syndrom oder eine obere Einflussstauung auftreten.

Follikuläres Adenom

Definition

Das follikuläre Adenom ist ein **benigner** follikulär differenzierter Tumor. Man unterscheidet zwei Arten des follikulären Adenoms:

- **„heißer Knoten" (autonomes Adenom):** Dieser fällt durch eine Jodaufnahme in der Szintigraphie auf und ist hormonell aktiv (TSH-unabhängig).
- **„kalter Knoten":** Dieser ist häufiger als der „heiße Knoten". Er nimmt kein Jod auf und ist hormonell inaktiv.

Morphologie

Makroskopisch imponiert der Tumor als scharf abgegrenzter umkapselter Knoten. Histologisch ist er aus unterschiedlich großen Follikeln aufgebaut, deren Zellen den normalen Follikelepithelzellen gleichen. Ist das Adenom hormonell aktiv, kann man außerdem eine Atrophie der Follikelepithelzellen des umgebenden Schilddrüsengewebes erkennen.
Nach langem Verlauf kann ein follikuläres Adenom in ein follikuläres Karzinom übergehen.

Follikuläres Karzinom

Definition

Das follikuläre Karzinom ist ein **maligner,** follikulär differenzierter Tumor.

Morphologie

Morphologisch kann der Tumor abgekapselt sein oder grob invasiv wachsen.
Das **gekapselte follikuläre Karzinom** unterscheidet sich nur durch eine Gefäßinvasion und Kapselinfiltration von einem follikulären Adenom. Dahingegen kann das **grob invasive follikuläre Karzinom** die gesamte Schilddrüse diffus infiltrieren.
Die Metastasierung geschieht vorwiegend hämatogen in Lunge, Skelett und Gehirn.

Papilläres Karzinom

Häufigster maligner Schilddrüsentumor ist das papilläre Karzinom.

Morphologie

Makroskopisch ist es häufig sehr klein (< 1 cm). Im histologischen Schnitt findet man unregelmäßig geformte Follikel, in deren Lumen papilläre Strukturen hineinragen. Es können außerdem verkalkte runde Knötchen **(Psammonkörperchen)** beobachtet werden.
Eine Metastasierung erfolgt frühzeitig lymphogen v. a. in die regionären Halslymphknoten.

Medulläres Karzinom

Definition

Das medulläre Karzinom leitet sich von den C-Zellen der Schilddrüse ab und produziert deswegen Calcitonin (seltener auch andere Hormone wie Somatostatin oder Serotonin). In ca. 20 % tritt es familiär auf.

Morphologie

Der makroskopisch umschriebene Knoten zeigt mikroskopisch ein vielfältiges Bild. Er kann sich aus soliden, follikulären und papillären Strukturen mit runden bis spindelförmigen Tumorzellen zusammensetzen. Im Stroma kann Amyloid nachgewiesen werden.
Das medulläre Karzinom metastasiert relativ früh lymphogen in die regionären Lymphknoten, später auch hämatogen in Lunge und Leber.

Klinik

Klinisch herrscht trotz hoher Calcitonin-Spiegel eine Normokalzämie. Das Auftreten von Diarrhöen ist charakteristisch.

Anaplastisches Karzinom

Definition

Das anaplastische Karzinom ist ein wenig differenzierter hochmaligner Tumor der Schilddrüse und besitzt **von allen Schilddrüsentumoren die schlechteste Prognose.**

Morphologie

Makroskopisch zeigt der Tumor häufig regressive Veränderungen wie Nekrosen und Blutungen. Mikroskopisch sieht man viele polymorphe Tumorzellen, auch Riesenzellen können auftreten.
Die Metastasierung erfolgt früh lymphogen und hämatogen.

Zusammenfassung

- Eine Hypothyreose oder eine Hyperthyreose kann entweder durch eine Störung auf hypophysärer Ebene oder aufgrund einer Schilddrüsenerkrankung entstehen.
  Die häufigste Ursache der **Hypothyreose** ist die **Hashimoto-Thyreoiditis,** die der **Hyperthyreose** der **Morbus Basedow.**
- Unter einer **Struma** („Kropf") versteht man jede Vergrößerung der Schilddrüse. Die **euthyreote Struma** wird durch Jodmangel verursacht und ist die häufigste Strumaform.
- **Schilddrüsentumoren** fallen meist als langsam wachsender, schmerzloser solitärer Knoten auf. 80 - 90 % dieser Knoten sind Adenome, nur 10 - 20 % Karzinome.

Erkrankungen von Nebenschilddrüsen und Hypophyse

Erkrankungen der Nebenschilddrüsen (Epithelkörperchen)

Primärer Hyperparathyreoidismus

Definition

Beim Hyperparathyreoidismus liegt eine **inadäquat gesteigerte Parathormonsekretion** vor.

Ätiologie und Pathogenese

Der primäre Hyperparathyreoidismus entsteht durch eine Störung der Nebenschilddrüsen selbst. Meist ist ein hormonell aktives **Nebenschilddrüsenadenom** die Ursache, seltener eine primäre Hyperplasie.

Morphologie

Adenom

Das vorwiegend in den unteren Epithelkörperchen lokalisierte Nebenschilddrüsenadenom ist makroskopisch scharf begrenzt und umkapselt. Durch Verdrängung ist das umgebende Gewebe häufig atrophisch.

Hyperplasie

Alle Epithelkörperchen sind vergrößert. Histologisch unterscheidet man die Hauptzellhyperplasie und die Hyperplasie der wasserhellen Hauptzellen.

Klinik

Klinische Symptome sind:
- durch Osteoklastenaktivierung **Fibroosteoklasie** (Resorptionszysten im Knochen); in voller Ausprägung Osteodystrophia fibrosa cystica generalisata (Ersatz der Knochen durch ein osteoklasten- und faserreiches Gewebe)
- **peptische Ulzera** durch eine Stimulation der Gastrinausschüttung
- Muskelschwäche, Nieren- und Gallensteine, metastasische Verkalkungen (in Magen, Lunge, Herz und Gefäßen) und neuropsychiatrische Störungen durch die Hyperkalzämie.

Sekundärer Hyperparathyreoidismus

Ätiologie und Pathogenese

Für den sekundären Hyperparathyreoidismus ist eine **Hypokalzämie** verantwortlich. Diese kann im Rahmen einer **chronischen Niereninsuffizienz** oder bei **chronischer Malabsorption** auftreten.
Pathogenetisch kommt es durch die Hypokalzämie zu einer Stimulation der Parathormonausschüttung und im Verlauf zu einer sekundären Hyperplasie der Nebenschilddrüsen.

> Aus einem sekundären Hyperparathyreoidismus kann ein tertiärer Hyperparathyreoidismus entstehen. Dabei entwickelt sich durch die andauernde Stimulation der Nebenschilddrüse eine knotige Hyperplasie, die zu einer autonomen Hormonproduktion in der Lage ist.

Morphologie

Makroskopisch sieht man hyperplastisch vergrößerte Epithelkörperchen, die mikroskopisch der Hyperplasie der wasserhellen Hauptzellen ähneln.

Klinik

Die Klinik wird durch die Grundkrankheit bestimmt. Es treten zudem dieselben Knochenveränderungen wie beim primären Hyperparathyreoidismus auf. Wenn eine renale Ursache zugrunde liegt, spricht man auch von einer **renalen Osteopathie.**

Hypoparathyreoidismus

Definition

Ein Hypoparathyreoidismus bezeichnet eine **inadäquat niedrige Parathormonsekretion.**

Ätiologie

Die verschiedenen Ursachen sind:
- **operative Entfernung der Epithelkörperchen,** z. B. versehentlich bei Thyreoidektomie, Neck dissection oder absichtlich bei Hyperparathyreoidismus
- **angeborene Aplasie oder Agenesie** der Nebenschilddrüsen
- **Autoimmunreaktion** gegen die Nebenschilddrüsen.

Klinik

Klinisch tritt eine Hypokalzämie auf.
Eine periphere Resistenz gegen das Parathormon bezeichnet man als **Pseudohypoparathyreoidismus.**

Erkrankungen der Adenohypophyse

Hyperpituitarismus

Definition

Bei einem Hyperpituitarismus liegt eine **Überfunktion der Adenohypophyse** vor. Dabei werden ein oder auch mehrere Hormone der Adenohypophyse vermehrt sezerniert.

Ätiologie und Pathogenese

Eine **primäre Überfunktion** entsteht durch **hormonproduzierende Hypophysenadenome.** Die meist gutartigen Adenome der Adenohypophyse sind in 80 % der Fälle hormonell aktiv, in 20 % hormonell inaktiv.
Bei Insuffizienz einer peripheren Zieldrüse kann es durch das fehlende negative Feedback auf die Adenohypophyse zu einer **Hyperplasie** der Releasing-Hormon-produzierenden Zellen kommen. Diese Hyperplasie ist der Grund für eine **sekundäre Überfunktion.**

Morphologie

Hypophysenadenome

Zeigen die Adenome kein Wachstum und sind sehr klein (< 10 mm), bezeichnet man sie als Mikroadenome. Adenome > 10 mm nennt man Makroadenome, wobei das Wachstumsverhalten entweder verdrängend oder invasiv sein kann.
Makroskopisch ist die Schnittfläche des Tumors braun-rot. Große Tumoren weisen häufig regressive Veränderungen wie Nekrosen, Zysten und Blutungen auf.
Histologisch ähneln die Adenome einer Hyperplasie, wachsen aber unregelmäßiger und können gesundes Gewebe verdrängen (▮ Abb. 1).
Mittels immunhistochemischer Färbung kann man die sezernierten Hormone nachweisen. Meistens wird nur ein Hormon produziert, es können jedoch auch mehrere Hormone gebildet werden. Am häufigsten ist das Prolaktinom, gefolgt von ACTH- und STH-sezernierenden Adenomen.

Hyperplasien der Adenohypophyse

Hyperplasien der hormonbildenden Zellen der Adenohypophyse sind histologisch durch eine diffuse oder multifokale Zellvermehrung gekennzeichnet. Das umliegende Gewebe wird dabei im Gegensatz zum Hypophysenadenom nicht verdrängt.

Klinik

Bei den Adenomen können die sezernierten Hormone, wenn sie in ausreichendem Maße gebildet werden, eine typische Symptomatik hervorrufen:
- **Prolaktin:** Amenorrhö und Galaktorrhö bei der Frau, verminderte Libido und Hypogonadismus beim Mann
- **ACTH:** Bild eines Morbus Cushing (s. S. 108/109)
- **STH:** vor Schluss der Wachstumsfuge Gigantismus, nach Schluss der Wachstumsfuge Akromegalie
- **TSH:** Symptome der Hyperthyreose (s. S. 104/105).

Es kann außerdem im Rahmen einer **lokalen Verdrängung** zu Kompression und Funktions-

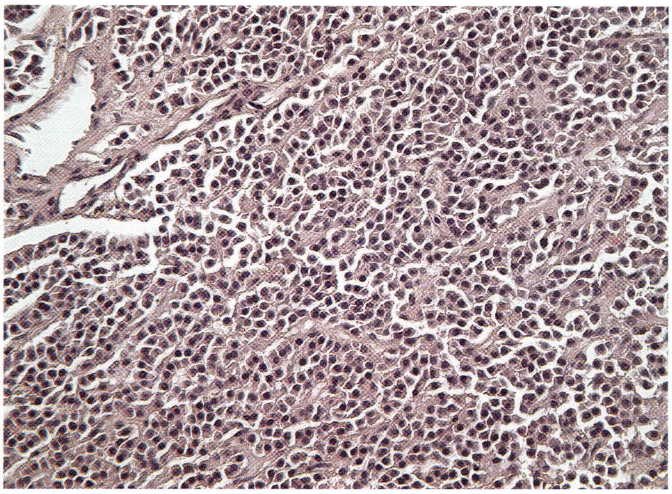

Abb. 1: Hypophysenadenom, bestehend aus monomorphen Zellen neuroendokriner Differenzierung. [2]

verlust der Resthypophyse, Druckschädigung des Hypothalamus und Sehstörungen bei Druck auf das Chiasma opticum kommen. Hypophysenhyperplasien verursachen selten klinische Symptome.

Hypopituitarismus

Als Hypopituitarismus bezeichnet man eine **Unterfunktion der Adenohypophyse.** Sind dabei alle Hormone der Adenohypophyse betroffen, spricht man von einem Panhypopituitarismus.
Die häufigste Ursache für einen Panhypopituitarismus ist das Sheehan-Syndrom (postpartale ischämische Nekrose der Adenohypophyse). Andere Ursachen sind traumatisch, entzündlich oder neoplastisch.
Die Symptome ergeben sich aus den ausgefallenen Hormonen:

- **LH und FSH:** Hypogonadismus
- **STH:** bei Kindern Zwergwuchs
- **TSH:** Hypothyreose (s. S. 104/105)
- **ACTH:** Nebenniereninsuffizienz/Morbus Addison (s. S. 108/109).

Erkrankungen der Neurohypophyse

Schwartz-Bartter-Syndrom

Definition

Das Schwartz-Bartter-Syndrom ist durch eine zu hohe Sekretion von ADH gekennzeichnet. Man nennt es auch **SIAD** (**S**yndrom der **i**nadäquaten **AD**H-Sekretion).

Ätiologie

Die häufigste Ursache ist eine paraneoplastische Bildung von ADH (v. a. bei kleinzelligen Bronchialkarzinomen).
Andere Ursachen für eine vermehrte ADH-Sekretion sind intrakranielle Raumforderungen (Erhöhung des Hirndrucks), Lungenerkrankungen (Stimulation von intrapulmonalen Barorezeptoren), Entzündungen des Hypothalamus oder Medikamente.

Pathogenese

Die zu hohe ADH-Sekretion führt zu einer **vermehrten Rückresorption von Wasser** in der Niere. Dadurch entsteht eine hypotone Hyperhydratation mit Verdünnungshyponatriämie (Hypoosmolarität). Im Urin hingegen herrschen Hyperosmolarität und Hypernatriurie.

Klinik

Klinische Symptome sind Übelkeit, Erbrechen, psychische Störungen und evtl. zerebrale Krämpfe. Sie sind auf ein Hirnödem zurückzuführen, dessen Schweregrad mit dem Schweregrad der Hypoosmolarität korreliert.

Diabetes insipidus

Definition

Als Diabetes insipidus bezeichnet man eine **vermehrte Wasserausscheidung durch die Niere** aufgrund einer verminderten Wirkung von ADH.

Ätiologie

Die Ursache des **zentralen Diabetes insipidus** ist eine **verminderte ADH-Sekretion** durch die Neurohypophyse. Diese kann durch eine Schädigung von Hypothalamus oder Neurohypophyse hervorgerufen werden (z. B. im Rahmen eines Tumors, einer Entzündung, eines Schädel-Hirn-Traumas oder einer Operation).
Der **renale Diabetes insipidus** ist durch ein **vermindertes Ansprechen der Niere auf ADH** gekennzeichnet. Dies beruht auf einem genetischen Defekt entweder der Aquaporine in den Sammelrohren der Niere oder des ADH-Rezeptors.

Pathogenese

Die verminderte ADH-Wirkung führt zu einer vermehrten Wasserausscheidung durch die Niere. Dadurch kommt es zu einer extrazellulären Dehydratation mit Hypernatriämie (Hyperosmolarität).
Aufgrund der verminderten Harnkonzentrationsfähigkeit (Asthenurie) ist der Urin hypoosmolar und besitzt eine niedrige Natriumkonzentration.

Klinik

Klinische Symptome sind Polyurie und Polydipsie (vermehrtes Durstgefühl). Die Dehydratation verursacht außerdem Lethargie, Tremor und Bewusstseinstrübung.

Zusammenfassung

- Beim **Hyperparathyreoidismus** liegt eine gesteigerte Parathormonsekretion der Nebenschilddrüse vor, beim **Hypoparathyreoidismus** eine zu niedrige.
- Eine Überfunktion der Adenohypophyse nennt man **Hyperpituitarismus,** eine Unterfunktion **Hypopituitarismus.**
- Beim **Schwartz-Bartter-Syndrom** ist die ADH-Sekretion inadäquat hoch. Als **Diabetes insipidus** bezeichnet man hingegen eine vermehrte Wasserausscheidung durch die Niere aufgrund einer verminderten Wirkung von ADH.

Erkrankungen der Nebennieren

Überfunktionen der Nebennierenrinde

Hyperkortisolismus (Cushing-Syndrom)

Definition

Zu hohe Kortisolspiegel werden als Hyperkortisolismus bezeichnet.

Ätiologie und Morphologie

Man unterscheidet vier Formen des Hyperkortisolismus:

- **hypothalamisch-hypophysäre Form** = Morbus Cushing (am häufigsten): Ursache ist hier ein ACTH-bildendes Hypophysenadenom. Die Nebennierenrinde (v. a. die Zonae fasciculata und reticularis) ist hyperplastisch.
- **adrenale Form:** Hier liegt ein kortisolproduzierender Tumor der Nebennierenrinde zugrunde (s. u.).
- **paraneoplastische Form:** Bei dieser Form sind Tumoren, die ACTH oder eine ACTH-ähnliche Substanz produzieren, für den Hyperkortisolismus und eine Hyperplasie der Nebennierenrinde verantwortlich.
- **iatrogene Form:** Eine lang dauernde Therapie mit Glukokortikoiden verursacht ebenfalls einen Hyperkortisolismus. Die Nebennierenrinde ist atrophisch, da das exogen zugeführte Kortisol zu einer negativen Feedback-Hemmung von ACTH führt.

Klinik

Die Symptome eines Morbus Cushing sind:

- „Vollmondgesicht“, „Stiernacken“, Stammfettsucht (Abb. 1)
- Hautatrophie, Striae rubrae (Abb. 1)
- Osteoporose
- Muskelschwund
- Steroiddiabetes
- arterielle Hypertonie
- verminderte Libido, Impotenz.

Hyperaldosteronismus (Conn-Syndrom)

Definition

Eine zu hohe Aldosteronsekretion nennt man Hyperaldosteronismus.

Ätiologie und Pathogenese

Der **primäre Hyperaldosteronismus** wird entweder durch einen aldosteronproduzierenden Tumor der Nebennierenrinde (s. u.) oder durch eine primäre Nebennierenrindenhyperplasie verursacht.

Der **sekundäre Hyperaldosteronismus** ist häufiger als der primäre. Ursache ist eine Stimulation des Renin-Angiotensin-Systems, die ausgelöst wird durch:

- eine Nierenminderdurchblutung (v. a. bei chronischer Herzinsuffizienz)
- Krankheiten, die mit Hypovolämie und Hyponatriämie einhergehen (z. B. nephrotisches Syndrom, Leberzirrhose)
- reninproduzierende Tumoren (selten).

Morphologie

Beim sekundären Hyperaldosteronismus kann man meist eine Hyperplasie der Zona glomerulosa der Nebennierenrinde beobachten.

Klinik

Das Conn-Syndrom ist klinisch durch eine arterielle Hypertonie und eine Hypokaliämie gekennzeichnet.

Adrenogenitales Syndrom

Definition

Das adrenogenitale Syndrom ist eine angeborene vermehrte Sekretion von adrenalen Sexualhormonen.

Ätiologie und Pathogenese

Autosomal-rezessiv vererbbare Enzymdefekte der Steroidhormonsynthese sind für diese vermehrte Sekretion verantwortlich.
Der häufigste Enzymdefekt ist der **21-Hydroxylase-Mangel,** der zu verminderten Kortisolspiegeln führt. Aufgrund des dadurch aufgehobenen negativen Feedbacks wird in der Hypophyse vermehrt ACTH ausgeschüttet. In der Folge stimuliert ACTH die noch intakten Synthesewege der Nebennierenrinde (Androgene ↑).

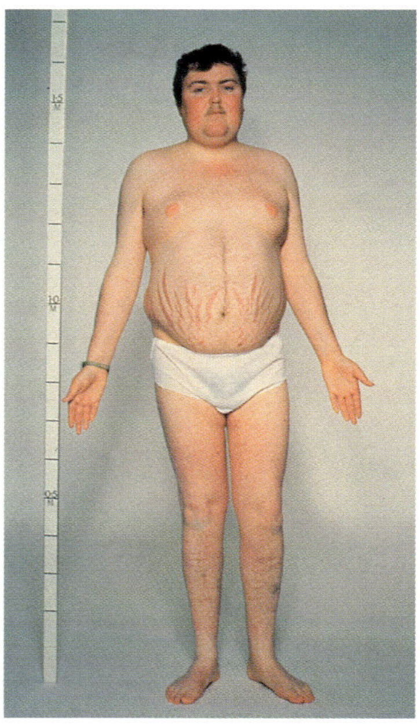

Abb. 1: Patient mit M. Cushing (Vollmondgesicht, Stammfettsucht, Striae rubrae). [17]

Morphologie

Die ACTH-Ausschüttung führt zu einer Hyperplasie der Zonae fasciculata und reticularis.

Klinik

Klinisch äußert sich der Androgenüberschuss beim Mädchen durch Virilisierung und Klitorishypertrophie, beim Jungen durch eine Pubertas praecox und Kryptorchismus.

Unterfunktionen der Nebennierenrinde

Definition

Als Unterfunktion der Nebennierenrinde/Nebenniereninsuffizienz wird eine Reduktion des Nebennierengewebes mit verminderter Sekretion von Nebennierenrindenhormonen bezeichnet.

Primäre Nebenniereninsuffizienz (Morbus Addison)

Ätiologie

Häufige primäre Ursachen der Nebenniereninsuffizienz sind eine Autoimmunadrenalitis, Tuberkulose und Tumormetastasen. Seltener sind z. B. Amyloidose oder Hämochromatose.

> Im Rahmen einer Meningokokkensepsis (Waterhouse-Friderichsen-Syndrom) kann es durch hämorrhagische Infarzierung der Nebennierenrinde zu einer akuten Nebenniereninsuffizienz kommen.

Morphologie

Morphologisch sieht man eine Atrophie/Zerstörung aller drei Zonen der Nebennierenrinde, die eine verminderte Ausschüttung aller drei Nebennierenrindenhormone zur Folge hat.

Klinik

Symptome sind Schwäche, rasche Ermüdbarkeit, Gewichtsverlust, Dehydratation, Hypotonie und verstärkte Hautpigmentierung.

Sekundäre Nebenniereninsuffizienz

Ätiologie

Eine sekundäre Schädigung wird durch eine verminderte ACTH-Sekretion verursacht.
Dies kann bei Hypopituitarismus, Hirnfehlbildungen und bei langer Therapie mit Glukokortikoiden der Fall sein.

Morphologie

Morphologisch erkennt man eine Atrophie hauptsächlich der Zona fasciculata.

Klinik
Klinisch herrscht nur Glukokortikoidmangel. Die Aldosteronproduktion wird ausreichend über das Renin-Angiotensin-System stimuliert, und der Androgenmangel kann über die Gonaden ausgeglichen werden.

Tumoren der Nebennierenrinde

Nebennierenrindenadenom

Definition
Das gutartige Nebennierenadenom ist ein ätiologisch unklarer Tumor, der sich aus allen drei Schichten der Nebennierenrinde entwickeln kann. Eine endokrine Aktivität ist möglich. Das am häufigsten produzierte Hormon ist Aldosteron, seltener sind Glukokortikoide und Androgene.

Morphologie
Makroskopisch ist das Adenom meist solitär und umkapselt. Histologisch unterscheidet man:
- **klarzellige Adenome** mit lipidreichen Zellen/Spongiozyten (häufigstes Hormon: Aldosteron)
- **kompaktzellige Adenome** (häufigste Hormone: Androgene)
- **gemischtzellige Adenome** (häufigste Hormone: Glukokortikoide).

Klinik
Je nach produziertem Hormon können typische Symptome auftreten (s. o.).

Nebennierenrindenkarzinom

Definition
Das bösartige Nebennierenrindenkarzinom ist seltener als das Nebennierenrindenadenom. Es kann ebenfalls endokrin aktiv sein, ist es aber fast nie. Die am häufigsten sezernierten Hormone sind Glukokortikoide, gefolgt von den Androgenen.

Morphologie
Makroskopisch sind die Nebennierenrindenkarzinome häufig sehr groß und weisen Nekrosen und Blutungen auf.
Mikroskopisch kann man ein sehr polymorphes Zellbild beobachten. Die Tumorzellen sind meist lipidarm und mitosenreich.
Die Metastasierung erfolgt zunächst lymphogen in die regionalen Lymphknoten, später hämatogen v. a. in Leber und Lunge.

Klinik
Wie beim Nebennierenadenom kann es bei Hormonproduktion zu typischen Symptomen kommen. Ansonsten verursacht der Tumor Symptome durch seine lokale Ausbreitung oder Metastasen.

Tumoren des Nebennierenmarks

Phäochromozytom, Paragangliom

Definition
Ein Phäochromozytom ist ein Katecholamin-produzierender Tumor, der sich von den chromaffinen Zellen des Nebennierenmarks ableitet.
In 10 % der Fälle kann der Tumor außerhalb des Nebennierenmarks in den extraadrenalen Paraganglien liegen (z. B. in der Karotisgabel). Man spricht dann von einem Paragangliom.
Meistens ist das Phäochromozytom gutartig, es kann aber auch bösartig sein.

Morphologie
Die Schnittfläche der umkapselten Tumoren ist grau-braun. Große Tumoren enthalten oft regressive Veränderungen wie Nekrosen und Zysten.
Histologisch sieht man große polygonale Zellen, die ballenartig angeordnet sind. Zwischen den „Zellballen“ liegen gefäßführende Bindegewebssepten.

Klinik
Das Phäochromozytom produziert Adrenalin und Noradrenalin, selten Dopamin. Das führt u. a. zu vorübergehenden Blutdruckspitzen, Kopfschmerzen, Schwitzen und Tremor.
Paragangliome produzieren meist nur Noradrenalin, was eine kontinuierliche Hypertonie zur Folge hat.

Neuroblastom

Definition
Das Neuroblastom ist ein primär maligner **embryonaler Tumor,** der aus den sympathischen Neuroblasten des Neuralrohrs entsteht. Es tritt meist vor dem 5. Lebensjahr auf.

Morphologie
Die häufigste Lokalisation des Neuroblastoms ist im Nebennierenmark und in den benachbarten Paraganglien. Es kann sich jedoch auch in den intrathorakalen Paraganglien entwickeln.
Der makroskopisch gelappte Tumor ist weich und besitzt eine grau-rote Schnittfläche. Häufig sind auch regressive Veränderungen vorhanden.
Die Histologie hängt von der jeweiligen Differenzierung ab: Der Tumor kann undifferenziert bleiben (undifferenziertes Neuroblastom) oder sich ausdifferenzieren (malignes Ganglioneuroblastom oder benignes Ganglioneurom):
- **undifferenziertes Neuroblastom:** viele kleine Tumorzellen mit kaum Zytoplasma und hoher Mitoserate, evtl. Ausbildung von Pseudorosetten, Unterteilung durch zarte Bindegewebssepten
- **Ganglioneurom:** große differenzierte Ganglienzellen und Schwann-Zellen
- **Ganglioneuroblastom:** polymorphe Tumorzellen (undifferenzierte Neuroblasten bis differenzierte Ganglienzellen).

Klinik
Der Tumor kann sich durch lokale Symptome äußern, wird jedoch meist erst durch Metastasen (v. a. in Skelett, Leber und Haut) klinisch manifest.

Zusammenfassung
- Zu den Überfunktionen der Nebennierenrinde gehören **Hyperkortisolismus** (Cushing-Syndrom), **Hyperaldosteronismus** (Conn-Syndrom) und **adrenogenitales Syndrom.**
- Eine **Nebennierenrindeninsuffizienz** entsteht durch eine primäre (Morbus Addison) oder sekundäre Schädigung der Nebennierenrinde.
- Ein **Nebennierenrindenadenom** ist gutartig und kann häufig Hormone produzieren. Das seltenere bösartige **Nebennierenrindenkarzinom** ist fast nie endokrin aktiv.
- Das meist gutartige **Phäochromozytom** ist ein Katecholamin-produzierender Tumor des Nebennierenmarks.
- Das **Neuroblastom** ist ein maligner embryonaler Tumor, der meist im Nebennierenmark und in den benachbarten Paraganglien lokalisiert ist.

Erkrankungen des endokrinen Pankreas, MEN

Erkrankungen des endokrinen Pankreas

Diabetes mellitus

Definition

Der Diabetes mellitus ist eine auf Insulinmangel beruhende Störung des Zuckerstoffwechsels.

Ätiologie und Pathogenese

Grundsätzlich unterscheidet man beim Diabetes mellitus den Typ-1-Diabetes (ca. 10 %) und den Typ-2-Diabetes (ca. 90 %).

Diabetes Typ-1

Die Ursache für einen Typ-1-Diabetes ist ein **absoluter Insulinmangel.** Dieser entsteht durch eine selektive Zerstörung der insulinproduzierenden β-Zellen.

Für die Zerstörung wird eine Autoimmunreaktion verantwortlich gemacht. Es besteht eine Assoziation mit HLA-DR3 und -DR4. Bei der Auslösung der Autoimmunreaktion spielen vermutlich Umweltfaktoren, z. B. Virusinfektionen, eine Rolle.

Da der Typ-1-Diabetes meist schon im Jugendalter auftritt, nennt man ihn auch **juvenilen Diabetes.**

Diabetes Typ-2

Der Typ-2-Diabetes beruht auf einem **relativen Insulinmangel.** Grund dafür ist eine Insulinresistenz der peripheren Insulinrezeptoren, die anfangs jedoch noch durch eine vermehrte Insulinsekretion ausgeglichen werden kann. Die Manifestation des Typ-2-Diabetes erfolgt erst dann, wenn die β-Zellen die kompensatorische Mehrsekretion von Insulin nicht mehr aufrechterhalten können.

Risikofaktoren für die Entstehung einer Insulinresistenz sind Übergewicht, Bewegungsmangel, Alter und genetische Prädisposition. Aufgrund der häufigen Entwicklung im Alter bezeichnet man den Typ-2-Diabetes auch als **Altersdiabetes.**

Seltenere (< 1 %) Ursachen eines Diabetes können außerdem sein:

- genetische Defekte der β-Zell-Funktion (MODY)
- genetische Defekte der Insulinwirkung
- Zerstörung von Pankreasgewebe durch Erkrankungen des exokrinen Pankreas (z. B. bei Hämochromatose oder zystischer Fibrose)
- endokrine Erkrankungen mit einer Überproduktion von Insulinantagonisten, z. B. Glukagon
- Medikamente (z. B. Glukokortikoide, Schilddrüsenhormone)
- Infektionen (Viren)
- Gestationsdiabetes.

Morphologie

Im Frühstadium kann man beim **Typ-1-Diabetes** eine lymphozytäre Infiltration der Pankreasinseln nachweisen (Abb. 1). Die Zahl der β-Zellen nimmt im Verlauf drastisch ab, das lymphozytäre Infiltrat verschwindet.

Auch beim **Typ-2-Diabetes** kann man einen Verlust von β-Zellen nachweisen, der jedoch nicht so ausgeprägt ist wie beim Typ-1-Diabetes. In fortgeschritteneren Stadien kann außerdem eine Amyloidablagerung in den Pankreasinseln beobachtet werden.

Klinik

Während der Typ-1-Diabetes meist akut eintritt, manifestiert sich der Typ-2-Diabetes eher schleichend. Unspezifische Allgemeinsymptome sind häufig Müdigkeit und Leistungsminderung. Hyperglykämie und die daraus folgende Glukosurie äußern sich typischerweise durch starkes Durstgefühl (Polydipsie), Polyurie und Gewichtsverlust. Hyperinsulinismus und passagere Hypoglykämien im Anfangsstadium des Typ-2-Diabetes führen zu Heißhungerattacken, vermehrtem Schwitzen und Kopfschmerzen.

Komplikationen/Sekundärerkrankungen

Komplikationen des Diabetes mellitus können u. a. eine Immunschwäche (Mykosen der Haut), Lipidstoffwechselstörungen oder eine Fettleber sein.

Am häufigsten entstehen diabetische Sekundärerkrankungen jedoch durch Gefäßveränderungen, die sich aufgrund der hohen Blutzuckerspiegel entwickeln. Man unterscheidet dabei mikro- und makroangiopathische Veränderungen:

Makroangiopathie

Es kommt durch arteriosklerotische Veränderungen größerer Gefäße zu folgenden Krankheitsbildern:

- KHK
- pAVK
- arterielle Verschlusskrankheit der Hirnarterien (Hirninfarkt)
- ischämischer Herzinfarkt.

Mikroangiopathie

Die Mikroangiopathie betrifft kleine Gefäße und wird wahrscheinlich durch eine Glykosylierung von Proteinen der Basalmembran verursacht. Sie kann sich an verschiedenen Organen manifestieren:

- **diabetische Glomerulosklerose** der Niere (s. S. 68/69)
- **diabetische Retinopathie:** durch Gefäßproliferationen an Retina und Papille

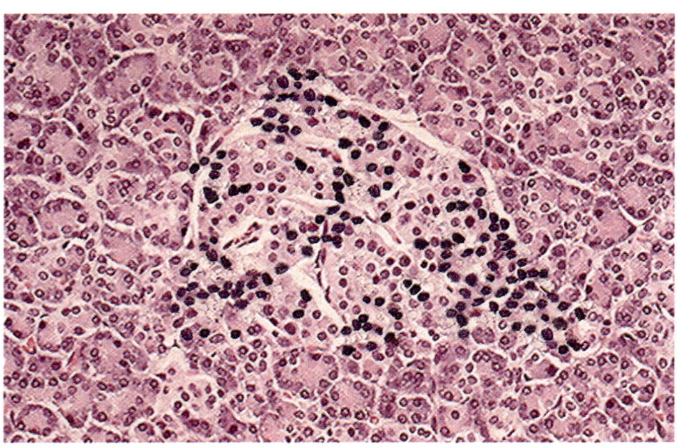

Abb. 1: Insulitis im Frühstadium des Typ-1-Diabetes. [3]

▸ **diabetische Neuropathie:** evtl. durch Mikrozirkulationsstörungen der Vasa nervorum
▸ **diabetischer Fuß:** schlecht heilende Ulzera (durch Neuropathie und Ischämie).

> 30 % aller Erblindungen in Europa werden durch die diabetische Retinopathie hervorgerufen!

Endokrine Pankreastumoren

Definition
Endokrine Pankreastumoren sind Tumoren, die sich von den endokrinen Inselzellen des Pankreas ableiten und hormonell aktiv sein können. Sie treten entweder sporadisch oder im Rahmen einer multiplen endokrinen Neoplasie (s. u.) auf.

Morphologie
Die gut begrenzten, runden Tumoren wachsen meist langsam und sind von einer Kapsel umgeben.
Histologisch sieht man solide, trabekuläre und pseudoglanduläre Muster. Die Tumorzellen sind monomorph und besitzen ein feingranuläres Zytoplasma.
Immunhistochemisch kann das sezernierte Hormon dargestellt werden. Man unterscheidet das Insulinom, das Gastrinom, das Glukagonom und das VIPom.

Dignität
Insulinome sind meist benigne. Gastrinom, Glukagonom und VIPom sowie hormonell inaktive Tumoren dagegen verhalten sich meist maligne.

Klinik
Je nach ausgeschüttetem Hormon können charakteristische Symptome auftreten:
▸ **Insulinom:** Heißhunger, Bewusstseinsverlust und neurologische Ausfallserscheinungen (hyperinsulinämisches Hypoglykämiesyndrom)
▸ **Gastrinom:** Hyperazidität des Magens und rezidivierende Duodenalulzera (Zollinger-Ellison-Syndrom)
▸ **Glukagonom:** nekrolytische Dermatitis, Diabetes mellitus
▸ **VIPom:** wässrige Durchfälle, Hypokaliämie, Achlorhydrie (Verner-Morrison-Syndrom).

Die hormonell inaktiven Tumoren werden entweder durch lokale Verdrängung oder Metastasen symptomatisch.

Erkrankungen des disseminierten endokrinen Systems

Unter dem disseminierten endokrinen System versteht man alle endokrin aktiven Zellen, die in primär nicht-endokrinen Organen verteilt sind (z. B. in Lunge, Magen-Darm-Trakt, Haut).
Tumoren, die von diesen Zellen ausgehen, nennt man **Karzinoide** (s. S. 40/41).

Multiple endokrine Neoplasie (MEN)

Definition
Die multiple endokrine Neoplasie ist ein vererbbares Tumor-Syndrom der endokrinen Organe. Sie wird autosomal-dominant vererbt und ist durch das Vorkommen mehrerer endokriner Tumoren in verschiedenen Organen gekennzeichnet.
Man unterscheidet den Typ **MEN 1** (Wermer-Syndrom) und **MEN 2,** wobei die MEN 2 nochmals in **2a** (Sipple-Syndrom) und **2b** (Gorlin-Syndrom) unterteilt wird.

Ätiologie und Pathogenese
Für die MEN 1 ist eine Mutation auf Chromosom 11 verantwortlich, die zur Inaktivierung eines Tumorsuppressorgens führt.
Bei der MEN 2 verursachen Mutationen auf Chromosom 10 eine Aktivierung von Onkogenen.

Morphologie und Klinik
MEN 1
▸ Adenom der Nebenschilddrüsen (primärer Hyperparathyreoidismus)
▸ endokrine Pankreastumoren
▸ Tumoren der Adenohypophyse.

MEN 2a
▸ Adenom der Nebenschilddrüsen (primärer Hyperparathyreoidismus)
▸ medulläres Schilddrüsenkarzinom
▸ Phäochromozytom.

MEN 2b
Wie MEN 2a und:
▸ Ganglioneuromatose (z. B. an der Zunge)
▸ marfanoides Erscheinungsbild (schlanker Körper mit langen Extremitäten, Arachnodaktylie, Überstreckbarkeit der Gelenke).

Zusammenfassung
✖ Der **Diabetes mellitus** ist eine auf Insulinmangel beruhende Störung des Zuckerstoffwechsels. Man unterscheidet den Typ-1-Diabetes (absoluter Insulinmangel) und den Typ-2-Diabetes (relativer Insulinmangel).
✖ **Endokrine Pankreastumoren** sind Tumoren, die sich von den endokrinen Inselzellen des Pankreas ableiten und hormonell aktiv sein können. Man unterscheidet das Insulinom, das Gastrinom, das Glukagonom, das VIPom und hormonell inaktive Tumoren.
✖ Tumoren, die von Zellen des disseminierten endokrinen Systems ausgehen, nennt man **Karzinoide.**
✖ Die **multiple endokrine Neoplasie (MEN)** ist ein vererbbares Tumor-Syndrom, das durch das Vorkommen von mehreren endokrinen Tumoren in verschiedenen Organen gekennzeichnet ist. Je nach Lokalisation der Tumoren unterteilt man es in MEN 1 und MEN 2 (a und b).

Erkrankungen der Haut I

Effloreszenzen

Unter Effloreszenzen versteht man **makroskopisch sichtbare Hautläsionen.** Primäreffloreszenzen (▮ Abb. 1) entstehen auf gesunder Haut, während sich Sekundäreffloreszenzen auf dem Boden von Primäreffloreszenzen entwickeln.
Bei den Sekundäreffloreszenzen unterscheidet man:

- **Squama** (Schuppe): sich ablösende Hornlamellen
- **Crusta** (Kruste): Auflagerungen aus eingetrocknetem Sekret, Eiter oder Blut
- **Erosion:** auf die Epidermis beschränkter Substanzdefekt (heilt ohne Narbenbildung)
- **Exkoriation:** bis ins Stratum papillare der Dermis reichender Substanzdefekt (heilt ohne Narbenbildung)
- **Ulkus:** bis in die Dermis reichender Substanzdefekt (heilt unter Narbenbildung)
- **Atrophie:** Gewebsschwund ohne vorherigen Substanzdefekt
- **Lichenifikation:** Verdickung der Haut mit Vergröberung der Hauttextur
- **Cicatrix** (Narbe): minderwertiger Gewebsersatz nach Substanzdefekt.

Erbliche Hautkrankheiten

Ichthyosen

Definition
Die Ichthyosen sind eine Gruppe erblicher Verhornungsstörungen der Haut, die mit einer Verdickung der Hornschicht **(Hyperkeratose)** einhergehen. Es kommt zu Schuppenbildung und trockener Haut.

Pathogenese
Die Hyperkeratose kann entweder durch einen Defekt der Hornzellenabschilferung oder durch eine Überproduktion von Hornzellen entstehen.

Dyskeratosis follicularis (Morbus Darier)

Definition
Als Dyskeratosis follicularis bezeichnet man eine autosomal-dominant vererbte Verhornungsstörung v. a. der Haarfollikel in talgdrüsenreichen Arealen.

Morphologie
Sie macht sich durch braun-rötliche Papeln bemerkbar, die histologisch durch eine **Dyskeratose** (vorzeitige Einzelzellverhornung) und **Akantholyse** (Abrundung der Epidermalzellen mit Lösung aus dem Zellverband) gekennzeichnet sind.

Epidermolysis bullosa

Die Epidermolysis bullosa umfasst verschiedene Erbkrankheiten, die alle zu einer **Blasenentwicklung nach geringfügigen mechanischen Traumen** neigen.
Je nach Lokalisation der Blasen unterscheidet man die Epidermolysis simplex (intraepidermal), junctionalis (innerhalb der Lamina lucida der epidermalen Basalmembran) und dystrophica (subepidermal).

Intoleranzreaktionen der Haut

Intoleranzreaktionen der Haut entstehen durch eine **entzündliche Auseinandersetzung** der Haut **mit einer exogenen Noxe.** Im Folgenden werden die Hauptreaktionsweisen der Haut besprochen.

Ekzeme

Definition
Ein Ekzem ist eine Reaktion der Epidermis auf Noxen, die mit der Haut meist von außen, seltener hämatogen in Kontakt geraten.

Ätiologie und Pathogenese
Kontaktekzem
Dieses wird durch einen direkten Kontakt der Noxe mit der Haut ausgelöst. Man unterscheidet eine direkt toxische Wirkung der Noxe (toxisches Kontaktekzem) von einer Typ-IV-Immunreaktion gegen ein Kontaktallergen (allergisches Kontaktekzem).

Atopisches Ekzem (Neurodermitis)
Das atopische Ekzem ist zusammen mit der Rhinitis allergica und dem allergischen Asthma bronchiale Bestandteil des **atopischen Formenkreises.** Ursache ist eine IgE-vermittelte Sofortreaktion vom Typ I. Die verantwortlichen Allergene werden meist inhalativ oder mit der Nahrung aufgenommen und gelangen hämatogen in die Haut.

Morphologie
Akut (nach einmaligem Kontakt mit der Noxe) kommt es zu einer Rötung mit Bildung von Bläschen, die dann aufplatzen, nässen, Krusten bilden und letztlich abschuppen. Bei chronischer Einwirkung der Noxe tritt mit der Zeit außerdem eine Lichenifikation mit Hyperkeratose und **Akanthose** (Verbreiterung der Epidermis) auf.

Erythema multiforme

Beim Erythema multiforme kommt es durch eine Typ-II-Immunreaktion primär zu kreisrunden makulovesikulösen Erythemen mit konzentrischer Ringbildung.
Die Immunreaktion kann postinfektiös herpesvirusassoziiert (milder Verlauf) oder medikamenteninduziert (sehr schwerer Verlauf mit Nekrosen und Erosionen) ausgelöst werden.

Urtikaria (Nesselsucht)

Definition
Die Urtikaria ist durch das Auftreten von **Quaddeln und Juckreiz** gekennzeichnet.

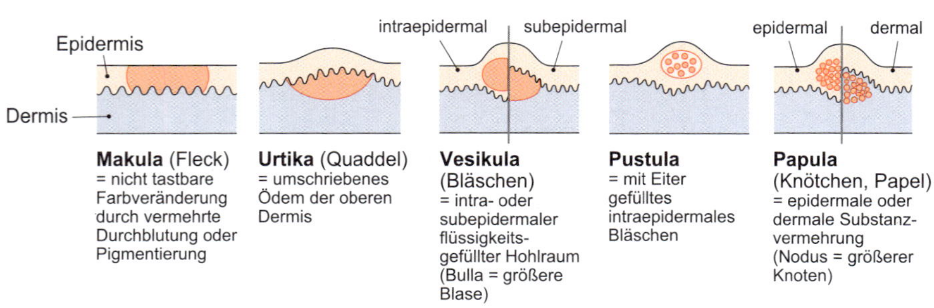

▮ Abb. 1: Primäreffloreszenzen der Haut.

Ätiologie und Pathogenese
Sie entsteht durch eine Degranulation von Mastzellen, die zu einer erhöhten Gefäßpermeabilität und dadurch zu einem perivaskulären Ödem führt.
Ursachen für die Mastzelldegranulation sind:
- **nicht-immunologische Ursachen** (am häufigsten): mechanisch (Urticaria factitia), physikalisch (Kälte, Wärme, Licht), Nahrungsmittel, Medikamente
- **allergische Typ-I-Reaktion** (selten): bei Medikamenten, Seren, Nahrungsmitteln, Inhalationsallergenen, Bienen- und Wespengift
- **Typ-III-Reaktion** (noch seltener): bei Medikamenten und Seren.

> Bei der durch eine Typ-I-Reaktion ausgelösten Urtikaria tritt häufig auch ein Quincke-Ödem (v. a. der Lider und Lippen) auf. Das ist ein Angioödem des subkutanen Binde- und Fettgewebes.

Erythema nodosum

Definition
Subkutane gerötete Knoten von teigiger Konsistenz werden als Erythema nodosum bezeichnet. Sie finden sich v. a. an den Streckseiten der Extremitäten.

Ätiologie und Morphologie
Auslöser können Infekte (z. B. Tuberkulose), Medikamente oder Systemerkrankungen (z. B. Sarkoidose) sein, wobei die Pathogenese unklar ist.
Histologisch sieht man eine **Pannikulitis** (Entzündung des Unterhautfettgewebes).

Autoimmunerkrankungen

Kollagenosen

Lupus erythematodes
Man unterscheidet grundsätzlich drei Formen des Lupus erythematodes:
Chronisch-diskoider Lupus erythematodes (CDLE)
Er betrifft nur die Haut. Insbesondere an lichtexponierten Stellen treten scharf begrenzte scheibenförmige Herde auf, die durch ein Erythem und Schuppung, später durch Atrophie gekennzeichnet sind. Histologisch sieht man eine Hyperkeratose und ein bandförmiges lymphozytäres Infiltrat in der papillären Dermis. In der Immunfluoreszenz der befallenen Haut wird eine Ablagerung von IgG und Komplement entlang der Basalmembran sichtbar (Lupusband).
Systemischer Lupus erythematodes (SLE)
Es handelt sich um eine Systemerkrankung mit Hautbeteiligung. Systemisch können Entzündungen der Gelenke, der Lunge, des Herzens, der Nieren und des Gehirns auftreten. An der Haut kommt es zu eher uncharakteristischen Läsionen. Typisch ist jedoch das sog. Schmetterlingserythem im Gesicht. Das Lupusband kann in befallener und nicht befallener Haut nachgewiesen werden.
Subakut-kutaner Lupus erythematodes (SCLE)
Dieser stellt eine milde Form des SLE mit geringerem systemischem Befall und CDLE-ähnlichen Hautläsionen dar.

Sklerodermie
Unter der Sklerodermie versteht man eine systemische Autoimmunerkrankung, die mit einer Ablagerung von Kollagen im gesamten Körper einhergeht. Als **diffuse Sklerodermie** bezeichnet man einen diffusen Hautbefall mit früher Organbeteiligung, als **lokalisierte Sklerodermie** einen zirkumskripten Hautbefall mit relativ später Organbeteiligung. Morphologisch sind die Hautläsionen bei der Sklerodermie durch Schwellung, Verhärtung und Atrophie gekennzeichnet.

Bullöse Autoimmundermatosen

Definition
Bullöse Autoimmundermatosen sind autoimmun verursachte blasenbildende Erkrankungen der Haut.

Pathogenese und Morphologie
Pemphigusgruppe
Hier liegen die Blasen intraepidermal. Sie werden durch Antikörper gegen Zell-Zell-Kontakte hervorgerufen, wodurch eine Akantholyse entsteht. Geringer seitlicher Druck führt zu einer Abhebung der Blasen (Nikolski-Zeichen), die nässende Erosionen zurücklassen. Die häufigste Form ist der **Pemphigus vulgaris.**

Pemphigoidgruppe und Epidermolysis bullosa acquisita
Die Pemphigoidgruppe ist durch eine junktionale Blasenbildung (innerhalb der Lamina lucida der epidermalen Basalmembran), die Epidermolysis bullosa acquisita durch eine subepidermale Blasenbildung gekennzeichnet.
Bei beiden Erkrankungen entstehen die Blasen durch eine Autoimmunreaktion gegen Proteine, die die Basalmembran mit der Epidermis bzw. Dermis verbinden.

Dermatitis herpetiformis Duhring
Diese stellt die mögliche Hautmanifestation einer Sprue dar (s. S. 40/41). Es treten subepidermale Blasen auf.

Zusammenfassung
- **Erbliche Hauterkrankungen** können durch Verhornungsstörungen (Ichthyosen, Dyskeratosis follicularis) oder Blasenbildung (Epidermolysis bullosa) gekennzeichnet sein.
- **Intoleranzreaktionen der Haut** entstehen durch eine entzündliche Auseinandersetzung der Haut mit einer exogenen Noxe. Mögliche Reaktionsweisen der Haut sind dabei Ekzeme, ein Erythema multiforme, eine Urtikaria oder ein Erythema nodosum.
- **Autoimmunerkrankungen** der Haut unterteilt man in **Kollagenosen** (Lupus erythematodes, Sklerodermie) und **bullöse Autoimmundermatosen** (Pemphigusgruppe, Pemphigoidgruppe, Epidermolysis bullosa acquisita, Dermatitis herpetiformis Duhring).

Erkrankungen der Haut II

Infektionskrankheiten der Haut

Virale Erkrankungen

Verucae vulgares (Warzen)
HPV 1, 2, 4 und 7 verursachen v. a. an Händen und Füßen vorkommende derbe Knoten. Im Mikroskop sieht man Hyperkeratose, Parakeratose, Akanthose, Papillomatose (Proliferation der dermalen Papillen) und manchmal eosinophile Einschlusskörperchen.

Condylomata acuminata (Feigwarzen) und Condylomata plana (bowenoide Papulose des Genitales)
Die weichen, blumenkohlartig wachsenden Condylomata acuminata werden durch HPV 6 und 11 hervorgerufen, die flachen Condylomata plana durch HPV 16 und 18 (s. S. 74/75). Beide Warzenformen treten bevorzugt in der Anogenitalregion auf. Histologisch sind Koilozyten charakteristisch.

Herpes simplex
Vom Herpes-simplex-Virus existieren zwei Typen. Typ 1 verursacht vorwiegend den Herpes labialis, Typ 2 den Herpes genitalis. Makroskopisch sieht man gruppiert angeordnete Bläschen auf gerötetem Grund. Im Mikroskop kann man außer den intraepidermal lokalisierten Bläschen eine ballonierende Degeneration der Epidermalzellen und mehrkernige Riesenzellen erkennen.

Molluscum contagiosum (Dellwarze)
Ein Pockenvirus ist Ursache für die vorwiegend bei Kindern auftretenden weißlichen Papeln. Sie sind zentral eingedellt und histologisch durch Epidermiszellen mit eosinophilen intrazytoplasmatischen Einschlusskörperchen (Molluscum-Körperchen) gekennzeichnet.

Bakterielle Erkrankungen

Impetigo contagiosa
Diese oberflächliche Hautinfektion mit Streptokokken (kleinblasig) oder Staphylokokken (großblasig) tritt vorwiegend bei Kindern im Gesicht auf. Die Bläschen und Pusteln hinterlassen, wenn sie platzen, charakteristische honiggelbe Krusten.

Erysipel
Es handelt sich um eine Streptokokkeninfektion, die sich in den Lymphspalten und Lymphgefäßen der papillären Dermis ausbreitet. Es imponiert als eine scharf begrenzte Hautrötung (Erythem) mit flammenförmigen Ausläufern. Häufig liegen begleitend eine Lymphadenitis und Fieber vor.

Phlegmone
Als Phlegmone bezeichnet man eine schwere Infektion der Dermis und Subkutis mit Staphylococcus aureus. Man sieht ein flächenhaftes, unscharf begrenztes Erythem, das sehr schmerzhaft ist.

Follikulitis, Furunkel, Karbunkel
Bei der Follikulitis handelt es sich um eine oberflächliche Infektion der Haarwurzel, beim Furunkel um eine tiefe Infektion der Haarwurzel mit Staphylokokken. Verschmelzen mehrere Furunkel miteinander, spricht man von einem Karbunkel.

SSSS (staphylococcal scalded skin syndrome, staphylogenes Lyell-Syndrom)
Dieses ist durch eine generalisierte blasige Ablösung der Haut gekennzeichnet. Die lebensbedrohliche Infektion betrifft meist Kinder und wird von bestimmten Staphylococcus-aureus-Stämmen durch die massive Ausschüttung der Toxine Exfoliatin A und B ausgelöst.

Mykosen

Pilze, die Hautinfektionen verursachen können, unterteilt man grundsätzlich in **Dermatophyten, Hefen** und **Schimmelpilze** (DHS). Die meisten Pilze, insbesondere die Schimmelpilze, sind nur fakultativ pathogen und treten bei Immunschwäche auf.

Hauterkrankungen unklarer Ätiologie

Psoriasis vulgaris (Schuppenflechte)

Definition
Die Psoriasis ist eine chronische, in Schüben verlaufende Hauterkrankung mit genetischer Prädisposition.

Morphologie
Sie ist durch eine **Hyperproliferation der Epidermis mit gleichzeitiger Verhornungsstörung** gekennzeichnet.
Makroskopisch sieht man scharf begrenzte erythematöse Plaques mit silbrig weißer Schuppung, die v. a. an den Streckseiten der Extremitäten und am behaarten Kopf lokalisiert sind.
Histologisch liegen eine Akanthose, Papillomatose, Parakeratose und Hyperkeratose vor. Herdförmige leukozytäre Infiltrate in der Epidermis nennt man Munro-Mikroabszesse (▮ Abb. 1).

Lichen ruber (Knötchenflechte)

Beim ebenfalls chronisch-schubartig verlaufenden Lichen ruber treten vorwiegend an den Beugeseiten der Extremitäten und am Handrücken livid-rote abgeflachte polygonale Papeln auf. Die Papeln können zu netzförmigen Feldern konfluieren, die eine feine weiße und nicht abwischbare Streifung (Wickham-Streifung) aufweisen.
Histologisch kann man eine Hyperkeratose, ein bandförmiges lymphozytäres Infiltrat in der oberen Dermis und vereinzelte Basalzelldegenerationen erkennen.

Granuloma anulare

Das Granuloma anulare ist eine granulomatöse Hautentzündung, die durch ringförmig angeordnete schmerzlose Papeln auffällt. Prädilektionsstellen sind Hände und Füße.
Histologisch sieht man Palisadengranulome mit zentralen Muzineinlagerungen.

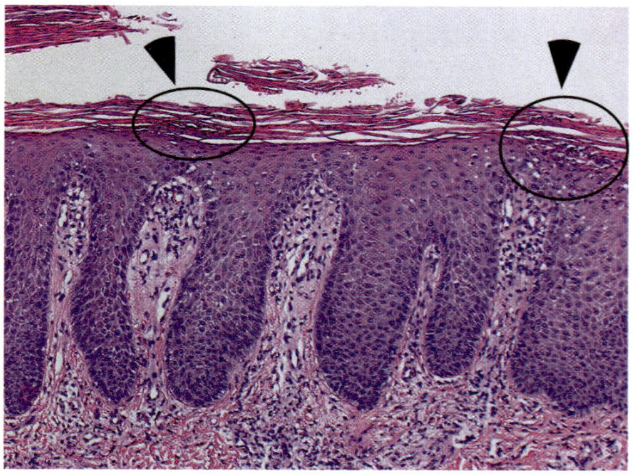

▮ Abb. 1: Psoriasis vulgaris; Kreise = Munro-Mikroabszesse. [14]

Hauttumoren

Benigne Tumoren

Verruca seborrhoica (seborrhoische Keratose)
Dies ist eine scharf begrenzte braunschwarze Warze, die sich fettig anfühlt. Histologisch entspricht sie einer breitbasigen Akanthose mit typischen intraepidermalen keratingefüllten Hohlräumen (Hornzysten).

Keratoakanthom
Das schnell wachsende halbkugelige Keratoakanthom ist an der Oberfläche kraterförmig eingezogen und besitzt einen zentralen Hornpfropf. Histologisch ähnelt es einem hochdifferenzierten Spinaliom.

Xanthom
Als Xanthom bezeichnet man einen gelblichen Hautknoten, der durch eine Lipoproteinspeicherung entsteht und häufig bei Fettstoffwechselstörungen auftritt.

Präkanzerosen und semimaligne Tumoren

Morphologie

Aktinische Keratose
Diese zunächst flache, raue Läsion kann in ein Spinaliom übergehen (fakultative Präkanzerose). Sie wird durch eine chronische UV-Exposition ausgelöst. Im Mikroskop beobachtet man eine Hyperkeratose, atypisch proliferierende Zellen und lymphozytäre Infiltrate in der Dermis.

Morbus Bowen
Diese scharf begrenzte erythematöse und schuppende Hautläsion stellt eine obligate Präkanzerose dar. Mikroskopisch erkennt man auf die Epidermis beschränkte dysplastische Zellen. Man spricht deshalb auch von einem Carcinoma in situ. Eine Sonderform ist die sich vorwiegend an den Schleimhäuten manifestierende Erythroplasia Queyrat.

Basaliom
Es leitet sich von den epidermalen Basalzellen ab und wächst lokal invasiv und destruktiv. Eine Metastasierung erfolgt quasi nie, weswegen man das Basaliom als **semimalignen** Tumor bezeichnet. Makroskopisch sieht man ein derbes hautfarbenes Knötchen mit randständigen Teleangiektasien und einem perlschnurartigen Randwall. Der Tumor kann exulzerieren. Histologisch beobachtet man basalzellähnliche Tumorzellnester, die im Randbereich palisadenartig angeordnet sind.

Maligne Tumoren

Spinaliom
Dieses von den Keratinozyten ausgehende Plattenepithelkarzinom tritt vorwiegend an lichtexponierten Stellen auf. Makroskopisch ist der Tumor unscharf begrenzt und z. T. oberflächlich ulzerierend. Bei gut differenzierten Spinaliomen kann man histologisch häufig konzentrisch geschichtete Tumorzellen mit zentraler Verhornung sehen (Hornperlen). Bereits relativ früh setzt das Spinaliom lymphogene Metastasen.

Mycosis fungoides
Es handelt sich um ein chronisch verlaufendes niedrigmalignes kutanes T-Zell-Lymphom. Eine Sonderform ist das primär leukämisch verlaufende Sézary-Syndrom.

Melanozytäre Tumoren

Nävuszellnävus (Muttermal)
Diese gutartige, oft angeborene Fehlbildung der Haut entspricht histologisch nestförmig angeordneten Nävuszellen (Zellen melanozytärer Differenzierung). Je nach Lokalisation der Nävuszellnester unterscheidet man den junktionalen Nävus (Epidermis), den Compound-Nävus (Epidermis und Dermis) und den dermalen Nävus (Dermis).

Blauer Nävus
Dieser besteht aus einer Anhäufung von Melanozyten in der Dermis und imponiert als festes glattes und blau schimmerndes Knötchen.

Lentigo maligna
Die Lentigo maligna bezeichnet man auch als Melanoma in situ. Es handelt sich dabei um eine intraepidermale Proliferation atypischer Melanozyten mit intakter Basalmembran. Ursache ist eine langjährige UV-Exposition.

Malignes Melanom
Dieser braunschwarze und unscharf begrenzte hochmaligne Tumor leitet sich von den Melanozyten ab. Risikofaktor für die Entstehung ist eine hohe UV-Belastung. Es kann sich primär, aus einem Nävuszellnävus oder aus einer Lentigo maligna entwickeln.
Je nach Wachstumsform und Morphologie unterscheidet man das superfiziell spreitende Melanom (SSM, am häufigsten), das primär noduläre Melanom (NM), das Lentigo-maligna-Melanom (LMM), das akrolentiginöse Melanom (ALM) und das amelanotische Melanom (AMM).
Eine lymphogene und hämatogene Metastasierung erfolgt frühzeitig. Häufig findet man sog. Satellitenmetastasen (Hautmetastasen in der Nähe des Tumors).

Zusammenfassung

- Zu den **Infektionskrankheiten der Haut** gehören virale Erkrankungen, bakterielle Erkrankungen und Mykosen.
- **Hauterkrankungen unklarer Ätiologie** sind die chronisch-schubhaft verlaufenden Psoriasis vulgaris und Lichen ruber.
- **Hauttumoren** unterteilt man in:
  - benigne Tumoren (Verruca seborrhoica, Keratoakanthom, Xanthom)
  - Präkanzerosen (aktinische Keratose, Morbus Bowen)
  - semimaligne Tumoren (Basaliom)
  - maligne Tumoren (Spinaliom, Mycosis fungoides)
  - melanozytäre Tumoren (Nävuszellnävus, blauer Nävus, Lentigo maligna, malignes Melanom).

Erkrankungen von Knochen und Knorpel I

Angeborene Skeletterkrankungen

Achondrogenesie

Definition
Unter einer Achondrogenesie versteht man eine autosomal-rezessiv vererbbare Hemmung der Knochenbildung (desmale und enchondrale Ossifikation).

Pathogenese und Morphologie
Statt Knochen bildet sich eine funktionsuntüchtige Knorpelgrundsubstanz. Es kommt zu einem disproportionierten Minderwuchs mit verkürztem Rumpf und stummelförmigen Extremitäten. Eine intramedulläre Blutbildung ist ebenfalls nicht möglich.
Die Prognose der Erkrankung ist sehr schlecht. Sie führt meist schon in utero oder postpartal zum Tod.

Achondroplasie

Definition und Ätiologie
Die Achondroplasie ist eine autosomal-dominant vererbte Skelettdysplasie mit Störung der enchondralen Ossifikation. Sie ist die häufigste Skelettdysplasie und geht mit einer normalen Lebenserwartung einher.

Klinik
Patienten mit einer Achondroplasie leiden unter disproportioniertem Minderwuchs. Der Rumpf ist normal groß, die Extremitäten verkürzt. Typische Kennzeichen sind außerdem eine Makrozephalie und die sog. Sattelnase.

Osteogenesis imperfecta („Glasknochenkrankheit")

Definition und Ätiologie
Bei der Osteogenesis imperfecta handelt es sich um eine angeborene **Störung des Bindegewebs- und Knochenaufbaus.** Es kann ein autosomal-dominanter Erbgang, ein autosomal-rezessiver Erbgang oder eine Neumutation vorliegen.

Ätiologie
Ursache ist eine fehlerhafte Bildung von Kollagen Typ I. Dies führt zu einer mangelhaften Stabilität und Brüchigkeit der Knochen.

Klinik
Folgen der Bindegewebsschwäche können weiterhin sein:
- blaue Skleren
- Dentinogenesis imperfecta
- Innenohrschwerhörigkeit (Otosklerose)
- erhöhte Blutungsneigung (Brüchigkeit der Kapillaren)
- Herzklappeninsuffizienz
- Überstreckbarkeit der Gelenke, Gelenkkontrakturen, Muskelhypotonie.

Osteopetrosis Albers-Schönberg („Marmorknochenkrankheit")

Definition
Die Osteopetrosis Albers-Schönberg ist eine angeborene Erkrankung des Knochens und geht mit einer **Verdichtung und Sklerosierung des Knochens** einher.

Pathogenese
Ursache der Osteopetrose ist eine genetisch bedingte Osteoklasteninsuffizienz, wodurch das Knochengewebe nicht ab- und umgebaut werden kann.

Morphologie
Trotz seiner Verdichtung ist der Knochen instabil und brüchig. Durch die Einengung des Markraums kommt es außerdem zu einer extramedullären Blutbildung.

Knochenzysten

Juvenile Knochenzysten
Diese treten solitär und fast nur im Jugendalter auf. Sie sind mit seröser Flüssigkeit gefüllt. Vorwiegend betroffen sind die Metaphysen der langen Röhrenknochen.

Aneurysmatische Knochenzysten
Sie befinden sich ebenfalls bevorzugt in den Metaphysen der langen Röhrenknochen. Sie besitzen meist mehrere mit Blut gefüllte Kammern.

Knochentumoren

Primäre Knochentumoren sind im Erwachsenenalter selten. Häufiger treten v. a. die malignen Tumoren im Kindes- und Jugendalter auf.

Einteilung
Morphologisch herrscht bei den Knochentumoren eine große Vielfalt. Je nach Ursprungsgewebe unterteilt man sie in chondrogene Tumoren, osteogene Tumoren und Tumoren unklarer Histogenese.

Klinik
Symptome von Knochentumoren sind häufig Skelettschmerzen. Auch pathologische Frakturen können vorkommen. Bei malignen Tumoren beobachtet man außerdem wiederholt eine Schwellung, Überwärmung und Rötung des umgebenden Gewebes.

Chondrogene Tumoren

Osteochondrom (osteokartilaginäre Exostose)
Das Osteochondrom ist der häufigste gutartige Knochentumor. Hauptmanifestationsalter ist zwischen dem 10. und 20. Lebensjahr. Lokalisiert ist es vorwiegend im Metaphysenbereich der großen Röhrenknochen.
Makroskopisch imponiert das Osteochondrom als eine knorpelig überzogene Exostose. Im Mikroskop kann man sehen, wie das Knorpelgewebe in spongiöse Knochen übergeht.

Enchondrom
Das Enchondrom tritt meist im mittleren Lebensalter auf. Es sind v. a. die Phalangen von Händen und Füßen betroffen. Der Tumor ist benigne, neigt aber bei Befall der langen Röhrenknochen zur malignen Entartung. Morphologisch besteht das Enchondrom aus glasigem hyalinem Knorpel.

Chondroblastom
Beim benignen Chondroblastom ist das Hauptmanifestationsalter zwischen dem 10. und 30. Lebensjahr. Bevorzugte Lokalisation sind die Epiphysen der langen Röhrenknochen. Makroskopisch ist der Tumor grau-rosa und kann Verkalkungen enthalten. Histologisch setzt sich der Tumor aus Chondroblasten und Riesenzellen zusammen.

Chondrosarkom
Dieser im mittleren und höheren Lebensalter auftretende maligne Tumor ist vorwiegend in den Beckenknochen und in der Metaphyse von proximalem Femur und Humerus lokalisiert.
Makroskopisch sieht man einen grau-weißen glasigen Tumor, der histologisch dem Enchondrom ähnelt. Das Chondrosarkom wächst jedoch osteodestruktiv und kann metastasieren.

Osteogene Tumoren

Osteom (Hyperostose)
Das gutartige Osteom ist selten und kommt im mittleren Lebensalter vor. Es bildet sich v. a. in den Nasennebenhöhlen.
Morphologisch ist der Tumor aus laminären und/oder spongiösen Knochenstrukturen aufgebaut.

Osteoidosteom und Osteoblastom
Hauptmanifestationsalter ist zwischen dem 20. und 30. Lebensjahr. Beide Tumoren sind **gutartig.** Das Osteoidosteom ist bevorzugt intrakortikal im Bereich von Femur und Tibia lokalisiert. Dahingegen findet sich das Osteoblastom v. a. intramedullär in den Wirbeln

und langen Röhrenknochen. Es kann außerdem größer werden als das Osteoidosteom. Makroskopisch imponiert das Osteoidosteom als bräunlicher spongiöser Herd, der von sklerosierter Kortikalis umgeben ist, das Osteoblastom als blutreiches bröckeliges Gewebe. Histologisch ähneln sich Osteoidosteom und Osteoblastom sehr. Die gut vaskularisierten Tumoren setzen sich aus unreifem Faserknochen, Riesenzellen und Osteoblasten zusammen.

Osteosarkom

Dieser häufigste bösartige Knochentumor tritt hauptsächlich in den ersten 30 Lebensjahren auf. Hauptlokalisation sind die Metaphysen der langen Röhrenknochen (v. a. distales Femur und proximale Tibia).
Makroskopisch sieht man einen grau-weißen Tumor, der destruktiv in die Umgebung einwächst. Charakteristisch sind Periostabhebungen und eine reaktive periostale Knochenneubildung (Zwiebelschalenbildung). Im Mikroskop fallen atypische osteoblastenähnliche Zellen auf, die Osteoid oder auch Knorpelmatrix bilden können. Es können auch chondroblasten- und fibroblastenähnliche Zellen und Riesenzellen auftreten (▮ Abb. 1). Die Metastasierung des Osteosarkoms erfolgt frühzeitig in die Lunge.

Tumoren unklarer Histogenese

Ewing-Sarkom

Dies ist der häufigste Knochentumor des Kindesalters. Es ist maligne und befällt bevorzugt die Diaphyse der langen Röhrenknochen und das Becken.
Der makroskopisch braune und blutige Tumor infiltriert das umliegende Gewebe destruktiv. Er kann wie das Osteosarkom zu Periostabhebungen und reaktiven periostalen Knochenneubildungen führen. Mikroskopisch setzt sich der Tumor aus monomorphen kleinen chromatinreichen Zellen zusammen.

Riesenzelltumor (Osteoklastom)

Dieser ist meist in den Epiphysen der langen Röhrenknochen lokalisiert. Er ist häufig gutartig, kann sich jedoch auch maligne verhalten. Hauptmanifestationsalter ist die dritte Lebensdekade.
Makroskopisch fällt ein weicher blutig-brauner Tumor auf. Histologisch sieht man v. a. osteoklastenähnliche Riesenzellen. Die eigentlich proliferierenden mononukleären Tumorzellen machen z. T. nur ca. 10 % des Tumorgewebes aus.

Bei der histologischen Beurteilung der Knochentumoren sollte immer das zugehörige Röntgenbild berücksichtigt werden (▮ Tab. 1).

Ursprungsgewebe	Knochentumor	Röntgenmorphologie
Knorpel	Osteochondrom	Pilzförmige ossäre Strukturen, die dem Knochen gestielt oder breitbasig aufsitzen
	Enchondrom	Zystische Aufhellung mit ausgedünnter Kortikalis
	Chondroblastom	Scharf begrenzte Aufhellung (Osteolyse) mit Randsklerose
	Chondrosarkom	Unscharf begrenzte Osteolyse mit Randsklerose
Knochen	Osteom	Scharf begrenzter schattendichter Herd
	Osteoidosteom	Rundliche Aufhellung (Nidus) mit perifokaler Sklerose
	Osteoblastom	Rundliche Aufhellung (Nidus) ohne perifokale Sklerose
	Osteosarkom	Sklerotische oder osteolytische, unscharf begrenzte Herde, zwiebelschalenartige Periostreaktion
Unklar	Ewing-Sarkom	Mottenfraßähnliche Osteolyse, zwiebenschalenartige Periostreaktion
	Riesenzelltumor	Osteolytischer Herd ohne Randsklerose und mit ausgedünnter Kortikalis

▮ Tab. 1: Röntgenmorphologie der verschiedenen Knochentumoren.

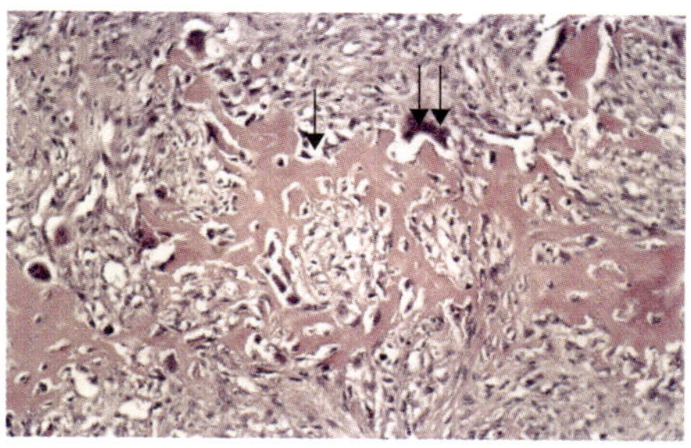

▮ Abb. 1: Osteosarkom; Pfeil = atypische Osteoblasten, Doppelpfeil = Riesenzelle. [13]

Mestastasen

Knochenmetastasen sind im Erwachsenenalter viel häufiger als primäre Knochentumoren. Die Tumorzellen erreichen die Knochen fast immer hämatogen.
Bronchialkarzinom, Mammakarzinom und Prostatakarzinom sind die häufigsten Primärtumoren.
Man unterscheidet **osteoblastische** (knochenverdichtende) und **osteolytische** (knochenauflösende) **Metastasen.**

Zusammenfassung

- **Angeborene Skeletterkrankungen** mit dysplastischen Skelettveränderungen und Knocheninstabilität sind die Achondrogenesie, die Achondroplasie, die Osteogenesis imperfecta und die Osteopetrosis Albers-Schönberg.
- Bei den seltenen **Knochentumoren** herrscht eine große morphologische Vielfalt. Je nach Ursprungsgewebe unterteilt man sie in:
  - **chondrogene Tumoren:** Osteochondrom, Enchondrom, Chondroblastom, Chondrosarkom
  - **osteogene Tumoren:** Osteom, Osteoidosteom, Osteoblastom, Osteosarkom
  - **Tumoren unklarer Histogenese:** Ewing-Sarkom, Riesenzelltumor.
- **Knochenmetastasen** sind im Erwachsenenalter viel häufiger als primäre Knochentumoren.

Erkrankungen von Knochen und Knorpel II

Entzündliche Knochenerkrankungen

Osteomyelitis

Definition
Die Osteomyelitis ist eine erregerbedingte Entzündung von Knochenmark und Knochen. Sie betrifft zunächst den Markraum.

Ätiologie und Pathogenese
Die Infektion kann endogen (hämatogen) oder exogen (z. B. bei offenen Frakturen oder nach chirurgischen Eingriffen) erfolgen.
Die häufigsten Erreger einer **unspezifischen Osteomyelitis** sind im Säuglingsalter Streptokokken, im Erwachsenenalter Staphylokokken.
Zu einer **spezifischen Osteomyelitis** kommt es z. B. im Rahmen einer Tuberkulose oder einer Sarkoidose.

Lokalisation
Eine Osteomyelitis manifestiert sich am häufigsten in den langen Röhrenknochen.
Die Lokalisation am Knochen ist abhängig vom Lebensalter: Im Säuglingsalter sind vorwiegend Epi- und Metaphyse befallen. Im Kindesalter stellt die Epiphysenfuge für die Bakterien eine Barriere dar, wodurch die Entzündung auf die Meta- und Diaphyse beschränkt bleibt. Nach Schluss der Epiphysenfuge im Erwachsenenalter kann sich die Osteomyelitis auf den gesamten Knochen ausbreiten, es ist jedoch vorwiegend die Diaphyse betroffen.

Morphologie
Bei der **unspezifischen Osteomyelitis** kommt es zu einer lokalen Entzündungsreaktion mit Abszessbildung. Das entzündliche Exsudat besteht hauptsächlich aus neutrophilen Granulozyten und Makrophagen und kann eine sehr schmerzhafte Periostabhebung verursachen. Wird das entzündete Knochengewebe nekrotisch, wird es durch Osteoklasten vom gesunden Knochengewebe getrennt (Sequester). Die Keimbesiedelung des Sequesters unterhält die Entzündung und macht die Therapie schwierig, da Antibiotika den Sequester schlecht erreichen können.

Komplikationen
Komplikationen der Osteomyelitis können sein:
- chronisch-rezidivierende Osteomyelitis
- Brodie-Abszess = chronische Osteomyelitis in der Metaphyse langer Röhrenknochen
- eitrige Arthritis bei Durchbruch der Entzündung in das Gelenk (v. a. bei Säuglingen)
- Sepsis
- Wachstumshemmung der Knochen im Kindesalter
- Ausbreitung auf die Weichteile bei Durchbruch der Entzündung durch das Periost, evtl. Fistelbildung.

Ostitis deformans Paget

Definition
Die Ostitis deformans Paget ist durch einen **stark gesteigerten, unstrukturierten Knochenumbau** gekennzeichnet, der mit einem Stabilitätsverlust einhergeht.
Es können mehrere Knochen (polyostotische Form) oder nur ein Knochen (monostotische Form) betroffen sein.

Ätiologie und Pathogenese
Die Ätiologie ist unklar. Man vermutet eine virale Infektion.
Pathogenetisch kommt es zu einer massiven Aktivität von Osteoklasten und Osteoblasten.

Morphologie
Histologisch sieht man Riesenosteoklasten und große Osteoblasten. Die Osteoklasten bauen Knochen ab, woraufhin die Osteoblasten Knochen aufbauen, der danach wieder abgebaut wird. Durch diesen unstrukturierten Umbau entsteht ein unregelmäßiges Kittlinienmuster („Mosaikstruktur").
Im Verlauf beobachtet man eine Verdickung der Kortikalis und eine Sklerosierung der Spongiosa. Der Knochen ist unregelmäßig vergrößert (deformiert).

Klinik
Meistens ist die Ostitis deformans Paget klinisch unauffällig. Mögliche Symptome sind hauptsächlich Skelettschmerzen. Seltener treten Skelettdeformierungen wie z. B. eine vergrößerte Schädelkalotte und Verbiegungen der langen Röhrenknochen („Säbelscheidentibia") oder pathologische Frakturen auf.

Aseptische Knochennekrosen

Die Ursache aseptischer Knochennekrosen kann idiopathisch, ischämisch, traumatisch, radiogen oder hormonell (kortikoidinduzierte Knochennekrosen) sein.

Juvenile Knochennekrosen

Juvenile Knochennekrosen entstehen idiopathisch. Je nach Lokalisation unterscheidet man u. a. folgende Formen:
- M. Perthes: Epiphyse des Femurkopfs
- M. Köhler I: Os naviculare pedis
- M. Köhler II: Os metatarsale II
- M. Kienböck: Os lunatum
- M. Osgood-Schlatter: Tuberositas tibiae
- M. Scheuermann: Wirbeldeckplatten (führt im Erwachsenenalter zur Kyphose).

> Bei einer gelenknahen Lokalisation der Knochennekrose kann es zur Absprengung eines knorpeltragenden Knochenteils (sog. Gelenkmaus) kommen. Dies nennt man **Osteochondrosis dissecans.**

Adulte Knochennekrosen

Die wichtigsten adulten Knochennekrosen sind:
- idiopathische Knochennekrose des Femurkopfs
- kortikoidinduzierte Knochennekrose (z. B. bei Morbus Cushing oder Glukokortikoidtherapie).

Osteoporose

Definition
Die Osteoporose ist durch eine **Abnahme der Knochendichte** und eine **Störung der Mikroarchitektur** des Knochens gekennzeichnet.

Ätiologie und Pathogenese

Primäre Osteoporose
- **juvenile Osteoporose:** Die juvenile Osteoporose ist sehr selten und tritt früh auf.
- **postmenopausale Osteoporose (Typ-I-Osteoporose):** Für die postmenopausale Osteoporose bei Frauen ist ein Östrogenmangel verantwortlich. Es sind v. a. die spongiosareichen Knochen wie Wirbelkörper und Beckenknochen betroffen.
- **Altersosteoporose (Typ-II-Osteoporose):** Ursache der Altersosteoporose ist eine generalisierte altersbedingte Atrophie. Diese ist durch eine reduzierte Aktivität der Osteoblasten und eine verminderte Bereitstellung von Kalzium bedingt. Alle Knochen sind gleichermaßen osteoporotisch.

Sekundäre Osteoporose
- **Steroidosteoporose:** Ein Hyperkortisolismus hemmt direkt den Knochenanbau durch die Osteoblasten. Die dadurch entstehende Steroidosteoporose manifestiert sich bevorzugt an den Wirbelkörpern.
- **Inaktivitätsosteoporose:** Die Inaktivitätsosteoporose tritt nach mehrwöchiger Bettruhe oder bei Astronauten in der Schwerelosigkeit auf. Da mechanische Belastung den Knochenan- und -umbau normalerweise fördert, führt eine fehlende mechanische Belastung zu einer Knochenatrophie.
- **hyperthyreotische Osteoporose:** Eine Hyperthyreose stimuliert die Aktivität der Osteoblasten und der Osteoklasten. Die Osteo-

klastenstimulation überwiegt jedoch, woraus eine negative Knochenbilanz mit Osteoporose resultiert.

Morphologie

Makroskopisch kann man eine Osteoporose an einer aufgelockerten Spongiosastruktur erkennen. Am besten sichtbar ist diese am eröffneten Wirbelkörper (▮ Abb. 1). Eine Reduktion der Kompakta fällt erst spät auf.
Mikroskopisch sieht man eine verminderte Anzahl an Osteoblasten. Die Knochentrabekel sind verschmälert.

Klinik

Klinisch kann es mit fortschreitender Osteoporose zu pathologischen Frakturen kommen:

- Bei der postmenopausalen Osteoporose sind **Wirbelkörpereinbrüche** mit Bildung sog. Keilwirbel typisch.
- Die **Schenkelhalsfraktur** ist charakteristisch bei der Altersosteoporose.
- Im Rahmen der Steroidosteoporose beobachtet man häufig eine sog. Fischwirbelbildung durch muldenförmige **Einbrüche der Wirbeldeckplatten**.

Mineralisationsstörungen des Knochens

Definition

Bei Mineralisationsstörungen des Knochens beobachtet man durch verminderten Einbau von Mineralstoffen eine Vermehrung der nicht-mineralisierten Knochengrundsubstanz (Osteoidose).

Ätiologie und Pathogenese

Die Ursache ist ein Vitamin-D-Mangel. Dieser kann durch Mangelernährung, Malassimilation, erhöhten Bedarf (Wachstum, Schwangerschaft), mangelnde UV-Bestrahlung oder chronische Leber- und Nierenerkrankungen hervorgerufen werden.
Pathogenetisch kommt es zu einer reduzierten enteralen Resorption von Kalzium und Phosphat und dadurch zu einer verminderten Mineralisation des Osteoids.

Klinik und Morphologie

Im Kindesalter (vor Schluss der Epiphysenfuge) führt der Vitamin-D-Mangel zu einer Rachitis, im Erwachsenenalter (nach Schluss der Epiphysenfuge) zu einer Osteomalazie:

Rachitis

Charakteristische Skelettveränderungen bei der Rachitis sind Zwergwuchs, Kraniotabes (weiche Schädelkalotte), Caput quadratum (Schädeldeformation), der „rachitische Rosenkranz" (Auftreibung der Knorpel-Knochen-Grenzen an den Rippen) und eine Kyphoskoliose (Verkrümmung der Wirbelsäule). Auch pathologische Frakturen können auftreten.
Histologisch fallen nicht-mineralisierte primäre Knochenbälkchen und eine irreguläre Strukturierung und Verbreiterung der Wachstumsfugen auf.

Osteomalazie

Klinische Symptome der Osteomalazie sind Skelettdeformationen (z. B. Glockenthorax, Kyphoskoliose, X- und O-Beine) und pathologische Frakturen (Ermüdungsfrakturen).
Im Mikroskop sieht man breite nicht-mineralisierte Osteoidsäume. Zudem erfolgt eine kompensatorisch gesteigerte Osteoidsynthese an Frakturstellen, die dann Looser-Umbauzonen genannt werden.

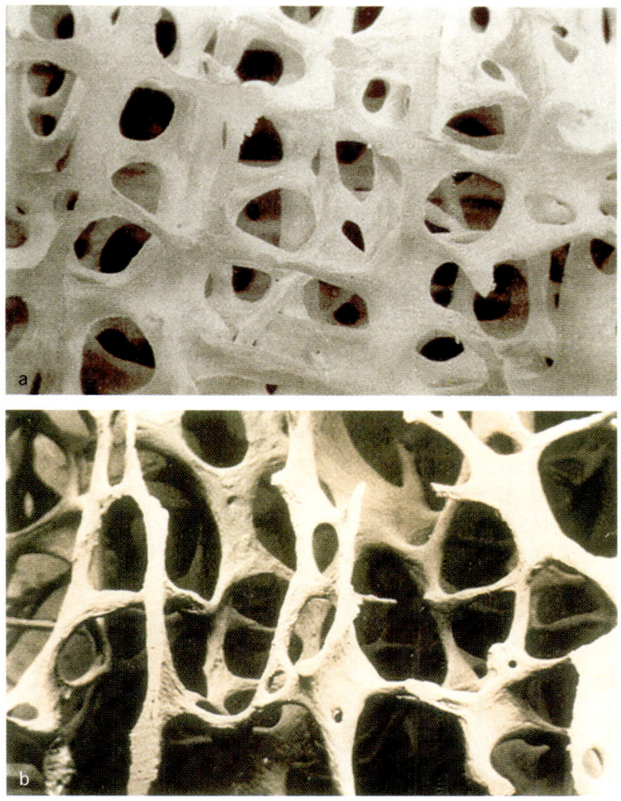

▮ Abb. 1: Knochenstruktur bei Osteoporose. [15]
a Normaler Knochen.
b Osteoporose.

Zusammenfassung

- Die **unspezifische Osteomyelitis** ist eine meist durch Staphylokokken verursachte Entzündung. Im Rahmen einer Tuberkulose oder einer Sarkoidose kann eine **spezifische Osteomyelitis** auftreten.
- Bei der **Ostitis deformans Paget** kommt es zu einem gesteigerten, unstrukturierten Knochenumbau mit Stabilitätsverlust.
- **Aseptische Knochennekrosen** entstehen häufig idiopathisch. Man unterscheidet juvenile und adulte Knochennekrosen.
- Die **Osteoporose** ist durch eine Abnahme der Knochendichte gekennzeichnet. Man kennt primäre und sekundäre Formen.
- Bei **Mineralisationsstörungen** des Knochens beobachtet man eine Vermehrung der nicht-mineralisierten Knochengrundsubstanz. Die Ursache ist ein Vitamin-D-Mangel. Im Kindesalter führt der Vitamin-D-Mangel zu einer Rachitis, im Erwachsenenalter zu einer Osteomalazie.

Erkrankungen der Gelenke

Gelenksentzündungen

Definition
Eine Gelenksentzündung bezeichnet man als **Arthritis.** Ein (Monarthritis) oder mehrere Gelenke (Polyarthritis) können betroffen sein. Bei einer Entzündung speziell der Wirbelgelenke spricht man von einer **Spondylitis.**

Infektiöse Arthritis

Ätiologie und Pathogenese
Erreger einer **unspezifischen infektiösen Arthritis** sind insbesondere Staphylokokken und Streptokokken. Die Infektion kann exogen (Wunde, Trauma), per continuitatem (bei Entzündungen in der Umgebung des Gelenks) oder hämatogen erfolgen.
Eine **spezifische infektiöse Arthritis** kann u. a. durch Borrelien oder Mykobakterien hervorgerufen werden.

Morphologie
Die unspezifische infektiöse Arthritis ist durch eine eitrige exsudative Entzündungsreaktion (Pyarthros) gekennzeichnet. Mikroskopisch kann man sowohl in der Synovialmembran als auch in der Synovialflüssigkeit v. a. neutrophile Granulozyten und Histiozyten erkennen.

Klinik
Klinisch ist das betroffene Gelenk geschwollen, gerötet, überwärmt und schmerzhaft. Spätfolge kann eine degenerative Veränderung des Gelenkknorpels sein (sekundäre Arthrose).

Akute rheumatische Polyarthritis

Ätiologie und Pathogenese
Die akute rheumatische Polyarthritis tritt im Rahmen des **akuten rheumatischen Fiebers** auf. Kreuzreagierende Antikörper führen dabei zu entzündlichen Reaktionen am Herzen (s. S. 4/5), in den großen Gelenken (Polyarthritis), in der Haut (subkutane Knötchen, Erythema anulare rheumaticum) und seltener in den Stammganglien (Chorea minor Sydenham).

Morphologie
Histologisch sieht man eine fibrinöse Entzündung der Synovialmembran und charakteristische rheumatische Granulome mit zentraler fibrinoider Nekrose.

Klinik
Die sich durch Rötung und Schwellung äußernde Entzündung springt von Gelenk zu Gelenk und betrifft immer mehrere Gelenke.

Chronische Polyarthritis/ rheumatoide Arthritis

Definition
Die chronische Polyarthritis ist eine chronisch-entzündliche Systemerkrankung, die v. a. die Gelenke angreift und diese im Verlauf zerstört. Frauen sind häufiger betroffen als Männer.

Ätiologie
Die Ursache der chronischen Polyarthritis ist unbekannt, man vermutet autoimmune Mechanismen. Es besteht eine Assoziation mit HLA-DR4.

Pathogenese und Morphologie
Pathogenetisch kommt es zu einer Synovialitis mit einer Anhäufung von Entzündungszellen. Diese setzen Entzündungsmediatoren frei, unterhalten so die Entzündung und führen zu einer Knorpelschädigung. Durch eine entzündliche Proliferation der Synovialmembran bildet sich der sog. Pannus, der den Gelenkknorpel vollständig zerstört.
B-Zellen produzieren außerdem in bis zu 80 % Rheumafaktoren (Antikörper, die gegen den F_C-Teil von IgG-Antikörpern gerichtet sind).

Klinik
Zu Beginn der Erkrankung treten Allgemeinsymptome wie Müdigkeit und Fieber auf. Meist sind mehrere Gelenke geschwollen, gerötet und druckschmerzhaft (Polyarthritis). Eine Morgensteifigkeit ist typisch. Betroffen sind v. a. Grund- und Mittelgelenke von Händen und Füßen, die Endgelenke sind ausgespart (▮ Abb. 1).
Im Verlauf kommt es durch die Knorpeldestruktion zu einer fortschreitenden Funktionseinschränkung der Gelenke mit typischen Fehlstellungen v. a. der Hände (Ulnardeviation, Knopfloch- und Schwanenhalsdeformität). Extraartikuläre Manifestationen können u. a. subkutane Rheumaknoten, Perikarditis, Pleuritis, Lungenfibrose und Polyneuropathie sein.

Sonderformen
Sonderformen der chronischen Polyarthritis sind das Felty-Syndrom (schwere Verlaufsform mit Splenomegalie und Neutropenie) und der Morbus Still (juvenile chronische Arthritis).

Spondylitis ankylosans (Morbus Bechterew)

Definition
Als Spondylitis ankylosans bezeichnet man eine chronisch-progressive Arthritis v. a. der Wirbel- und Ileosakralgelenke, die mit einer Verknöcherung der Wirbelsäule einhergeht. Es sind hauptsächlich Männer betroffen.

Ätiologie
Die Ursache der Spondylitis ankylosans ist unbekannt. Meist besteht eine Assoziation mit HLA-B27.

Begleitarthritiden
Bei einer Reihe extraartikulärer Erkrankungen kann eine sog. Begleitarthritis auftreten. Dazu gehören die psoriatische Arthritis und die reaktiven/postinfektiösen Arthritiden.

> Zu den reaktiven Arthritiden gehört u. a. der **Morbus Reiter**, der durch die Trias Arthritis, Urethritis und Konjunktivitis gekennzeichnet ist.

Kristallarthropathien

Arthritis urica
Bei einer Hyperurikämie (Gicht) kommt es zur **Ablagerung von Harnsäurekristallen** in Gelenken (Arthritis urica), gelenknahen Weichteilen und in der Niere (s. S. 70/71). Von den Gelenken ist am häufigsten das Großzehengrundgelenk (Podagra) betroffen.

Ätiologie
- **primäre Hyperurikämie:** fast immer angeborene Störung der renalen Harnsäureausscheidung, sehr selten genetischer Defekt der Hypoxanthin-Guanin-Phosphoribosytransferase (Lesch-Nyhan-Syndrom)
- **sekundäre Hyperurikämie:** z. B. bei erhöhtem Zellzerfall (aggressive Chemotherapie, Bestrahlung, Hämolyse), erhöhter Purinzufuhr mit der Nahrung oder einer Niereninsuffizienz.

Morphologie
Makroskopisch sehen die Harnsäurekristalle wie weißliche Kalkablagerungen aus. Im Mikroskop beobachtet man Fremdkörpergra-

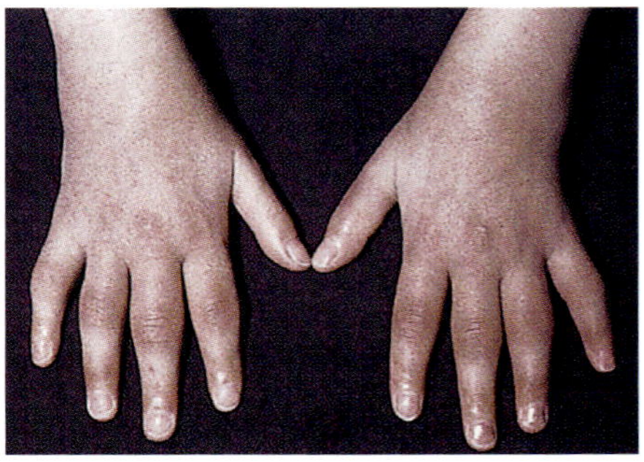

▮ Abb. 1: Chronische Polyarthritis. [11]

nulome, in deren Zentrum die Harnsäurekristalle liegen (Gichttophi).

Klinik

Klinisch kommt es durch die Entzündungsreaktion zu schmerzhaften Gichtanfällen, wobei die betroffenen Gelenke rot und geschwollen sind.
Unbehandelt führt die Gicht zu einer Gelenkdestruktion mit sekundärer Arthrose.

Chondrokalzinose (Pseudogicht)

Die Chondrokalzinose tritt im Rahmen metabolischer Erkrankungen auf (z. B. Diabetes mellitus, Hyperparathyreoidismus oder Hämochromatose).
Sie ist durch eine Ablagerung von Kalziumpyrophosphat v. a. in den großen Gelenken gekennzeichnet.

Degenerative Gelenkerkrankungen

Arthrosis deformans (Arthrose)

Definition

Die Arthrosis deformans geht mit einer fortschreitenden Degeneration des Gelenkknorpels einher.
Es sind meist einzelne Gelenke betroffen (Monarthritis), besonders häufig das Hüftgelenk (Koxarthrose) oder das Kniegelenk (Gonarthrose).
Bei einer Degeneration der Zwischenwirbelscheiben spricht man von einer Spondylosis deformans.

Ätiologie und Pathogenese

Bei der primären Arthrose geschieht die Knorpeldegeneration ohne erkennbare Ursache.
Sekundäre Arthrosen hingegen können bei mechanischer Überbelastung, nach Traumen, bei Entzündungen oder bei Kristallarthropathien entstehen.
Als Reaktion auf die Knorpelschädigung kann eine Synovialitis auftreten (aktivierte Arthrose).

Morphologie

Makroskopisch ist der Knorpel zunächst rau und matt. Es entstehen oberflächliche Fissuren, die sich vertiefen und schließlich zum Herausbrechen von Knorpel- und Knorpel-Knochen-Stücken führen können. Dabei wird der subchondrale Knochen freigelegt. Der Knorpeldefekt wird durch minderwertigen Faserknorpel ersetzt.
Aus der vermehrten Belastung des Knochens resultieren eine Verdichtung des subchondralen Knochens **(subchondrale Sklerose)** und Knochennekrosen, durch deren Abräumung es zu sog. Geröll- oder **Pseudozysten** kommt. Als Reaktion auf die Belastung bilden sich außerdem im Randbereich der Gelenke **Osteophyten** (Randexostosen).

Klinik

Typische Symptome der Arthrose sind Schmerzen bei Bewegungsbeginn (Anlaufschmerz) und ein belastungsabhängiger Schmerz. Im Verlauf können Bewegungseinschränkungen und Deformitäten auftreten.

Meniskusdegeneration

Eine Meniskusdegeneration entsteht meist bei Fehlbelastung aufgrund einer mangelnden Durchblutung (z. B. bei Fliesenlegern).
Morphologisch sieht man eine reaktive und degenerative Veränderung der Chondrozyten. Es kann außerdem zu Nekrosen mit der Ausbildung von Pseudozysten kommen.

Erkrankungen der Sehnen, Sehnenscheiden, und Schleimbeutel

Tendovaginitis

Definition

Als Tendovaginitis bezeichnet man eine Entzündung der Sehnenscheiden.

Ätiologie und Pathogenese

Die Ursache ist meist eine mechanische Überbelastung. Durch eine sero-fibrinöse Exsudation der Sehnenscheiden wird das Gleiten der Sehne in der Sehnenscheide behindert. Entwickelt sich eine Fibrose mit Stenosierung der Sehnenscheide, spricht man von einer stenosierenden Tendovaginitis.

Bursitis

Die Bursitis ist eine Schleimbeutelentzündung. Auch sie entsteht meist durch mechanische Überbelastung, seltener sind bakterielle Infektionen oder rheumatische Erkrankungen die Ursache.

Tumorartige Veränderungen und Tumoren der Gelenke, Sehnen, Sehnenscheiden und Schleimbeutel

Tumoren im Gelenkbereich sind sehr selten, tumorartige Veränderungen hingegen häufiger.

Tumorartige Veränderungen

- **pigmentierte villonoduläre Synovialitis:** Proliferationen der Synovialiszellen
- **Ganglion:** zystische ein- bis mehrkammerige Erweiterungen im Bereich von Gelenken und Sehnenscheiden
- **synoviale Chondromatose:** Knorpelknoten
- **Fibromatosen:** primär gutartige Bindegewebsproliferationen (s. S. 124/125).

Tumoren

Benigne Tumoren im Gelenkbereich sind z. B. Lipome, Hämangiome und Fibrome (s. S. 124/125).

Das synoviale Sarkom heißt zwar synoviales Sarkom, geht aber nicht von der Synovia aus, sondern ist ein Karzinosarkom des Weichgewebes.

Zusammenfassung

- Bei den **Gelenksentzündungen** unterscheidet man die infektiöse Arthritis, die akute rheumatische Polyarthritis, die chronische Polyarthritis, die Spondylitis ankylosans und die Begleitarthritis.
- **Kristallarthropathien** entstehen durch Kristallablagerungen in den Gelenken. Das bekannteste Beispiel ist die Arthritis urica durch die Ablagerung von Harnsäurekristallen bei einer Hyperurikämie.
- **Degenerative Gelenkserkrankungen** sind die Arthrosis deformans und die Meniskusdegeneration.

Erkrankungen der Skelettmuskulatur

Neurogene Muskelatrophie

Die neurogene Muskelatrophie entsteht aufgrund einer **Denervierung.**

Ätiologie und Pathogenese

Spinale/bulbäre Muskelatrophie

Eine Schädigung der α-Motoneuronen (zweites Motoneuron) in den Spinalganglien verursacht die Denervierung der spinalen Muskelatrophie. Der bulbären Muskelatrophie liegt eine Schädigung in den motorischen Hirnnervenkernen (erstes Motoneuron) zugrunde.

Spinale und bulbäre Muskelatrophie werden durch eine Reihe angeborener Erkrankungen hervorgerufen: Man unterscheidet die hereditären spinalen Muskelatrophien, die X-chromosomale bulbospinale Muskelatrophie (Kennedy-Syndrom) und die amyotrophe Lateralsklerose (s. S. 96/97).

Periphere Muskelatrophie

Eine Schädigung der peripheren Axone führt zu einer peripheren Muskelatrophie. Die Ursachen der Schädigung können entweder hereditär oder erworben sein (s. S. 100/101).

Morphologie

Morphologisch sind spinale/bulbäre und periphere Muskelatrophie nicht zu unterscheiden: Durch den Ausfall einer motorischen Einheit kommt es zunächst zu einer felderförmigen Atrophie der betroffenen Muskelfasern. Die atrophen Muskelfasern werden vorübergehend von benachbarten motorischen Einheiten reinnerviert. Dabei werden Typ-I- und Typ-II-Fasern gleichgeschaltet und liegen nun nicht mehr schachbrettartig, sondern in größeren Gruppen nebeneinander (Fasertypengruppierung). Im weiteren Verlauf erfolgt eine gleichmäßige Atrophie dieser Fasergruppen (Gruppenatrophie, ▮ Abb. 1).

Klinik

Klinische Symptome einer neurogenen Muskelatrophie sind Muskelschwäche und -atrophie. Bei Kindern fällt v. a. eine Muskelhypotonie auf („Floppy infant").

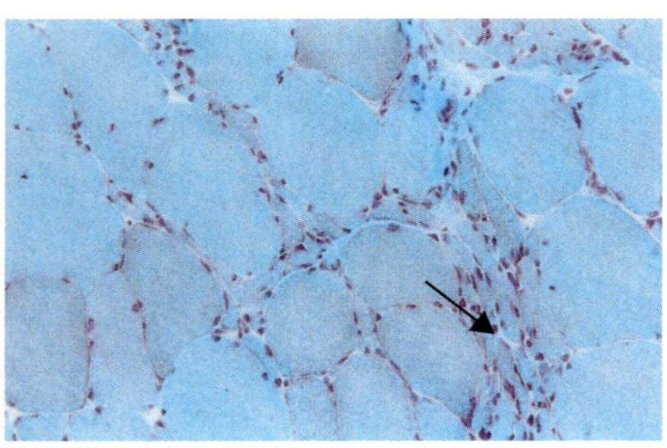

▮ Abb. 1: Neurogene Muskelatrophie; Pfeil = Gruppenatrophie. [13]

Myopathien

Muskeldystrophien

Definition

Muskeldystrophien sind vererbbare Erkrankungen, bei denen es zu einer fortschreitenden Atrophie und Destruktion der quergestreiften Muskulatur kommt.

Ätiologie und Klinik

Je nach Erbgang, Manifestationsalter und Verlauf unterscheidet man verschiedene Typen. Die häufigsten Typen sind die X-chromosomal-rezessiv vererbten Typen Duchenne und Becker. Beiden liegt eine Mutation des Dystrophin-Gens zugrunde.

Typ Duchenne

Beim Typ Duchenne ist das am Muskelfaseraufbau beteiligte Dystrophin entweder dysfunktionell oder fehlt, woraus ein progredienter Muskelzelluntergang resultiert. Die Manifestation beginnt bereits früh nach der Geburt. Ab dem 12. Lebensjahr sind die meisten Patienten rollstuhlabhängig, die durchschnittliche Lebenserwartung beträgt 25 Jahre.

Typische klinische Symptome sind das Gower-Zeichen (beim Aufrichten Abstützen der Hände auf den Beinen) und das Trendelenburg-Zeichen (Absinken des Beckens auf der Spielbeinseite beim Gehen).

Typ Becker

Beim Typ Becker ist das Dystrophin verringert, aber noch vorhanden. Deshalb manifestiert sich die Erkrankung später, verläuft langsamer und ist weniger aggressiv als der Typ Duchenne.

Morphologie

Histologisch sieht man disseminiert atrophe Muskelfasern, dazwischen kompensatorisch hypertrophe Muskelfasern. Die Zellkerne der Muskelfasern liegen zentral.

Im Verlauf treten Muskelfasernekrosen auf, die abgeräumt und durch reichlich Fett- und Bindegewebe ersetzt werden. Makroskopisch kann deshalb manchmal der Eindruck einer Hypertrophie entstehen (pseudohypertrophische Muskeldystrophie).

Kongenitale Myotonien

Definition und Ätiologie

Myotonien sind angeborene, meist autosomal-dominant vererbte Muskelerkrankungen mit **verlängerter Muskelkontraktion** und **verzögerter Muskelrelaxation.** Für ihre Entstehung sind genetische Defekte transmembranöser Ionenkanäle verantwortlich.

Morphologie

Bei der **Myotonia congenita Thomsen** ist die Muskulatur der Patienten durch die verlängerten Kontraktionen hypertrophiert. Die **Dystrophia myotonica Curschmann-Steinert** ist durch eine Muskelatrophie und Mitbeteiligung von Herz, glatter Muskulatur und endokriner Organe gekennzeichnet.

Kongenitale Myopathien

Definition und Ätiologie

Kongenitale Myopathien sind selten und werden meist autosomal-dominant vererbt. Es handelt sich um **angeborene Strukturveränderungen** der Skelettmuskulatur.

Klinik

Klinisch gehen die kongenitalen Myopathien mit einer nicht-fortschreitenden Muskelhypotonie und Hyporeflexie einher.

Mitochondriale Myopathien

Ätiologie

Eine Mutation der mitochondrialen DNA kann u. a. zu Myopathien oder Enzephalomyopathien führen (s. S. 94/95).

Morphologie

Histologisch beobachtet man die typischen **„Ragged red fibers"**, die eine Vermehrung der Mitochondrien in den Muskelfasern darstellen.

Metabolische Myopathien

Metabolische Myopathien werden durch angeborene oder erworbene Stoffwechselstörungen hervorgerufen. Unter anderem sind das Speicherkrankheiten wie Glykogenosen oder Karnitinmangel und die alkoholtoxische Rhabdomyolyse.

Erkrankungen der motorischen Endplatte

Myasthenia gravis

Definition

Die Myasthenia gravis ist eine Autoimmunerkrankung der motorischen Endplatte.

Ätiologie und Pathogenese

Die Ursache ist nicht vollständig geklärt. Es ist jedoch bekannt, dass Thymuserkrankungen und andere Autoimmunerkrankungen das Auftreten einer Myasthenia gravis begünstigen. Pathogenetisch hemmen **Autoantikörper,** die **gegen die Acetylcholinrezeptoren** der motorischen Endplatte gerichtet sind, die Wirkung von Acetylcholin. Daraus resultiert eine Störung der Reizüberleitung.

Morphologie

Im Mikroskop kann man u. U. lymphozytäre Infiltrate entlang der Muskelfasern sehen.
Bei längerem Verlauf kann sich eine Muskelatrophie entwickeln.

Klinik

Klinisch tritt bei der Myasthenia gravis eine rasche Ermüdbarkeit und Schwäche der Muskulatur auf, die sich zunächst an den Augenmuskeln, dann an den Gesichtsmuskeln und erst spät an der Extremitätenmuskulatur manifestiert.
Bei Befall der Zwerchfellmuskulatur besteht die Gefahr einer Atemlähmung.

Lambert-Eaton-Syndrom

Definition und Pathogenese

Von einem Lambert-Eaton-Syndrom spricht man bei einer **paraneoplastischen** Bildung von Autoantikörpern gegen präsynaptische Kalziumkanäle (v. a. beim kleinzelligen Bronchialkarzinom). Wie bei der Myasthenia gravis kommt es dadurch zu einer Störung der Reizüberleitung.

Klinik

Klinisch unterscheidet sich das Lambert-Eaton-Syndrom von der Myasthenia gravis durch einen primären Befall des Beckengürtels. Kleinere Muskeln sind erst spät betroffen.

Botulismus

Auch Toxine können die Reizübertragung an der motorischen Endplatte beeinträchtigen. So verhindert beispielsweise das von Clostridium difficile gebildete Botulinustoxin die präsynaptische Freisetzung von Acetylcholin. Es treten Lähmungen zuerst der Augenmuskeln und dann rasch fortschreitend des gesamten Körpers auf (**cave:** Atemlähmung!).

Myositiden

Infektiöse Myositis

Ätiologie und Pathogenese

Einer infektiösen Myositis kann eine virale (Coxsackie-Viren, Influenzaviren, HIV), bakterielle (Staphylokokken, Klostridien) oder parasitäre (Trichinella spiralis, Trypanosomen) Infektion zugrunde liegen. Diese kann hämatogen oder exogen über eine offene Wunde erfolgen.

Morphologie

Bei den viralen Infektionen sieht man histologisch lymphozytäre Infiltrate und Einzelzellnekrosen.
Bakteriell bedingte Myositiden sind durch granulozytäre Infiltrate gekennzeichnet (eitrige Myositis).

Klinik

Die Symptome einer infektiösen Myositis sind schmerzhafte Schwellung, Rötung und lokale Überwärmung. Auch Fieber kann auftreten. Der durch Klostridien ausgelöste Gasbrand äußert sich zudem durch eine ausgedehnte Gewebsnekrose, die von einem Gewebsemphysem und charakteristischem „Knistern" (Gasbildung der Bakterien) begleitet wird.

Nicht-infektiöse Myositis

Die **Polymyositis** ist auf die Skelettmuskulatur beschränkt, bei der **Dermatomyositis** ist die Haut mit einbezogen. Die Entzündung ist wahrscheinlich autoimmun bedingt.

Morphologie

In der Histologie sieht man v. a. perivaskulär lokalisierte lymphozytäre Infiltrate. Man findet außerdem Atrophien und Nekrosen der Muskelfasern.

Klinik

Der klinische Verlauf ist schleichend. Symptome sind Schmerzen und Schwäche v. a. der proximalen Skelettmuskulatur.
Bei der Dermatomyositis treten zusätzlich Hautsymptome wie ein Gesichtserythem oder Ödeme auf.

Sonderform

Eine Sonderform ist die **Einschlusskörperchenmyositis.** Im Mikroskop kann man lymphozytäres Infiltrat und intrasarkoplasmatische Einschlusskörperchen erkennen. Klinisch besteht ebenfalls eine Muskelschwäche, die Schmerzen fehlen.

Traumatische Myositis

Auch durch Traumen kann eine lokale Entzündungsreaktion im Muskel ausgelöst werden. Man unterscheidet Mikrotraumen (Schädigungen einzelner Muskelfasern) und Makrotraumen (Schädigungen größerer Muskulaturteile).

Zusammenfassung

- Die **neurogene Muskelatrophie** entsteht aufgrund einer Denervierung. Je nach Lokalisation der Ursache unterscheidet man die spinale/bulbäre Muskelatrophie und die periphere Muskelatrophie.
- Bei den vererbbaren **Muskeldystrophien** kommt es zu einer fortschreitenden Atrophie und Destruktion der quergestreiften Muskulatur. Am häufigsten sind der Typ Duchenne und der Typ Becker.
- Die **Myasthenia gravis** ist eine Autoimmunerkrankung mit Autoantikörpern gegen die Acetylcholinrezeptoren der motorischen Endplatte. Daraus resultiert eine Störung der Reizüberleitung. Zu einer Reizüberleitungsstörung kommt es ebenfalls beim **Lambert-Eaton-Syndrom** (paraneoplastische Bildung von Autoantikörpern gegen präsynaptische Kalziumkanäle) oder durch **Toxine** (z. B. Botulinustoxin).
- Eine **Myositis** kann infektiös, nicht-infektiös (autoimmun) oder traumatisch verursacht werden.

Weichteiltumoren

Definition

Weichteiltumoren sind Tumoren, die vom **mesenchymalen** Gewebe ausgehen. Gutartige Weichteiltumoren sind relativ häufig. Die malignen Weichteiltumoren sind im Erwachsenenalter sehr selten, im Kindesalter etwas häufiger.

Maligne Weichteiltumoren entwickeln sich immer primär und nie sekundär aus benignen Weichteiltumoren.

Klassifikation

Man klassifiziert die Weichteiltumoren nach ihrer zellulären Differenzierung. Oft kommen Mischformen vor.
Gelingt die Klassifizierung nicht allein anhand der Histologie, kann man immunhistochemisch bestimmte Marker nachweisen, die bei der zellulären Zuordnung helfen (▮ Tab. 1).

Zellart	Immunhistochemische Marker
Fettzellen	S-100-Antigen
Muskelzellen	Desmin α-Aktin (glatte Muskulatur) Myosin, Myoglobin (Skelettmuskulatur)
Endothelzellen	CD31

▮ Tab. 1: Immunhistochemische Marker zur Differenzierung mesenchymaler Tumoren.

Lipomatöse Tumoren

Lipom

Definition

Das Lipom ist der häufigste gutartige Tumor der Weichteile. Es entsteht meist solitär im subkutanen Fettgewebe. Ein multiples Auftreten von Lipomen bezeichnet man als Lipomatose.

Morphologie

Makroskopisch ist das Lipom ein weicher gelappter Knoten mit gelber Schnittfläche. Histologisch besteht es aus differenzierten Adipozyten (▮ Abb. 1). Bei einem Hibernom kommen zusätzlich braune Fettgewebszellen vor.

Liposarkom

Morphologie

Das bösartige Liposarkom imponiert als makroskopisch gelblicher gelatinös-muzinöser Tumor. Mikroskopisch unterscheidet man vier Typen:

Hochdifferenziertes Liposarkom
Dieses ähnelt dem Lipom und besteht aus normal anmutenden lipomatösen Zellen und einzelnen atypischen hyperchromatischen Lipoblasten. Der Malignitätsgrad ist sehr niedrig, da nach operativer Entfernung zwar eine hohe Rezidivrate herrscht, aber nie eine Metastasierung erfolgt.

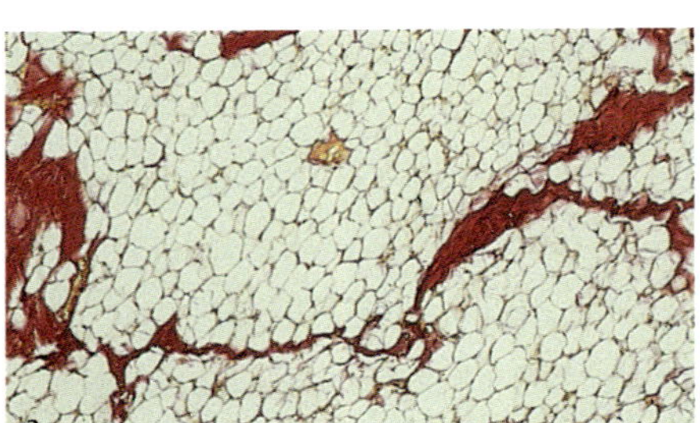

▮ Abb. 1: Aus Fettzellen bestehendes Lipom. [9]

Myxoides Liposarkom
Das niedrigmaligne myxoide Liposarkom setzt sich aus einem myxoiden (schleimigen) Stroma, Lipoblasten und einem dichten Kapillarnetz zusammen.

Rundzelliges Liposarkom
Beim hochmalignen rundzelligen Liposarkom beobachtet man sehr viele runde, gering differenzierte Zellen.

Pleomorphes Liposarkom
Dieses ist durch unterschiedlich geformte und viele multivakuoläre Lipoblasten mit hochgradigen Kernatypien gekennzeichnet. Es ist hoch maligne.

Fibröse Tumoren

Fibrom

Definition

Ein Fibrom ist ein gutartiger gefäßreicher Tumor, der aus Fibroblasten und kollagenen Fasern besteht und sich meist in der Haut entwickelt.

Morphologie

Morphologisch unterteilt man es in zwei Typen:
- **fibröses Histiozytom (Dermatofibrom, Fibroma durum):** Das fibröse Histiozytom manifestiert sich v. a. im Bereich der Extremitäten und fällt makroskopisch als kleines hautfarbenes bis braunes Knötchen auf. Im Mikroskop sieht man ineinander verflochtene spindelförmige Fibroblasten und histiozytenähnliche Zellen. Man beobachtet außerdem mit Hämosiderin oder Lipid beladene Riesenzellen.
- **Fibroma molle:** Unter einem Fibroma molle versteht man meist gestielte weiche Papeln, die v. a. bei adipösen Frauen am Hals, in der Achselhöhle oder in der Leiste auftreten.

Fibromatosen

Definition

Fibromatosen sind primär gutartige Bindegewebsproliferationen, die aber lokal destruktiv wachsen und zu Rezidiven neigen. Man bezeichnet sie deswegen auch als semimaligne.

Morphologie

Wichtige Fibromatosen sind:
- **Fasciitis nodularis:** posttraumatische reaktive Wucherung von Fibroblasten der oberflächlichen Faszien, histologisch schwierige DD zum Fibrosarkom
- **Palmarfibromatose (M. Dupuytren):** fibromatöse Verdickung der Palmaraponeurose mit Beugekontraktur der Finger
- **Plantarfibromatose (M. Ledderhose):** fibromatöse Verdickung der Plantaraponeurose ohne Beugekontraktur
- **Desmoidfibromatose:** fibromatöser Tumor der Faszien v. a. im Abdomen und in den Extremitäten, histologisch gleichförmige Fibroblasten mit wenig Kernatypien.

Fibrosarkom

Das maligne Fibrosarkom betrifft v. a. Erwachsene an den proximalen unteren Extremitäten.
Es ist makroskopisch meist relativ gut umschrieben und besteht aus pleomorphen spindelförmigen Fibroblasten, die fischgrätenförmig angeordnet sind.

Malignes fibröses Histiozytom

Lokalisation

Das maligne fibröse Histiozytom ist der häufigste maligne Weichteiltumor des Erwachsenen. Bevorzugte Manifestationsorte sind Haut, Bindegewebe und Knochen.

Morphologie

Histologisch besteht es aus spindelförmigen Fibroblasten, histiozytenähnlichen Zellen, z. T. bizarr entdifferenzierten mehrkernigen Riesenzellen, Lymphozyten und kollagenen Fasern.

Glattmuskuläre Tumoren

Leiomyom

Lokalisation

Das Leiomyom ist ein gutartiger, häufig multipel auftretender Tumor. Es leitet sich von den glattmuskulären Zellen der Subkutis, der Gefäßwände oder der inneren Organe ab.
Am häufigsten ist das Uterusleiomyom (s. S. 78/79).

Morphologie

Makroskopisch ist das Leiomyom ein kugeliger, derber Knoten. Mikroskopisch sieht man Bündel glatter Muskulatur zwischen kollagenfaserhaltigem Stroma.

Leiomyosarkom

Das maligne Gegenstück zum Leiomyom ist das Leiomyosarkom.
Makroskopisch weist der Tumor häufig Nekrosen und Blutungen auf und infiltriert das umliegende Gewebe. Histologisch sind viele spindelförmige Zellen mit Atypien und zahlreichen Mitosen erkennbar.

Skelettmuskuläre Tumoren

Rhabdomyom

Lokalisation

Das Rhabdomyom ist ein gutartiger Tumor mit skelettmuskulärer Differenzierung. Bevorzugte Lokalisationen sind das Herz, z. B. bei einer tuberösen Sklerose (s. S. 102/103), der Kopf-Hals-Bereich sowie der Vaginal- und Zervixbereich.

Morphologie

Makroskopisch ist das Rhabdomyom rötlich und von fleischiger Konsistenz.
Im Mikroskop kann man Muskelzellen mit glykogenhaltigen Vakuolen und eosinophilem Zytoplasma erkennen.

Rhabdomyosarkom

Bei Kindern ist das hochmaligne Rhabdomyosarkom der häufigste bösartige Weichteiltumor.

Morphologie

Makroskopisch sieht man einen fleischigen rötlichen Tumor mit regressiven Veränderungen, der bis zu 20 cm groß werden kann. Histologisch werden drei Typen unterschieden, die mit einem typischen Prädilektionsalter einhergehen:

Embryonales Rhabdomyosarkom
Dieses ist der häufigste Typ und tritt v. a. zwischen 0 und 5 Jahren auf. Häufigste Lokalisationen sind der Kopf-Hals-Bereich und das Urogenitalsystem. Die Tumorzellen sind klein und rund bis spindelförmig.

Alveoläres (juveniles) Rhabdomyosarkom
Hauptmanifestationsalter ist zwischen dem 10. und 15. Lebensjahr. Lokalisiert ist es bevorzugt in den Extremitäten. Bindegewebige Septen drängen die kleinen runden Tumorzellen zusammen und schaffen so pseudoalveoläre Hohlräume.

Pleomorphes (adultes) Rhabdomyosarkom
Das seltene pleomorphe Rhabdomyosarkom findet sich bei Erwachsenen, wobei Stamm und Extremitäten vorwiegend betroffen sind. Das Zellbild ist pleomorph, man beobachtet u. a. Zellen mit eosinophilem Zytoplasma und Riesenzellen.

Gefäßtumoren

Hämangiom

Definition

Hämangiome sind häufige und oft angeborene gutartige Blutgefäßneubildungen.

Lokalisation und Morphologie

Man unterteilt sie in kapilläre und kavernöse Hämangiome.

Kapilläres Hämangiom
Das kapilläre Hämangiom befindet sich vorwiegend im Kopf-Hals-Bereich. Es setzt sich aus vielen kleinen Kapillaren zusammen und hat meist eine hellrote Farbe, weswegen man es auch „Erdbeerhämangiom" nennt. Eine spontane Regression ist häufig.

Kavernöses Hämangiom
Außer im Kopf-Hals-Bereich können kavernöse Hämangiome auch in den inneren Organen (z. B. in der Leber) auftreten. Die Blutgefäße, aus denen sie sich zusammensetzen, sind größer und dickwandiger als beim kapillären Hämangiom und werden endothelial ausgekleidet. Makroskopisch sieht man einen rötlich-bläulichen Fleck (Naevus flammeus) oder Knoten. Es kommt zu keiner spontanen Rückbildung.

Lymphangiom

Die v. a. im Kopf-Hals-Bereich und im Retroperitoneum lokalisierten Lymphangiome sind gutartige Fehlbildungen der Lymphgefäße und sehr selten.
Je nach Größe der Lymphgefäßschlingen unterscheidet man kapilläre, kavernöse und zystische Lymphangiome.

Glomustumor

Unter einem Glomustumor versteht man ein gutartiges arteriovenöses Gefäßknäuel, das vorwiegend an Fingern und Zehen auftritt.

Hämangioperizytom

Ein Hämangioperizytom ist ein gutartiger Tumor, der von den Perizyten der Gefäßadventitia ausgeht. Man findet es meist im Retroperitoneum, im Becken oder an der unteren Extremität. Morphologisch handelt es sich um perikapillär und diffus wachsende spindelförmige Zellen.

Angiosarkom

Definition

Angiosarkome sind sehr seltene bösartige Gefäßneubildungen, wobei meist Mischformen aus Blutgefäß- und Lymphgefäßneubildungen vorliegen.

Ätiologie

Sie können Haut, Knochen und innere Organe befallen. Beim Angiosarkom der Leber wurden u. a. Arsen und Vinylchlorid als kanzerogene Stoffe nachgewiesen.

Morphologie

Die Morphologie des Angiosarkoms ist variabel. Man findet endothelial differenzierte Tumorzellen, die gut differenzierte Gefäßschlingen oder auch solides undifferenziertes Gewebe ausbilden können.

Kaposi-Sarkom

Definition

Als Kaposi-Sarkome bezeichnet man **bösartige Gefäßtumoren,** die sich von den Endothelien der Lymphgefäße ableiten. Sie können sich in der Haut, in den Lymphknoten und auch in den inneren Organen manifestieren.

Ätiologie

Die Entstehung ist virusassoziiert und beruht auf Störungen des Immunsystems (z. B. bei AIDS, Immunsuppression).

Morphologie

Makroskopisch imponiert das Kaposi-Sarkom der Haut als rötlich-brauner Fleck, der sich zum ulzerierenden Knoten entwickelt. Im Mikroskop beobachtet man spindelförmige Zellen, die schlitzförmige Gefäßspalten bilden.

Zusammenfassung

- **Weichteiltumoren** sind Tumoren, die vom mesenchymalen Gewebe ausgehen. Man unterteilt sie nach ihrer zellulären Differenzierung in lipomatöse Tumoren, fibröse Tumoren, glattmuskuläre Tumoren, skelettmuskuläre Tumoren und Gefäßtumoren.

Fallbeispiele

B Fallbeispiele

Fall 1: Atemnot (Dyspnoe)

Sie führen eine Obduktion bei einer vor zwei Tagen im Krankenhaus verstorbenen 80-jährigen Patientin durch. Kurz vor dem Tod trat eine akute Atemnot ein.

Frage 1: An welche Differentialdiagnosen müssen Sie bei einer Atemnot denken?

Antwort 1: Unter anderem bronchopulmonale Erkrankungen, kardiovaskuläre Erkrankungen (häufig mit Lungenstauung), metabolische Erkrankungen, traumatische und toxische Ursachen.

Szenario 1

Aus der Patientenakte geht hervor, dass die Patientin aufgrund unspezifischer Allgemeinsymptomatik wie Müdigkeit, Abgeschlagenheit und Fieber in die Klinik eingewiesen worden war. Diagnostisch wurde u. a. ein EKG durchgeführt, bei dem man Herzrhythmusstörungen beobachtete. Im Verlauf kam es zu einer Dyspnoe, die sich rasch verschlechterte und letztlich zum Tod führte.

Bei der mikroskopischen Untersuchung der makroskopisch dilatierten Herzmuskulatur stellen Sie eine entzündliche lymphozytäre Infiltration und kleine herdförmige Nekrosen fest.

Die Lungen sind makroskopisch schwer und blutgefüllt, die Lungengefäße sind erweitert. ▮ Abbildung 1 zeigt einen histologischen Schnitt der Lunge.

Frage 2: Beschreiben Sie das Bild. Welche pathologischen Veränderungen sehen Sie?

Frage 3: Auf welches Krankheitsbild weisen die mikroskopischen Veränderungen der Herzmuskulatur hin?

Frage 4: Stehen die vorliegenden Befunde mit dem Tod des Patienten in Zusammenhang? Wenn ja, wie?

Szenario 2

In der Patientenakte steht, dass die Patientin vor ca. zwei Wochen wegen eines Schenkelhalsbruchs in die Klinik eingeliefert wurde. Nach der Operation war sie einige Zeit bettlägerig. Bei der ersten Mobilisation brach sie mit schweren Atembeschwerden und Thoraxschmerzen in den Armen der Krankengymnastin zusammen und starb. Bei der Untersuchung der Lunge stoßen Sie auf folgenden Befund (▮ Abb. 2).

Frage 5: Beschreiben Sie das Bild. Um was handelt es sich bei den mit 1, 2 und 3 gekennzeichneten Strukturen?

Frage 6: Aus welcher Region stammt die Struktur 3 am wahrscheinlichsten, und wodurch ist sie vermutlich entstanden?

Frage 7: Ist der Tod der Patientin durch das Vorliegen der Struktur 3 erklärbar?

Szenario 3

Laut Patientenakte wurde die Patientin initial mit hohem Fieber, Schüttelfrost und produktivem Husten ins Krankenhaus eingewiesen. Trotz therapeutischer Maßnahmen verschlechterte sich ihr Zustand zusehends. Sie litt zunehmend an Atemnot und verstarb schließlich auf der Intensivstation.

Bei der Obduktion fanden Sie einen festen und vergrößerten linken oberen Lungenlappen mit grau-brüchiger Schnittfläche. Nun liegt Ihnen ein histologisches Präparat aus diesem Areal der Lunge vor (▮ Abb. 3).

Frage 8: Beschreiben Sie das Bild. Welche pathologischen Veränderungen sehen Sie?

Frage 9: Um welche Erkrankung handelt es sich hier, und in welchem Stadium befindet sie sich?

Frage 10: Kann die Erkrankung den Tod der Patientin herbeigeführt haben?

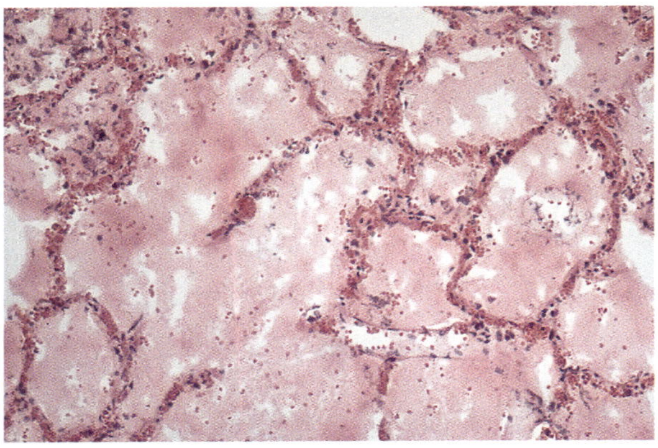

▮ Abb. 1: Histologischer Schnitt der Lunge. [5]

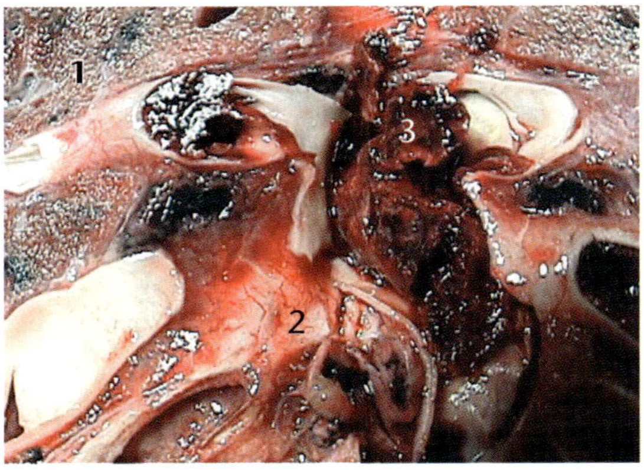

▮ Abb. 2: Lungenbefund bei der Obduktion. [2]

Szenario 1

Antwort 2: Auf der Abbildung sieht man eine deutliche ödematöse Verbreiterung des Interstitiums. Die Kapillaren sind prall mit Blut gefüllt. Im Alveolarraum befindet sich ein Transsudat. Diese Veränderungen entsprechen dem Bild einer akuten Lungenstauung. Man nennt die akute Lungenstauung auch „rote Stauungsinduration".
Im Gegensatz dazu sieht man bei einer chronischen Lungenstauung („braune Stauungsinduration") stark fibrosierte Alveolarsepten. Die braune Farbe entsteht durch interstitielle und intrazelluläre (Makrophagen) Ablagerungen von Hämosiderin.
Antwort 3: Die mikroskopischen Befunde sind typisch für eine virale Myokarditis. Die häufigsten und zugleich auch gefährlichsten Viren, die eine Myokarditis verursachen können, sind Coxsackie-B-Viren.
Antwort 4: Ja. Die Patientin verstarb höchstwahrscheinlich infolge einer viralen Myokarditis an akutem Herzversagen mit konsekutivem akutem Lungenödem. Durch das interstitielle Ödem ist der Gasaustausch behindert, weswegen das Hauptsymptom der Lungenstauung die Dyspnoe ist.

Szenario 2

Antwort 5: Man sieht einen makroskopischen Ausschnitt der Lunge. 1 = Lungenparenchym, 2 = großlumige Lungengefäße (Lungenhilus), 3 = Embolus.
Antwort 6: Meistens sind im Bereich der unteren Extremität entstandene venöse Thromben für eine Lungenembolie verantwortlich. In unserem Fall handelt es sich vermutlich um einen Gerinnungsthrombus, der durch venöse Stase bei langer Bettlägerigkeit entstanden ist. Dieser hat sich durch die plötzliche Änderung des Venendrucks und/oder der Strömungsgeschwindigkeit bei der ersten Mobilisation gelöst und ist über die Vena cava und das rechte Herz in die arteriellen Lungengefäße gelangt.
Antwort 7: Ja. Bei der Patientin kam es aufgrund der Größe des Embolus zu einer fulminanten Lungenembolie (Verschluss der Haupt- oder Lappenäste der Pulmonalarterien). Infolgedessen entwickelte sich ein akutes Rechtsherzversagen mit Rückstau des Bluts in die Lunge, was zur Dyspnoe und letztendlich zum Tod führte. Eine Verlegung der kleineren Lungenarterien läuft hingegen oft symptomlos ab, da Anastomosen zwischen den Bronchial- und den Pulmonalarterien die Perfusion weiter aufrechterhalten können.

Szenario 3

Antwort 8: Man sieht eine Alveole, deren Lichtung komplett durch ein Exsudat mit vielen neutrophilen Granulozyten ausgefüllt ist. Zusätzlich fällt ein intraalveolärer Erythrozytenzerfall auf. Die Alveolarwand zeigt eine für Entzündungen typische Hyperämie.
Antwort 9: Es liegt eine Lobärpneumonie vor. Mikroskopischer und makroskopischer Befund lassen auf das Stadium der grauen Hepatisation schließen.
Die Stadien einer Lobärpneumonie sind:

- **Anschoppung** (1. Tag): eitrige Entzündung
- **rote Hepatisation** (2.–3. Tag): hämorrhagische Entzündung
- **graue Hepatisation** (4.–6. Tag): fibrinöse Entzündung
- **gelbe Hepatisation** (7.–8. Tag): eitrige Entzündung
- **Lyse + Regeneration** (9.–14. Tag): resorbierende Entzündung.

Antwort 10: Ja, bei fulminantem Verlauf und immunschwachen oder alten Patienten kann eine Pneumonie durchaus zum Tod führen.

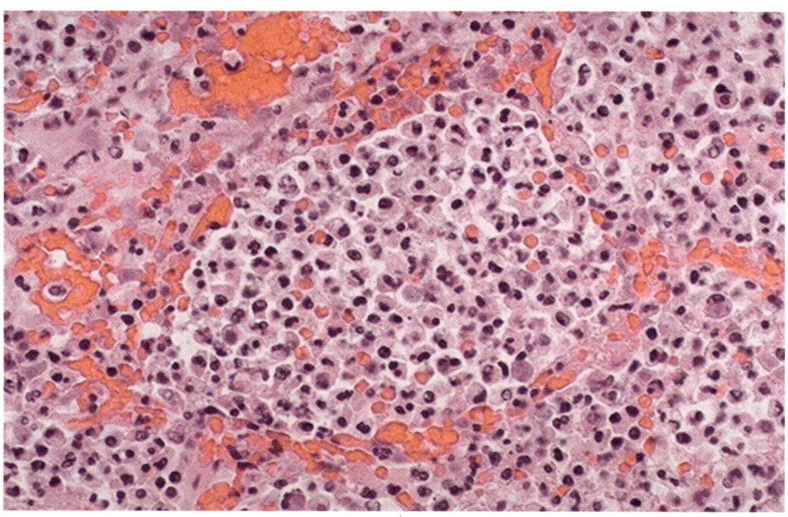

Abb. 3: Histologisches Lungenpräparat. [3]

Fall 2: Durchfall (Diarrhö)

Sie sind Assistenzarzt in der Pathologie und bekommen aus der Inneren Medizin eine Gewebeprobe aus dem Kolon eines 42-jährigen Patienten. Diese wurde bei einer Koloskopie gewonnen, die aufgrund einer chronischen Diarrhö durchgeführt wurde.

Frage 1: An welche Differentialdiagnosen denken Sie bei einer chronischen Diarrhö? Was ist die häufigste Ursache?

Antwort 1: Chronisch-entzündliche Darmerkrankungen, Nahrungsmittelallergien, Motilitätsstörungen, Colon irritable, bakterielle, virale oder parasitäre Infektion, Tumoren, endokrinologische und metabolische Ursachen, psychogen, post-op.
Am häufigsten ist Durchfall infektiös oder medikamentös bedingt.

Szenario 1

Dem Anforderungsschein entnehmen Sie, dass der Patient die Diarrhö im Anschluss an eine mit einem Cephalosporin-Antibiotikum therapierte Pneumonie entwickelt hat. Bei der Koloskopie erfolgte die Entnahme der Biopsie an einer Schleimhautstelle, die makroskopisch fibrinöse Auflagerungen und erosive Veränderungen aufwies. Sie betrachten den Schnitt (▮ Abb. 1).

Frage 2: Beschreiben Sie das Bild.
Frage 3: Können die beobachteten Veränderungen mit der zuvor aufgetretenen Pneumonie in Zusammenhang stehen? Wann ja, wie?
Frage 4: Welche Diagnose stellen Sie aufgrund der Anamnese, des makroskopischen und des mikroskopischen Befunds?

Szenario 2

Der Anforderungsschein liefert Ihnen die Information, dass der Patient aus der Psychiatrie stammt. Er hält sich dort aufgrund schwerer Depressionen auf. Bei der Endoskopie konnten die Ärzte keine makroskopische Veränderung der Schleimhaut erkennen. Es wurde jedoch trotzdem eine Biopsie entnommen, die Sie nun zur Beurteilung unter Ihrem Mikroskop liegen haben (▮ Abb. 2).

Frage 5: Beschreiben Sie das Präparat. Achten Sie dabei vor allem auf die hellen Zellen innerhalb des Kolonkryptenepithels und auf die Zellen in der Lamina propria!
Frage 6: Welche pathologischen Veränderungen sehen Sie?
Frage 7: Was ist bei dem Patienten die wahrscheinlichste Ursache für den Durchfall?

Szenario 3

Im Anforderungsschein steht, dass bei dem Patienten bereits vor 4 Jahren die Diagnose eines Morbus Crohn gestellt wurde. Makroskopisch war die Schleimhaut an mehreren Stellen entzündlich gerötet und ulzeriert. Des Weiteren fielen polypenartige Veränderungen auf. Aus einer der auffälligen Stelle wurde eine Biopsie entnommen, die Ihnen nun als histologischer Schnitt vorliegt (▮ Abb. 3).

Frage 8: Beschreiben Sie das Bild! Welche pathologischen Veränderungen sehen Sie?
Frage 9: Bei geringerer Auflösung des Mikroskops stellen Sie zusätzlich fest, dass der pathologische Befund nur auf Mukosa und Submukosa der Darmwand beschränkt ist.
Können Sie anhand der Morphologie die vor vier Jahren gestellte Diagnose eines Morbus Crohn bestätigen? Begründung!
Frage 10: Welche Abschnitte des Darms sind bei der vorliegenden Erkrankung vorwiegend betroffen?

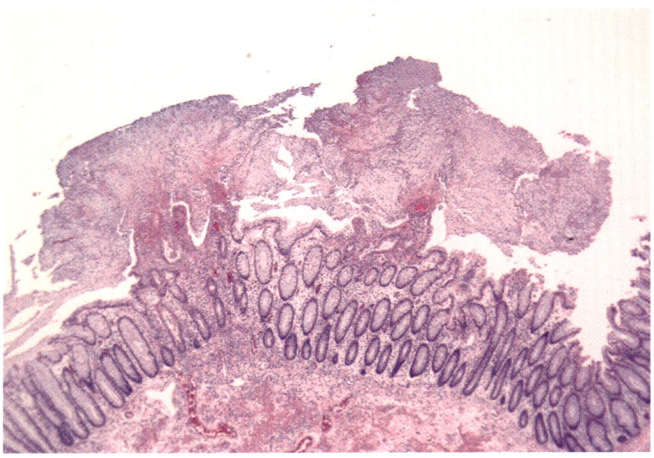

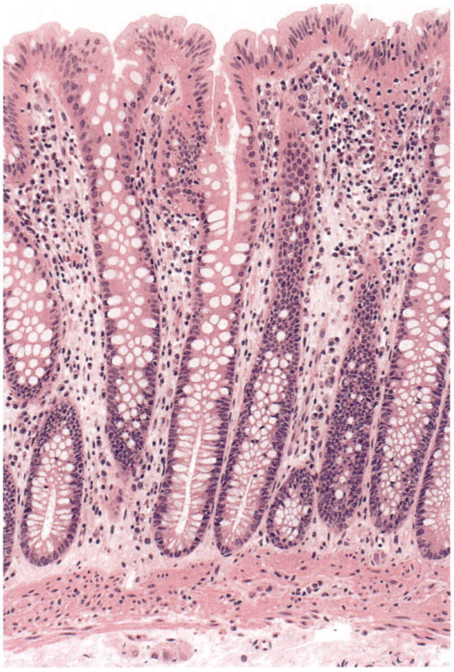

▮ Abb. 2: Histologisches Kolonpräparat. [18]

▮ Abb. 1: Mikroskopisches Bild aus dem Kolon. [12]

Szenario 1

Antwort 2: Die z. T. erodierte Schleimhaut ist von einer Pseudomembran aus Fibrin und entzündlichem nekrotischem Zellmaterial belegt.

Antwort 3: Die Pneumonie wurde mit einem Antibiotikum therapiert. Hierbei besteht nach längerer Therapiedauer die Gefahr, dass die natürliche bakterielle Darmflora zerstört wird und es zu einer Überwucherung mit dem Bakterium Clostridium difficile kommt. Dieses Bakterium bildet Exotoxine, die zu einer Entzündung der Darmschleimhaut und der Bildung einer Pseudomembran führen.

Antwort 4: Anamnese, Makroskopie und Mikroskopie beschreiben das typische Bild einer pseudomembranösen Kolitis.

Vor allem in Krankenhäusern wird eine pseudomembranöse Kolitis immer wieder beobachtet. Bei einem unklaren Auftreten von Durchfall unter oder nach Antibiotikatherapie ist es immer wichtig, differentialdiagnostisch an das Vorliegen einer pseudomembranösen Kolitis zu denken.

Szenario 2

Antwort 5: Die gezeigte Schleimhaut weist tiefe Krypten auf, die von einem Epithel ausgekleidet sind. Die hellen Zellen innerhalb dieses Epithels sind Becherzellen, deren Vorkommen für die Kolonschleimhaut charakteristisch ist.

Unter dem Epithel befindet sich die Lamina propria, in der sich viele Abwehrzellen befinden.

Antwort 6: Keine! Hierbei handelt es sich um ein histologisches Präparat einer vollkommen gesunden Dickdarmschleimhaut. Die Abwehrzellen in der Lamina propria des Dickdarms sind physiologisch (MALT) und weisen **nicht** auf eine Entzündungsreaktion hin!

Antwort 7: Da weder makroskopische noch mikroskopische Veränderungen der Kolonschleimhaut nachgewiesen werden konnten, ist die wahrscheinlichste Ursache für den Durchfall ein Reizdarmsyndrom (Colon irritable).

Das Reizdarmsyndrom ist eine funktionelle Störung, die sich durch Durchfälle, Obstipation, Meteorismus und Bauchschmerzen äußern kann. Es ist häufig mit psychischen Erkrankungen, wie z. B. in unserem Fall einer Depression, assoziiert.

Szenario 3

Anwort 8: Das Bild zeigt eine oberflächlich ulzerierte und diffus entzündlich infiltrierte Kolonmukosa. Man sieht außerdem Kryptenabszesse und eine gestörte Architektur der Krypten.

Antwort 9: Nein! Die hier aufgetretenen morphologischen Veränderungen (gestörte Kryptenarchitektur, definierter Befall der Mukosa und Submukosa, oberflächlich ulzerierte Schleimhaut, Kryptenabszesse und makroskopisch Pseudopolypen) sind typisch für eine Colitis ulcerosa.

Beim Morbus Crohn ist die Kryptenarchitektur normal, die Entzündung ist transmural und die Ulzera gehen tiefer (Fissuren).

Antwort 10: Die Colitis ulcerosa tritt nur im Kolon auf. Sie beginnt meist im Rektum und breitet sich dann kontinuierlich nach proximal aus.

Im Gegensatz dazu kann sich der Morbus Crohn im gesamten GIT (Mund bis Anus) manifestieren. Hauptlokalisationen sind das terminale Ileum und das Kolon.

Beide Erkrankungen fasst man unter dem Begriff chronisch-entzündliche Darmerkrankungen zusammen. Die Ätiologie ist noch weitgehend unklar. Man geht von einer multifaktoriellen Genese aus, bei der u. a. eine genetische Disposition, Umweltfaktoren und immunologische Faktoren eine Rolle spielen.

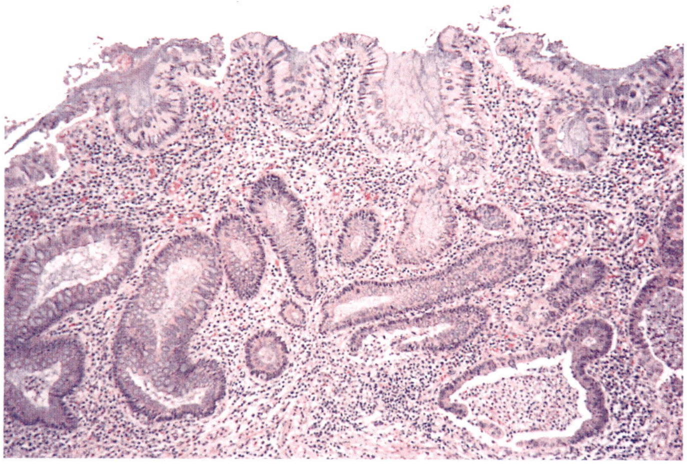

Abb. 3: Mikroskopischer Ausschnitt einer Kolonschleimhaut. [4]

Fall 3: Hämaturie (Blut im Urin)

Ein 30-jähriger Patient kommt zur Abklärung einer seit mehreren Tagen bestehenden Hämaturie in die Klinik.

Frage 1: Wo kann die Ursache einer Hämaturie grundsätzlich lokalisiert sein?

Antwort 1: Die Störung kann prärenal, renal oder postrenal liegen.
Zu den renalen Ursachen gehören primäre Glomerulopathien und tubulointerstitielle Nephropathien.
Prärenale Ursachen einer Hämaturie sind eine hämorrhagische Diathese, Erkrankungen des hämatopoetischen Systems, das HUS, schwere körperliche Anstrengung, Systemerkrankungen, Erkrankungen des Herz-Kreislauf-Systems und auch Medikamente.
Postrenale Störungen, die eine Hämaturie hervorrufen können, sind u.a. Entzündungen der ableitenden Harnwege, eine Urolithiasis, Tumoren der ableitenden Harnwege, Traumata und Tumoren.

Szenario 1

Außer der Hämaturie fiel bei dem Patienten auch eine Proteinurie mit Ödemen auf. Zudem berichtete der Patient über eine vier Wochen zurückliegende akute Mandelentzündung. Da die herkömmliche Diagnostik keine Ergebnisse lieferte, wurde eine Nierenbiospie durchgeführt (▮ Abb. 1).

Frage 2: Beschreiben Sie das Bild. Welche pathologischen Veränderungen sehen Sie?
Frage 3: Um welche Erkrankung handelt es sich hier? Beachten Sie bei der Beantwortung dieser Frage besonders auch die anamnestischen Angaben des Patienten!
Frage 4: Neben der hier dargestellten Veränderung des Nierenglomerulus existieren noch andere, ähnlich verursachte Veränderungen. Welche kennen Sie?

Szenario 2

Der Patient, der starker Kettenraucher ist, gab außer der Hämaturie auch einen Flankenschmerz an. Sonographisch konnte eine 5 cm große Raumforderung in der Niere festgestellt werden, die dann punktiert wurde (▮ Abb. 2).

Frage 5: Beschreiben Sie das Bild. Gehen Sie dabei besonders auf die Zellmorphologie ein.
Frage 6: Um was handelt es sich bei der Raumforderung, und woraus ist sie entstanden? Nennen Sie Risikofaktoren für die Entstehung.
Frage 7: An welche Differentialdiagnosen muss man bei einer Raumforderung in der Niere denken?

Szenario 3

Außer der Hämaturie bestanden bei dem Patienten auch ein Klopfschmerz der Nierenlager, Leukozyturie, Bakteriurie und subfebrile Temperaturen.
In der Vorgeschichte des Patienten fanden sich häufig rezidivierende akute Pyelonephritiden, wobei es zwischenzeitlich immer zu einer Ausheilung kam. Zur diagnostischen Abklärung der Beschwerden des Patienten wurde letztlich eine Nierenbiopsie durchgeführt (▮ Abb. 3).

Frage 8: Beschreiben Sie das Bild. Welche pathologischen Veränderungen fallen Ihnen auf?
Frage 9: Woran leidet der Patient?
Frage 10: War eine Nierenbiopsie in diesem Fall erforderlich und sinnvoll?

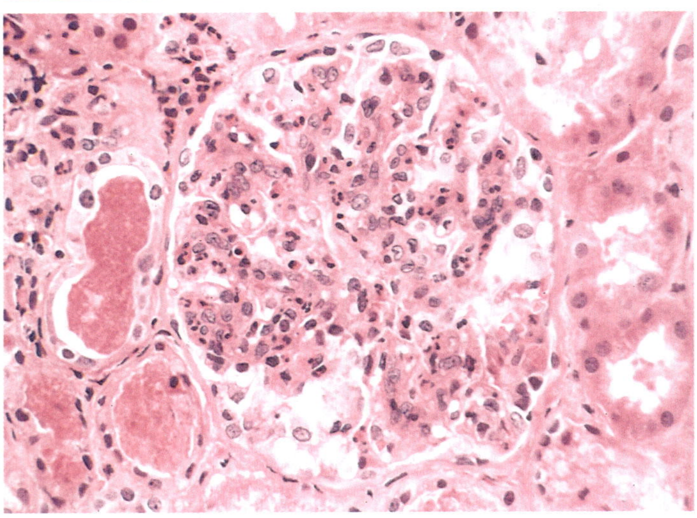

▮ Abb. 1: Ausschnitt aus dem histologischen Schnitt der Nierenbiopsie. [12]

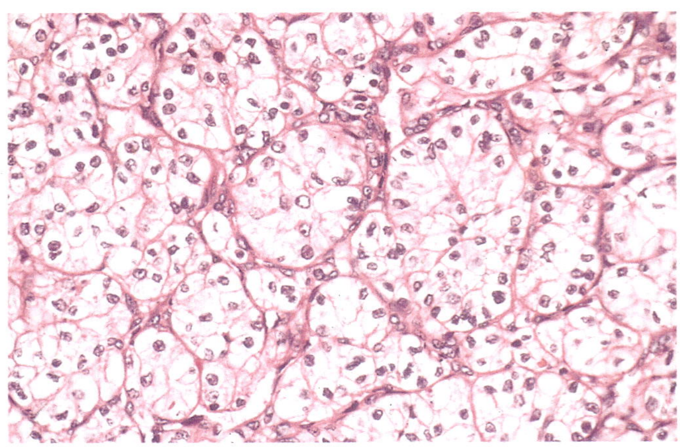

▮ Abb. 2: Mikroskopischer Ausschnitt aus dem Gewebe der Nierenpunktion. [4]

Szenario 1

Antwort 2: Das Bild zeigt einen Glomerulus. Der Eindruck einer Hyperzellularität entsteht durch die Proliferation der Mesangium- und der Endothelzellen. Zudem sieht man neutrophile Granulozyten in den Kapillarlichtungen.
Antwort 3: Es handelt sich hier um eine endokapillär-proliferative Glomerulonephritis, die auch Post-Streptokokken-Glomerulonephritis genannt wird. Dabei kommt es 1–4 Wochen nach einer durch Streptokokken ausgelösten Mandelentzündung zu einer Ak-Bildung gegen bakterielle Exoenzyme. Den entscheidenden Hinweis für die Diagnose erfährt man durch die anamnestische Angabe der durchgemachten Mandelentzündung!
Antwort 4:
- Minimal-change-Glomerulonephritis
- membranöse Glomerulonephritis
- membrano-proliferative Glomerulonephritis
- endokapillär-proliferative Glomerulonephritis
- extrakapilläre Glomerulonephritis.

Szenario 2

Antwort 5: Das Bild zeigt kein normales Nierengewebe, sondern nur polymorphe Tumorzellen. Diese wachsen vorwiegend solide und weisen ein helles Zytoplasma auf.
Antwort 6: Der Patient leidet unter einem klarzelligen Nierenkarzinom. Dieser Tumor leitet sich von Zellen des proximalen Tubulus ab.
Risikofaktoren für die Entstehung eines Nierenzellkarzinoms sind u. a. chronischer Nikotinabusus wie bei unserem Patienten, Adipositas und Hypertonus.
Antwort 7:
- solitäre Nierenzyste
- Onkozytom
- Nierenzellkarzinom
- Metastasen.

Szenario 3

Antwort 8: In der Bildmitte befindet sich ein fibrosierter Glomerulus, der auch periglomerulär Fibrosen aufweist. Das Niereninterstitium ist von einem lymphozytären Entzündungsinfiltrat durchsetzt und destruktiv verändert. Tubuli sind nur noch spärlich vorhanden.
Antwort 9: Das histologische Bild weist auf eine chronische Pyelonephritis hin. Auch die Anamnese passt dazu, da es wie bei unserem Patienten bei rezidivierenden akuten Pyelonephritiden komplikativ zu einem Übergang in eine chronische Pyelonephritis kommen kann.
Antwort 10: Nein. Die Vorgeschichte und das klinische Bild (Bakteriurie, Leukozyturie!) hätten den behandelnden Arzt klar auf eine chronische bakterielle Pyelonephritis hinweisen müssen. Der Eingriff war ein unnötiges Risiko für den Patienten.

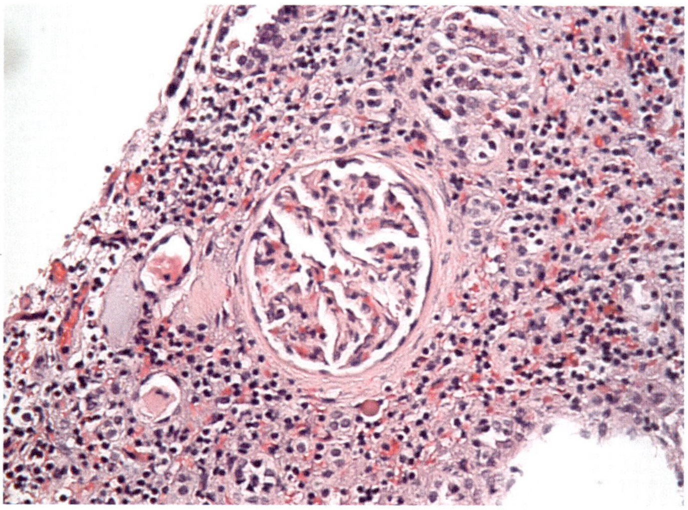

Abb. 3: Histologisches Bild der Nierenbiopsie. [2]

C Anhang

Anhang

Die wichtigsten histologischen Färbungen

Färbung	Färbeergebnisse
H. E. (Hämatoxylin-Eosin)	*Zellkerne:* blauviolett *Zytoplasma:* rot *Kollagenfasern:* rot
Azan	*Zellkerne:* rot *Zytoplasma:* blassrosa bis schwach bläulich *Kollagenfasern:* blau
Van Gieson	*Zellkerne:* schwarzbraun *Zytoplasma:* gelb *Kollagenfasern:* rot
Trichrom-Färbung nach Goldner	*Zellkerne:* braunschwarz *Zytoplasma:* rot *Kollagenfasern:* grün
Elastika-Färbung	*Elastische Fasern:* schwarz
PAS (Perjodsäure-Schiff-Reaktion)	*Zellkerne*: blau *Glykogen* + Mukopolysaccharide: rot
Kongorot	*Zellkerne:* blau *Amyloid:* rot
Berliner-Blau-Reaktion	*Eisen:* blau

Quellenverzeichnis

[1] Bühling, K. J., Lepenies, J., Witt K.: Intensivkurs: Allgemeine und spezielle Pathologie. Elsevier Urban & Fischer, 3. Auflage 2004.
[2] King, T.: Elsevier`s Integrated Pathology. Mosby, 1. Auflage 2007.
[3] Klatt, E: Robbins and Cotran. Atlas of Pathology. Saunders, 1. Auflage 2006.
[4] Kumar, V., Abbas, A., Fausto, N.: Robbins and Cotran. Pathologic Basis of Disease. Saunders, 7. Auflage 2004.
[5] Böcker, W., Denk, H., Heitz, Ph.: Pathologie. Elsevier Urban & Fischer, 3. Auflage 2004.
[6] Massalme, S.: Crashkurs Pathologie. Elsevier Urban & Fischer, 1. Auflage 2004.
[8] Renz-Polster, H., Krautzig, S., Braun, J.: Basislehrbuch Innere Medizin. Elsevier, 3. Auflage 2004.
[9] Roessner, A., Pfeifer, U., Müller-Hermelink, H.: Grundmann Allgemeine Pathologie. Urban & Fischer, 10 Auflage 2003.
[10] Classen, M., Diehl, V., Kochsiek, K., Berdel, W. E., Böhm, M., Schmiegel, W.: Innere Medizin. Urban & Fischer, 5. Auflage 2004.
[11] Gruber, G., Hansch, A.: Kompaktatlas Blickdiagnosen in der Inneren Medizin. Elsevier Urban & Fischer, 1. Auflage 2006.
[12] Kumar, V., Abbas, A., Fausto, N., Mitchell, R.: Robbins Basic Pathology. Saunders, 8. Auflage 2007.
[13] Mediscript CDs 08/2003, 08/2005, 08/2006.
[14] Meves, A.: Intensivkurs Dermatologie. Elsevier Urban & Fischer, 1. Auflage 2006.
[15] Kiechle, M.: Gynäkologie und Geburtshilfe. Elsevier Urban & Fischer, 1. Auflage 2006.
[16] Buja, L., Krueger, G.: Netters's Illustrated Human Pathology. Icon Learning Systems. 1. Auflage 2005.
[17] Mir, A.: Blickdiagnosen. Elsevier Urban & Fischer, 1. Auflage 2007.
[18] Welsch, U.: Sobotta Lehrbuch Histologie. Elsevier Urban & Fischer, 2. Auflage 2006.

D Register

A

B

C

Register

I

K

L

Register

O

P

Q

R

S

Register